告知されたその日から始める

私の末期がんを治した毎日の献立

西台クリニック院長・三愛病院医学研究所所長
済陽高穂

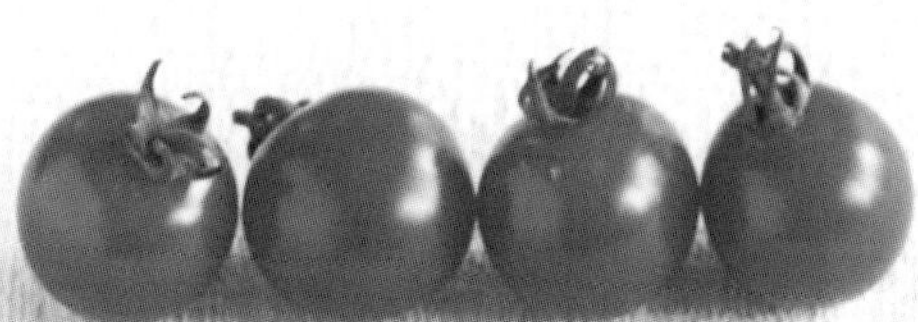

はじめに

体の自然治癒力を高めることが がんを治す近道だと考えます。

私は消化器の外科医として30年以上にわたり、がん治療に携わってきました。これまでに執刀した手術は4千例以上にのぼります。いうなれば、がん治療の最前線で外科治療を行ってきた私が、なぜ専門外ともいえる「食事療法」を始めたのか。それはがんの三大療法（手術、抗がん剤、放射線治療）では治らない患者さんがあまりにも多かったからです。

転機となったのは２００２年。当時、私が外科部長を務めていた都立荏原病院で行った追跡調査でした。それまで同病院で私や後輩が手術をした１４０２例の術後の経過を調べたのです。いずれも根治手術（肉眼的にがんを取り残しなく切除すること）ができた患者さんたちを対象にしました。がんが進行して手術不可能な方や、手術しても病巣が取り切れなかった方は、含まれていません。にもかかわらず、5年生存率（手術から5年後の生存率）は、52％でした。その数字を知って、私は愕然としました。

三大療法の中でも、がん治療に最も有効だといわれている手術が成功したにもかかわらず、半数近くの人が再発して5年以内に亡くなっていたのです。

現代医学の最先端の技術をもってしても、半分しか助けられない。その現実を突きつけられたことで、私は「がん治療のあり方」をもう一度、考え直すようになったのです。

17年ほど前ですが、がん治療において「特殊な事例」を経験したことがありました。

　ある患者さんの肝臓がんはすでに手遅れで、残念ながら余命3ヶ月という状態でした。ご家族と相談した結果、残された時間はご自宅で過ごすことになったのですが、定期検診では体力が衰えるどころか、むしろ元気になっていくのです。驚いて話を聞いてみると、奥様が徹底した食事療法を行っているとのこと。毎日、10種類以上の野菜や果物、きのこや海草類、納豆やはちみつを摂り、主食を玄米にしたというのです。そして半年後にはがんは小さくなっていました。

　これは現代医学では考えられないことでした。しかし、他にも同じ時期に2例続いて、余命3ヶ月前後と思われた末期がんの患者さんが、食事療法により約一年で完治した症例を経験したのです。

　そのとき思い出したのが、恩師でもある中山恒明教授の『病気を手術で治すなんていうのは医者のうぬぼれ。患者が自分の力で治すのです。それを手助けするのが医者』という言葉でした。

　それから私は、手術や化学療法でがんを切除したり死滅させる「がんの勢いをそぐ治療」と、食事によって体質を改善する「栄養・代謝療法（食事療法）」を並行して行うことで「患者さんのもつ自然治癒力」を引き出す、そのことこそ、がんを治す道だと考えるようになりました。

　本書で紹介するのは、済陽式食事療法によって末期がんを克服された患者さんの本物のレシピです。余命数ヶ月と宣告されても食事療法で治癒・改善した方はたくさんいます。あきらめずに続けてください。

　この本が、がんと闘う患者さんやご家族にとって、一筋の光になることを願っています。

済陽高穂

私の末期がんを治した毎日の献立

目次

写真／江頭 徹（講談社写真部）
デザイン・装丁／岡 優太郎（synchro design tokyo）
原稿／穴澤 賢
患者さん実例レシピ料理製作／（株）ヘルシーピット：杉本恵子（管理栄養士）、須田涼子（栄養士）、福原由加里（管理栄養士）、梨木香菜（管理栄養士）、中山康子（管理栄養士）、須藤未紗（管理栄養士）、長島陽子（栄養士）

食事療法で末期がんが５割以上改善

がんと食事の深い関係

日本はもともと先進国の中で、際だってがんの少ない国でした。１９７７年にアメリカで発表された『マクガバン・レポート』では、がん予防に理想的と称揚されたのが、野菜中心で、未精白の米、少量の魚を食べ、肉は食べないという元禄時代以前の日本の食事でした。そのうえで、「がんや心臓病など、さまざまな慢性病は、肉中心の誤った食生活を原因とした『食原病』であり、薬では治らない」とも断定しました。

　これを基に、アメリカでは１９８０年頃から生活習慣の改善を目的とした『ヘルシーピープル運動』や、がん国立研究所が中心となり、がん予防効果のある野菜や果物の研究をした『デザイナーフーズ・プロジェクト』や、１日５皿以上の野菜や果物の摂取を促す『５ A DAY（ファイブ・ア・デイ）』運動といったさまざまな健康政策がとられました。その結果、１９９２年を境に、アメリカでそれまで増え続けていたがんの死亡率が減少に転じたのです。

　一方１９８１年の日本では、脳血管疾患を抜いて、がんが日本人の死因トップになりました。以来、30年以上にわたってがんで亡くなる人の数は年間６～７千人のペースで増え続けています。その原因のひとつとして、日本人の食事の欧米化があげられます。

　１９８１年にはイギリスのドール博士が、「がんの原因の35％は食事、30％は喫煙にある」と報告し、がんは、食事の改善と禁煙で60～70％予防できるというのは、今や世界のがん予防の常識となっています。つまり、がんとは、食事や生活習慣から起こる生活習慣病であり、その柱となるのが食べ物です。食事療法によって、がんができやすい体質を改善することが、がんを治す早道なのです。

食事療法で見えてきた希望

私が、がん治療に食事療法を取り入れるようになって十五年が経ちますが、根治手術が不可能だった患者さんのうち、約6割半ばの方に完治、または症状の改善が見られるようになりました。

食事療法がもっとも効果があったのは、前立腺がんと乳がんの75％で、4人に3人は改善が見られました。続いて肝臓がんと悪性リンパ腫が70％、続いて大腸がんが65％、胃がんと子宮がんと卵巣がんが60％前後、肺がんと胆嚢がんが50％、となります。全体のデータでは、三大療法と食事療法を併用することで、手術後の5年生存率が52％から84％になったのです。

余命3ヶ月以内の末期がんでも、5割以上の患者さんが食事療法で改善されています。特に抗がん剤投与や手術が不可能な方ほど、がんのリスクが高くなる動物性脂肪・動物性たんぱく質の摂取を極力控え、がんの原因となる活性酸素を除去する働きのある、ファイトケミカルが豊富な野菜や果物を多く摂ることが大切です。その他、ヨーグルトの乳酸菌、きのこ類のβ-グルカン、海藻類のフコイダンなど免疫力を高める栄養素を積極的に摂取する食事療法は、がん治療に有効な手段だといえます。

2011年の西台クリニックの食事療法治療成績
（平均調査時間3年10ヶ月）

臓器別症例数		完全治癒	改善	不変	進行	死亡
胃がん	39	3	20	0	2	14
大腸がん	72	7	37	1	5	22
肝臓がん	11	3	5	0	1	2
すい臓がん	17	2	6	0	2	7
胆道がん	10	1	3	0	1	5
食道がん	7	2	1	0	0	4
前立腺がん	23	7	9	3	2	2
乳がん	33	6	16	1	1	9
悪性リンパ腫	13	2	9	0	0	2
その他	30	3	13	2	3	9
総計	255	36	119	7	17	76

がんと食べ物の関係

がん予防目的でサプリメントを使わない

疫学調査や動物実験などから、緑黄色野菜が、がんの予防に有効であることがわかっています。中でも緑黄色野菜に含まれるβ-カロテンという物質が注目されていました。そこで、合成したβ-カロテンをサプリメントで摂ってもらう人と、そうでない人のがんの発生率を比較するという調査が、90年代に世界各国で行われました。様々な追跡調査の結果、β-カロテンには効果も害もないという報告が出され、論議を呼びました。つまり、緑黄色野菜にがんを抑制する効果があるのは確かでも、ひとつの栄養素を取り出してサプリメントで摂取してもあまり意味はないのです。単独の栄養素だけでなく、食べ物に含まれるビタミンやミネラル類とともに摂取することが大切なのです。

抗がん剤副作用の軽減

抗がん剤は、がん細胞だけでなく、正常な細胞も攻撃してしまうため、吐き気や倦怠感をはじめとした辛い副作用に悩まされます。これらの症状を軽減し、さらに抗がん剤の効果もあげるには、代謝を高めることが第一です。

代謝を上げるには、玄米と野菜・果物を中心とした食事療法が効果的です。なぜなら玄米は代謝に必要不可欠なビタミンB群が豊富で、野菜に含まれる様々なポリフェノールは、毒素を排出するはたらきがあるからです。また、レモンは疲労回復効果のあるクエン酸を含んでいるので積極的に摂ってほしい食品です。つまり、食事療法を行うことで、抗がん剤の効果も倍増し、副作用も軽減されるのです。

がん臓器を改善する食材

1990年、アメリカの国立がん研究センターが中心となり、植物性食品を対象にした、がん予防に効果のある食材を研究する『デザイナーフーズ・プロジェクト』が発足されました。結果、免疫力を高める抗酸化物質を多く含む、約40種類の野菜・果物・ハーブ類などが、選出されました。

最も効果が期待されるのは、ニンニク、しょうが、キャベツ、甘草、大豆、にんじんやセロリなどのセリ科の野菜。次に、ねぎ類、玄米、全粒小麦、茶、ターメリック、柑橘類、トマトやなすなどなす科の野菜、ブロッコリーやカリフラワーなどのアブラナ科の野菜。最後に、ベリー系果実、メロン、バジル、きゅうり、じゃがいも、大麦、ハーブ類なども効果的とされています。また、最近では、臓器別のがん抑制効果のある栄養素と食材もわかってきました。

たとえば、前立腺がんや乳がんには、大豆に含まれるイソフラボンが、性ホルモン受容体に結合して、がんの働きを阻止するため、大豆製品が有効です。さらに胃がんは、塩分によって胃粘膜が荒れるのを抑えるために、減塩とカテキンの強力な抗酸化作用と殺菌作用が期待できる緑茶が有効です。食道がんには鮭に含まれるアスタキサンチン。大腸がんにはヨーグルトの乳酸菌。肝臓がんにはしじみのタウリン。肺がんにはらっきょうのイソリクエチゲン。肝臓がんには小松菜のグルタチオン。というように、それぞれのがんに有効な食品と栄養素があります。

これらの栄養成分はファイトケミカルと呼ばれ、活性酸素から細胞を守る働きをするため、がんや生活習慣病の予防に有効と考えられています。しかし、がん抑制に効果があるからといって、デザイナーフーズ・ピラミッドの最上段の位置するものや、ひとつの食材ばかりを摂取するのではなく、いろいろな食品をバランスよく摂取することが、がん改善には重要です。

がんに勝つ済陽式食事療法8ヶ条

世界にある食事療法の共通点を融合させて

がんの食事療法については、ドイツ生まれの医師、マックス・ゲルソンが１９３０年代に確立した『ゲルソン療法』が草分け的存在で、その方法や症例は『がん食事療法全書』として出版され、食事療法のバイブルとして今も世界中で読まれています。他には、甲田医院院長の故甲田光雄先生が提唱した『甲田療法』、精神科医の星野仁彦氏が自らのがん（大腸がんから転移した肝臓がん）を克服した実体験に基づいて考案したゲルソン療法のアレンジ版『星野式ゲルソン療法』、桜沢如一氏が考案した『マクロビオテック』、１００年の歴史を持つ『栗山式食事療法』など、様々なものがあります。

私は、多くの人が実践し、実績をあげている食事療法を、可能なかぎり資料を集めて読み込み、機会があれば講演会にも足を運び、直接お会いしてお話をうかがいました。それらを栄養学と照らし合わせて検証し、融合していけば、現代医学では手の施しようのない患者さんの命を救う可能性が見えてくるに違いない、と考えたからです。

実際に検証をはじめてみると、玄米食と減塩、動物性たんぱく・脂肪を極力減らし、大量の野菜や果物を摂るなど、いくつかの共通点が見つかりました。これらを患者さんが取り入れやすいように改良したのが済陽式食事療法です。

現代医学ではもはや治療方法がないといわれた晩期がん（余命宣告半年前後）の患者さんに、まずは実践してもらいました。すると、６割以上の患者さんに改善がみられたのです。私が到達した食事療法の基本は、次に説明する８箇条です。野菜と果物の生ジュースを基本として、実践してみてください。

済陽式食事療法の8ヶ条

1 減塩

塩分を抑えて胃粘膜を発がんから守る

塩分の過剰摂取は胃の粘膜を荒らし、胃がんのリスクを高めます。さらに細胞内のミネラルバランスも崩れるため、さまざまな生活習慣病の要因となります。

人間の体に必要な塩分量は、魚介類や海藻に含まれる塩分で十分摂取できるため、味付けはできるかぎり醤油や塩を控えるのが基本です。

また、減塩の工夫として、昆布やかつおぶし、しいたけなどでしっかり出汁をとったり、わさびやサンショウ、しょうがや大葉などの薬味や香辛料を活用するのもおすすめです。

おひたしや刺身には、減塩醤油と酢などを1：1であわせるとよいでしょう。

漬け物や塩蔵品、練り製品やハム、ウインナーにも多くの塩分が含まれているので、そうした加工品の使用も禁止です。

済陽式食事療法の8ヶ条

2 四足歩行の動物を制限

悪玉コレステロールを減らして血液循環を良く

牛・豚・羊など四足歩行の動物性脂肪を摂りすぎると悪玉コレステロールが増え、がんの危険性が高まることは知られていますが、最近の研究では動物性たんぱく質もがんのリスクを高めることがわかってきました。

がん患者さんは体質改善が進むまで、半年～一年間は四足歩行の動物の摂取は一切禁止してください。

どうしても肉が食べたいときには、鶏ささみや皮なしの胸肉を。魚はミオグロビンが酸化しやすいマグロやカツオなどの赤身魚は避け、ヒラメやタラなどの白身魚を選びましょう。イカ、タコ、カキ、エビなども問題ありませんが、食べる量は通常の半量を目安にしてください。

卵は、放し飼いで育った平飼いの鶏が産んだものを選んで、一日一個くらいなら食べても問題ありません

済陽式食事療法の8ヶ条

3 自然水の摂取、禁酒・禁煙

発がん物質を体内に取り込まない

水分摂取は代謝に不可欠ですが、塩素やフッ素などが添加されている水道水は避け、できるだけ清浄な環境の井戸水や湧き水などの自然水か、市販のナチュラルミネラルウォーターを飲むようにしましょう。そこまでできない場合は、高性能な浄水器を設置して、ろ過した水を使ってください。

アルコールは、消化器の壁を傷めて食品に含まれる有害物の吸収を高めるばかりか、解毒や代謝作用など肝臓の働きを阻害するため、お酒は一切禁止です。症状が改善してくれば週一度くらい適量の飲酒はできるようになるので、それを励みに最低半年から一年は我慢してください。

なお、タバコについてはがんに限らず、健康に百害あって一利なし。禁煙はがんの食事療法の大前提となります。

済陽式食事療法の8ヶ条

4 胚芽を含む穀物、豆・芋類

胚芽やイソフラボンなど有効成分でがんを抑制

米や麦の胚芽の主な成分はビタミンB1をはじめとするビタミンB群やビタミンE、抗酸化物質のリグナンやフィチン、腸内環境を整える食物繊維などの栄養素や酵素が豊富に含まれ、いずれもがんの改善に有効な成分です。

主食はそれらを丸ごと摂れる玄米が理想ですが、消化・吸収機能が低下しているときは、胚芽米でもいいでしょう。また、玄米が発芽した段階で製品化した発芽玄米も柔らかく食べやすいです。パンは全粒小麦のものを選び、ビタミンや食物繊維が多く含まれる芋類もおすすめです。

大豆には、大豆イソフラボンという有効成分が含まれていて、すべてのがんへの抑制に効果があります。さらに良質なたんぱく質の供給源となるため、豆腐や納豆などの大豆製品は、毎日欠かさず食べるように心がけてください。

済陽式食事療法の８ヶ条

５野菜・果物の大量摂取

新鮮な無農薬野菜と果物から抗酸化物質を体内に

野菜や果物には、ポリフェノールやフラボノイド、カテロイド、ビタミンCなど、がんの要因となる活性酸素を除去する働きを持つ成分が豊富に含まれています。これらはファイトケミカルと呼ばれ、がんに限らず生活習慣病対策に有効な物質として注目を集めています。

加熱すると酵素やビタミンを損失するので、野菜や果物は生で摂るのが理想的。

しかし、サラダなどでは量を食べられません。そこで、ジュースにして効率よく摂るのがおすすめです。野菜と果物を4、5種類、できるだけ旬のものを組み合わせて一日1・5ℓを目安に、最低でも1ℓは摂取するようにしてください。ジュースは作り置きせず、必ず絞りたてを飲みましょう。

なお、基本的に使用する野菜や果物は無農薬か低農薬のものを選んでください。

おすすめ食材

済陽式健康野草ジュース

完全無農薬にこだわった素材を濃縮

青汁が健康にいいのは広く知られていますが、さらに体にいいと思われる成分を多く含んだ健康ジュースの開発に着手しています。選んだ素材は動脈硬化の予防として注目されている「Q3MG」を含む桑の葉、サツマイモの50倍の食物繊維を含む大麦若葉、赤ワインの25倍のポリフェノールを含む甘藷若葉、レモンの20倍のビタミンCを含む柿の葉、緑茶の50倍のフラボノイドを含むルイボス濃縮エキス、それに乳酸菌とビール酵母を加えました。

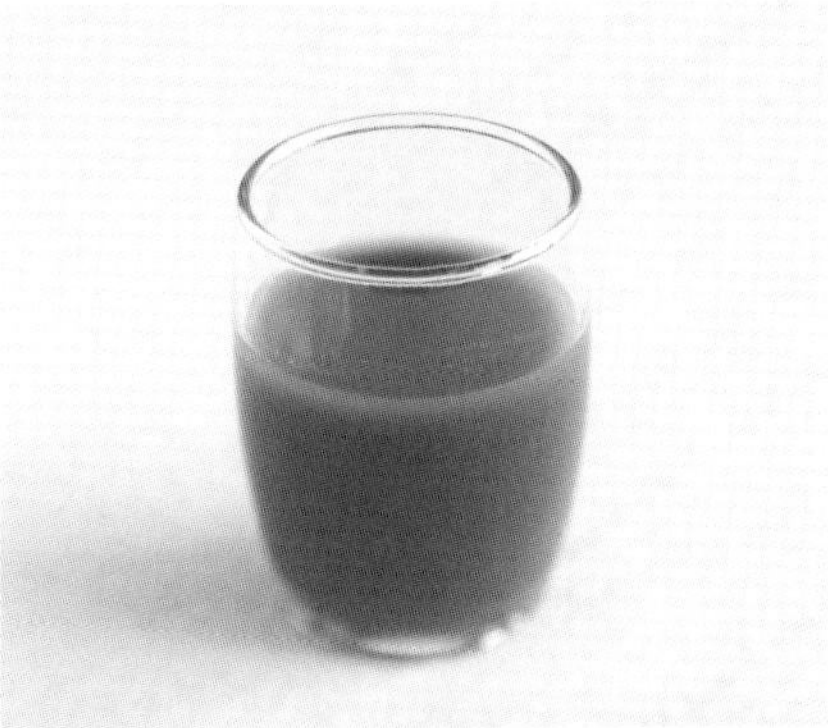

農薬不使用で、1包に乳酸菌が1000億個入った『万葉効草』。1日1〜3包を目安に、水またはぬるま湯に溶かして飲む。

済陽式食事療法の８ヶ条

6 乳酸菌・きのこ・海藻の摂取

腸内細菌のバランスを整えて免疫力を高める

免疫力の70％は腸内細菌が関係していると言われています。腸内のバランスが崩れると、悪玉菌が増えて免疫力が低下します。そのため善玉菌を増やす働きがある乳酸菌を含むヨーグルトを摂るのが大切です。毎日３００グラムを目安に食べれば、腸内環境が整って免疫力を高めると同時に、不足しがちなカルシウムも補えます。

きのこは、最も野生に近い栽培方法である、原木しいたけを選んでください。きのこに含まれるβ-グルカンには、免疫力活性効果があるうえ豊富な食物繊維が腸の蠕動運動を促し、免疫力を高めます。

海藻で特におすすめなのは、根昆布です。フコイダンを効果的に摂るために、３㎝四方に切った根昆布を湯のみに入れて水を注ぎ、一晩置いて、翌朝に飲むことを実践してください。

おすすめ食材

カスピ海ヨーグルト

乳酸菌の数は普通のヨーグルトの3倍

ヨーグルトにはビフィズス菌やブルガリア菌などの乳酸菌が多く含まれています。乳酸菌は腸内環境を整えて免疫力を高めるため、善玉菌と呼ばれていますが、カスピ海ヨーグルトは一般的なヨーグルトと比べて3〜5倍の乳酸菌が含まれています。その数は１㎥に約3000万個。乳酸菌は胃酸で死滅するから腸まで届かないという説がありましたが、乳酸菌は生きていても死んでいても腸内を刺激して免疫を活性化することがわかっています。

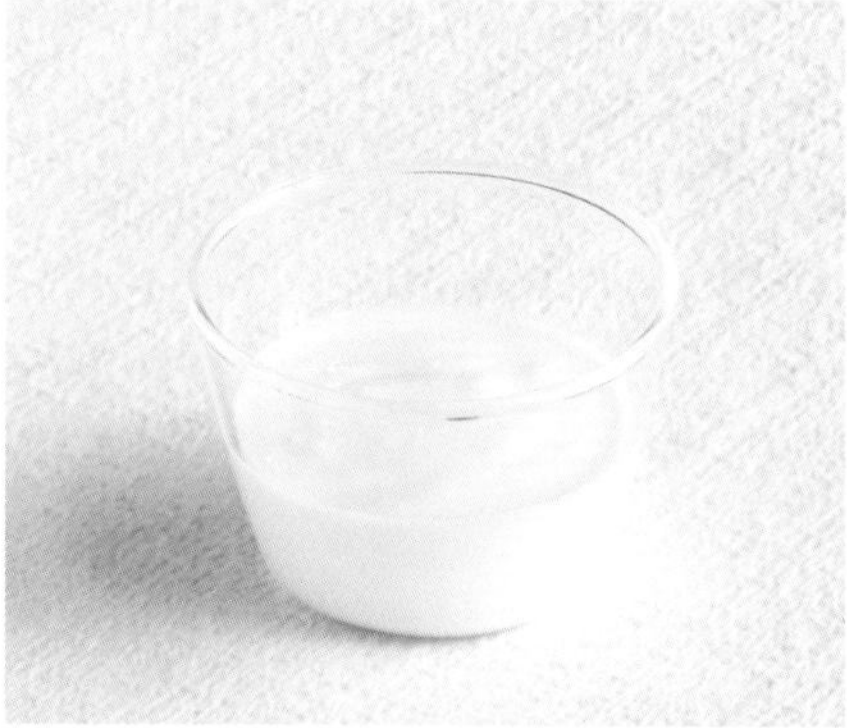

乳酸菌は腸で働くだけでなく胃粘膜を保護する作用があり、胃がんの原因にもなるピロリ菌を抑制することも報告されている。

済陽式食事療法の8ヶ条

7 油は植物性油を摂取

体内で酸化しにくい オリーブ油かごま油を使う

食事療法では動物性脂肪を控えるのはもちろん、実は、植物性脂肪についても注意が必要です。なぜなら、大豆油やコーン油、綿実油などは、摂りすぎるとがんや生活習慣病の要因となりうるリノール酸が多く含まれているからです。これらを避けて、オレイン酸が豊富なオリーブ油やごま油、菜種油を使用してください。特にオリーブ油とごま油は加熱しても酸化しにくいため、おすすめです。

マーガリンやショートニング、スナック菓子、プロセスチーズなどに含まれるトランス脂肪酸も、欧米諸国ではかなり以前より、LDLコレステロールを増加させて動脈硬化などのリスクが高めると使用が規制されています。

トランス脂肪酸の多い食品もできるだけ避けてください。

おすすめ食材

オリーブ油

悪玉コレステロールを抑えて血液サラサラ

コレステロールにはLDLとHDLの2種類があり、LDLが増えると動脈硬化が進行することから悪玉コレステロールと呼ばれています。HDLは逆に動脈硬化を抑える働きがあるのですが、オリーブオイルはLDLを抑制してHDLを増やす「一価不飽和脂肪酸」に分類されます。一般的に最初に絞ったものを「エクストラバージン」、2番絞りを混ぜたものを「ピュアオリーブオイル」と呼びます。サラダにかけて食べる場合は、エクストラバージンの方がおすすめです。

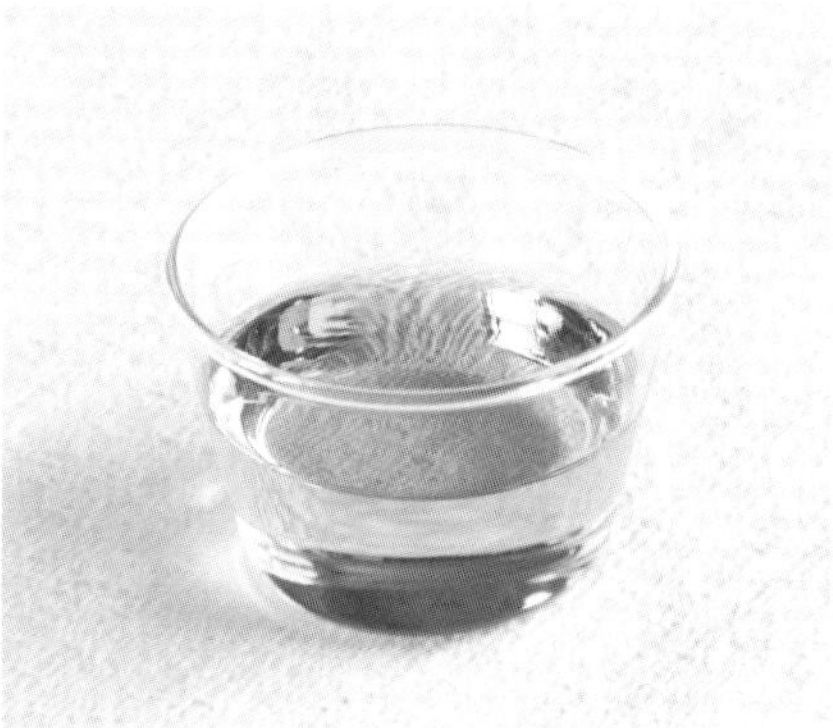

オリーブ油でにんじんを炒めるとβ–カロテンの吸収率が高まる。ただし摂りすぎに注意して量を少なめにすること。

済陽式食事療法の8ヶ条

8 レモン、はちみつ、ビール酵母

レモンでクエン酸回路を円滑にして代謝を高める

ATPというエネルギーを作り出す細胞のミトコンドリア内にあるクエン酸回路が正常に機能しないと、体内のミネラルバランスが崩れて細胞が傷んでしまいます。クエン酸回路を円滑にするには、クエン酸を多く含むレモンの摂取が欠かせません。

レモンは、野菜ジュースなどに混ぜるなどして、一日2個は摂るように心がけてください。

また、古来より滋養に富む食品と知られるはちみつも、ビタミン・ミネラル、オリゴ糖、さらには免疫を賦活するといわれている花粉を多く含んでいます。毎日大さじ2杯を目安に摂りましょう。

その他、がん患者さんにはアミノ酸補給のため、ビール酵母からつくられた「エビオス錠」を朝晩10錠ずつ、合計20錠とってもらいます。

おすすめ食材

マヌカはちみつ

できるだけ品質のよいものを

最近ではミツバチが集めてくれるはちみつにも農薬が混入していたり、長期保存が効くようにと薬物が混ぜられていることもあります。一番のおすすめは、過去30年間一度も農薬が使われていないニュージーランド産・マヌカ地方のはちみつです。マヌカはちみつには、胃がんの原因にもなるピロリ菌に対して、強い抗菌力をもつこともわかってきました。その他、なるべく農薬を避ける方法としては、リンゴなどの樹木系のはちみつを選ぶといいでしょう。

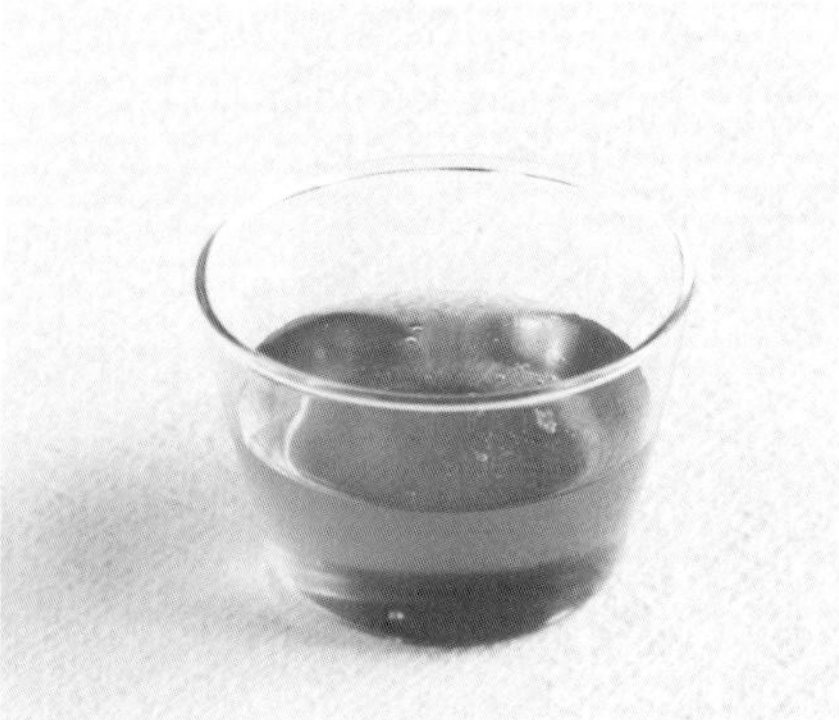

マヌカはちみつは高価なため、アカシヤはちみつなどを使ってもかまいません。

治ったその後を追跡調査

がん克服患者さんの今

前立腺がん 膀胱広範浸潤

T.Sさん 無職・86歳

発症：2009年3月
完治：2010年3月

完治から1年半経過

あの絶望的な状況から3年が過ぎて

75歳のときに肥大した前立腺をかき出す手術を受けたのですが、そのときには医師から「これで95歳くらいまで心配ないですね」と言われ、すっかり安心していました。何も気にせず好物のウナギやトンカツ、すき焼きなどをよく食べていました。今思えば、そうした食生活がいけなかったのでしょう。

83歳で尿の出が悪くなり血液検査を受けると、前立腺の腫瘍マーカーであるPSAの数値が46・24にまで上がっていました（正常値は4・0ng／ml以下）。がんセンターに入院してさらに詳しく検査したところ、前立腺はがんでびっしり埋まっており、膀胱には5cmのがんができていました。高齢のため手術はできず、医師からはホルモン治療を薦められましたが、効果があったとしても長続きしないだろうとのことでした。

そんな絶望的な状況で出会ったのが済陽式食事療法の本でした。すぐに上京して診察してもらうと「半年から一年くらいで必ず良くなるから」と励ましてくださり、とても救われたのを覚えています。そこから食事療法を開始したのですが、その効果は思ったよりも早く現れました。2ヶ月後の検査でPSAが2・64と大幅に減少していたのです。

現在も定期的に検査を受けていますが、PSAは0・03をキープしており、膀胱にあった5cm大のがんも1cm以下に縮小しています。食事療法のおかげで、前立腺がんがおとなしくなってくれたのだと実感しています。

膀胱にまで広がっていた前立腺がんが
ホルモン療法と食事療法で縮小
腫瘍マーカーも0.03をキープ

初診時

2009年3月

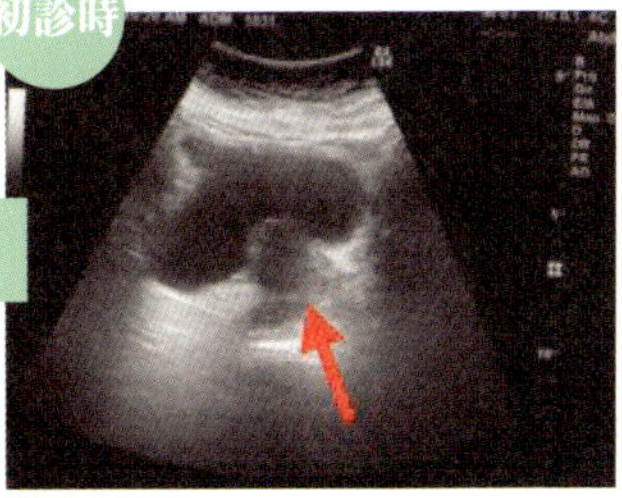

**膀胱にまで
はみ出したがん**

前立腺がんが、膀胱に飛び出し、精のうにも広がっている状態。高齢のため根治切除手術は不可能だった。

約1年後

2010年1月

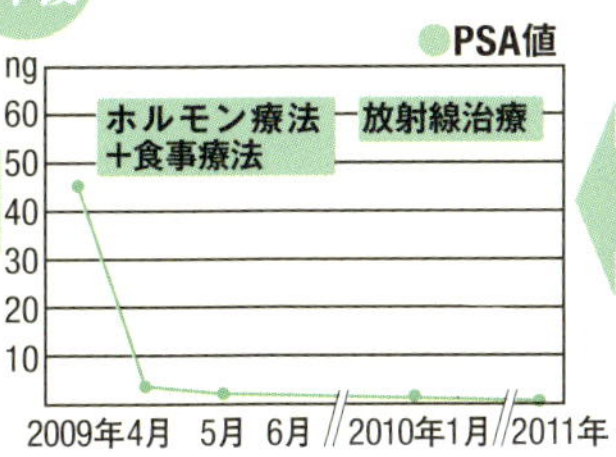

**治療開始からの
PSA値の変化**

ホルモン療法と食事療法をはじめて約2ヶ月でPSAの値が正常値に。その後2010年1月に放射線治療を追加して完治。

現在

2011年6月

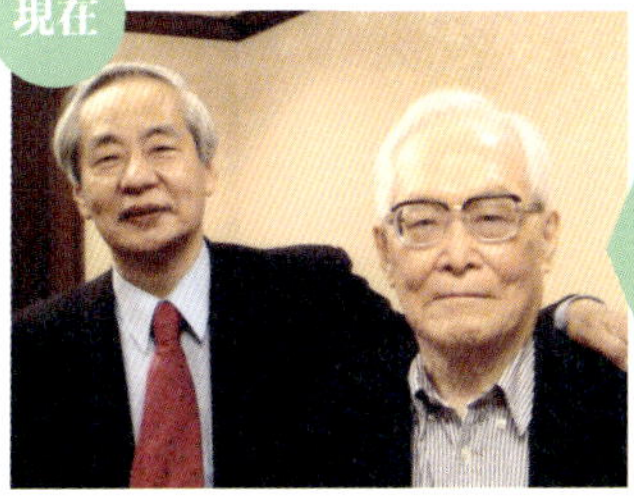

**2011年6月現在も
PSAは正常値をキープ**

すっかり元気になって北海道で行われた講演会に姿を見せてくれたTさん。（写真右）

Tさんが行った食・生活習慣

前立腺がんには特に大豆イソフラボンが効果があるというので、食事療法の中でも特に豆腐や納豆といった大豆製品を多くとるように心がけていました。豆乳も毎日500mlは飲んでいました。

その他に野菜ジュースも飲んでいましたが、青野菜が多いと苦くて飲みにくいので、前立腺がんに効果が高いというリコピンを多く含むトマト、りんご、にんじん、キャベツ、レモン（2個）などで飲みやすくしました。他には、ヨーグルトにプルーンエキス、アカシヤはちみつ、ブルーベリーを加えたものを一日500ml、バナナを2本、料理の味付けは減塩醤油や減塩味噌などで、極力塩分を控えていました。

そうした食事を続けてきたおかげか、82kgあった体重も69kgになり、体型もすっきりしました。

がんが見つかる前は、少し歩いただけですぐ座って休憩したくなるほど疲れやすかったのが、今ではそんなこともなくなり、旅行を楽しんでいます。先日受けた血液検査ではどこにも異常がなく、済陽先生も頑張りましたね、と喜んでくださいました。

ようやくお許しが出たので、近頃は好きなお寿司や天ぷらなどを月に数回食べにでかけることもあります。

それを楽しみに日々暮らしているようなところもありますが、それも食事療法に出会えて健康を取り戻せたおかげだと思っています。

経過報告 2

乳がん 術後、脳転移、頭蓋骨転移、肺多発転移、肋骨転移、腰椎転移

M.Mさん　主婦・59歳

発症：1997年（2006年3月再発）
寛解：2008年10月

寛解から3年経過

ホスピスを勧められた私が

最初に乳がんが見つかったのは、１９９７年のことでした。でもそのときは早期発見だったため、手術で部分切除して事なきを得ました。それから何事もなく9年が過ぎた２００６年の春、咳がとまらなくなって病院で診てもらったところ、がんが再発していることがわかったのです。がんは肺、肋骨、腰椎、頭蓋骨、さらには脳にまで転移している状態でした。検査結果を見た担当医の顔色が変わったのを覚えています。

　当然、手術は不可能。抗がん剤治療を勧められましたが、激しい副作用で苦しんだあげく結局亡くなった叔母を見ていた私には、抵抗がありました。すると医師から「それならホスピスに行くしかない」と言われました。それでも私は諦めませんでした。知人にゲルソン療法によってがんを克服した人がいたからです。それから食事療法に関する情報を探し求め、済陽先生の存在にたどり着いたのです。さっそく済陽先生に連絡して診てもらったところ、「とにかく脳を急ごう」とγナイフ治療を受けることになり、その後、ホルモン剤を服用しながら食事療法を開始しました。

　その結果、信じられないことに２００８年10月に検査すると、あれだけ全身に転移していたがんのほとんどが消えていたのです。２０１１年に行った検査では、肺にあったがんも痕跡を残す程度にまで回復しました。再発を防ぐために食事療法と薬の服用は続けていますが、今は、一日一日に感謝しながら生きています。

発病から現在までの経過追跡

見つかったときには脳にまで転移していた乳がんを抗がん剤治療を行わずに克服

発病時 2006年10月

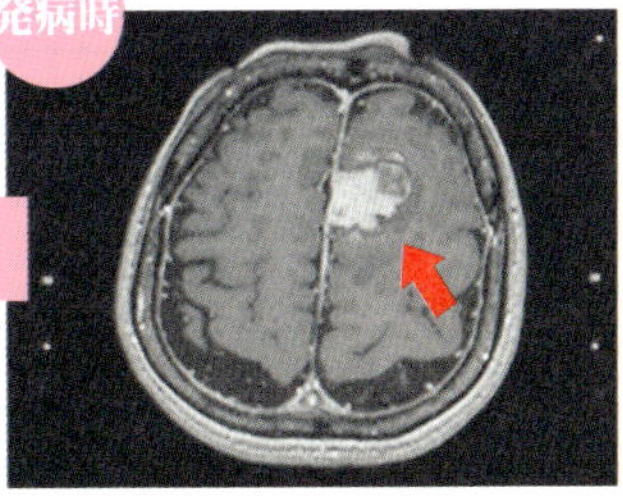

乳がんが肺や脳にまで転移

前頭葉に転移した3.5cmのがん。その後γ-ナイフで照射治療を行ったところ9割縮小。

1ヶ月後 2006年11月

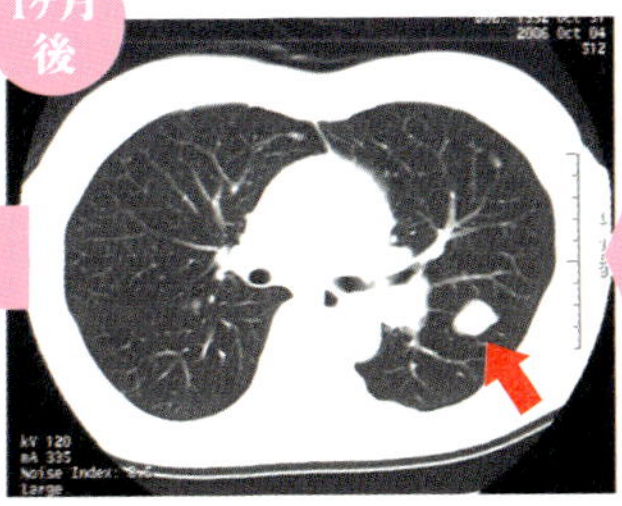

左肺に転移していた直径3cmのがん

がんは頭蓋骨や肋骨、肺にも転移しており、まさに全身にがんが広がっていた。

現在 2011年6月

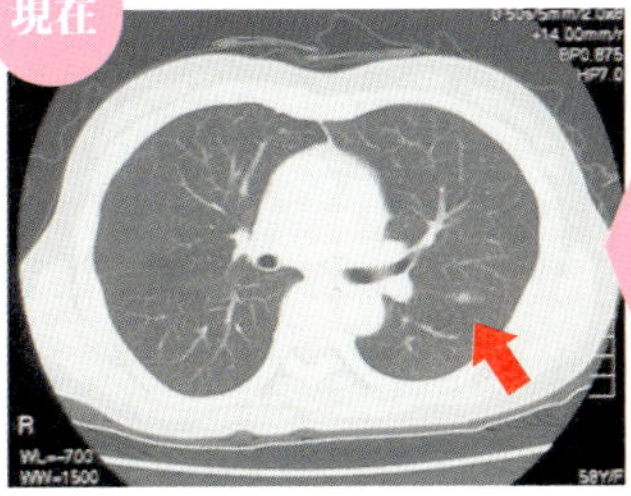

食事療法のみでここまで回復

食事療法を続けて1年半ほどで病巣部の縮小がみられ、肺のがんも痕跡を残すのみまでに寛解。

Mさんが行った食・生活習慣

私はまず、玄米をはじめすべての食材を有機無農薬のものに変えました。また、動物性たんぱく質は一切とらないと決めました。

よく鍋に豆腐やしめじ、白菜、春菊、ニラなどを入れて煮て、減塩醤油と酢を合わせた特製ポン酢で食べていました。特に大豆イソフラボンを多くとるために納豆と豆腐は毎日欠かさず食べました。リンゴとにんじんを絞ったジュースも一日3回、合計1.5ℓ飲んでいました。

基本的には今もその食事スタイルを変えていません。たまには好きなお寿司を食べたりしますが、ヒラメやサーモンの白身魚が主で、活性酸素が増えるというマグロの赤身と鰹は食べません。

1997年に乳がんの手術を受けた後に、食生活を見直そうと、にんじんジュースを飲んでいた時期がありました。でもいつの間にかおろそかになり、今思えばそれもいけなかったのかもしれないと反省しています。

だから今後は気を抜くことなく、今の食事療法をずっと続けていくつもりです。

肉料理を食べない、塩分を極限まで控える、毎日新鮮な野菜ジュースを飲むなど、食事療法は大変そうだとかまえてしまう人がいるかもしれませんが、私は、患者自身が出来ることで、こんなに簡単な方法はないと思い、続けています。

経過報告 3

早期胃がん
高脂血症

I.Oさん　会社員・42歳

発症：2008年3月
完治：2009年3月

完治から2年半経過

1cmのがんが消え、体重も10kgダウン

仕事柄付き合いが多く、毎晩のように飲み歩いていました。外で飲んで帰宅した後も、深夜に日本酒や焼酎を飲む毎日でした。そうした暮らしを続けた結果、25歳の頃には61kgだった体重が、39歳のときには75kgにまで増えていました。仕事のストレスも結構溜まっていました。

済陽先生のご兄弟が経営する三愛病院で毎年検査を受けていたのですが、2008年3月の検査で胃潰瘍が見つかりました。半年ほど薬を飲みましたが良くならないので、消化器外科専門の済陽先生に内視鏡で胃粘膜の組織を採る生体検査をしてもらったところ、早期がんだとわかったのです。ただし、大きさは1cm程度で、痛みもないことから、食事療法をしながら少し様子をみようということになりました。

次男が生まれて間もないこともあったので、これを機に体質を改善しようと真剣に食事療法に取り組みました。もともと一度やると決めたらやりぬくタイプだったため、禁酒、禁煙はもちろん、減塩どころかほぼ無塩にして、鶏も魚もほとんど食べませんでした。会社に事情を説明して、付き合いも一切断りました。

その甲斐あって、検査の度にがんは小さくなり、約一年で消失しました。今でも定期的に検査を受けていますが、担当医も「どこにがんがあったのかわからない」と驚いています。食事療法のおかげでメタボ体型もすっきりし、高脂血症も改善されました。

発病から現在までの経過追跡

厳密な食事療法を試したところ
早期胃がんがなくなりメタボもすっきり解消

発病時　2008年10月

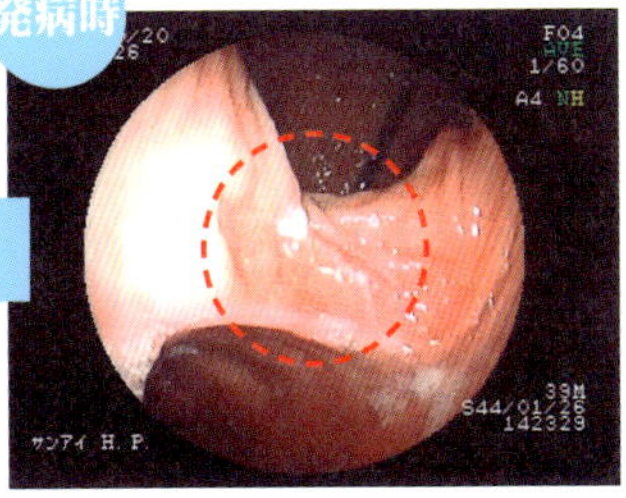

胃角部にできた早期の胃がん

胃角部（胃の中央）にできた3cmの腫瘍。胃粘膜を硬化させて胃が正常に機能しなくなる。

7ヶ月後　2009年5月

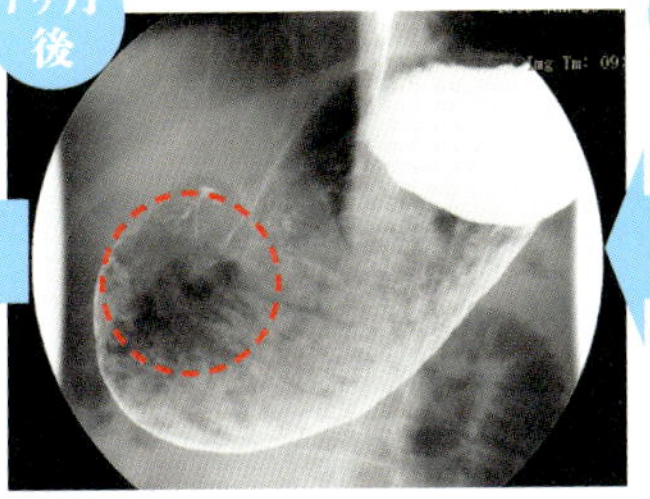

食事療法を続けて約半年でがんが消滅

徹底的な食事療法を行ったところ、胃角部粘膜が正常化（胃レントゲン写真）。

現在　2011年4月

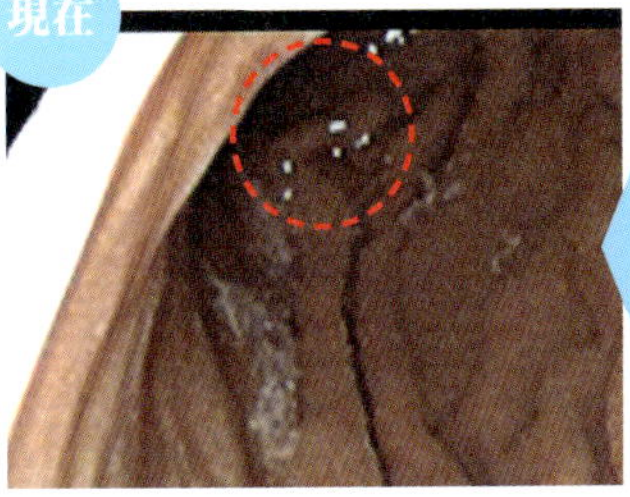

完治から2年半経過後の内視鏡写真

がんは完全に消えており、2011年4月現在も再発は見られない。

Iさんが行った食・生活習慣

塩分は胃の粘膜を荒らすだけでなく、胃がんの要因となるピロリ菌を増殖させるとのことで、徹底的な減塩を心がけました。

また、免疫力を高めるためにはクエン酸回路を円滑にして代謝を活発にする玄米が有効だと知り、朝と夜は必ず玄米ご飯を食べるようにしていました。

お昼は無脂肪のヨーグルトや野菜ジュースを会社に持参して食べていました。外回りのときは、コンビニでサラダと野菜ジュースを買って、公園で食べたりしていました。

当時は「とにかくこうしなくては」という気持ちが強かったと思います。味付けのない食事ばかりでしたが、食事療法に苦痛を感じることはありませんでした。

がんが消えた今は、済陽先生からOKも出たので、夜は通常の食事をすることが多くなっています。仕事の付き合いも再開して、多少はお酒を飲むこともありますが、以前のように大量にお酒を飲むことはなくなりました。そうした席でもなるべく味の濃いものや油っこいものは食べないようにしています。食事療法で自然にそういう習慣がついたのかもしれません。

それ以外の朝と夜は、以前と変わらない玄米や野菜、ヨーグルトを中心とした食生活を今も続けています。

２０１１年の3月に受けた血液検査でも、すべて正常値の範囲内で、ほっとしているところです。

前立腺がん術後
進行胃がん、進行直腸がん合併
食道がん

望月 豊さん　レストラン「アラスカ」取締役会長・83歳

発症：2002年12月
完治：2004年8月

完治から7年経過

手術から7年が過ぎた今

レストラン経営という職業柄もあり、私は長年、肉中心の食生活を送っていました。２００２年の年末に、前立腺がんが見つかって切除手術を受けた後も、特に食生活を見直すことはありませんでした。

しかし、翌年の秋に受けた人間ドックで、今度は直腸にピンポン玉くらいのがんが発見されたのです。詳しく調べてもらったところ、他にも胃に1㎝くらいのがんが4カ所、食道にも小さながんが見つかりました。

診断の結果を聞いたときはとても落ち込みましたが、くよくよしていても仕方がないと、当時、私の店で出すヘルシーメニューの監修をお願いしていた済陽先生に相談してみることにしました。

その結果、済陽先生が執刀してくださることになり、大腸を20㎝、胃の3分の2を切除する手術を受けました。済陽先生と相談し、食道がんについては抗がん剤を使わずに経過をみることになり、同時に食事療法を開始しました。

すると、平べったくて取り切れなかった食道がんが小さくなっていったのです。そして手術から半年後には、きれいに無くなってしまいました。私の場合、他に治療は受けていないので、食事療法の効果であるとしか考えられません。

手術から7年が経ちますが、先日受けた健康診断ではどこも異常がありませんでした。ピンピンしています。食事というのは健康に直結しているんだと、身に染みて感じながら日々暮らしています。

発病から現在までの経過追跡

抗がん剤を使わずに食道がんが消えた！

発病時

2004年2月

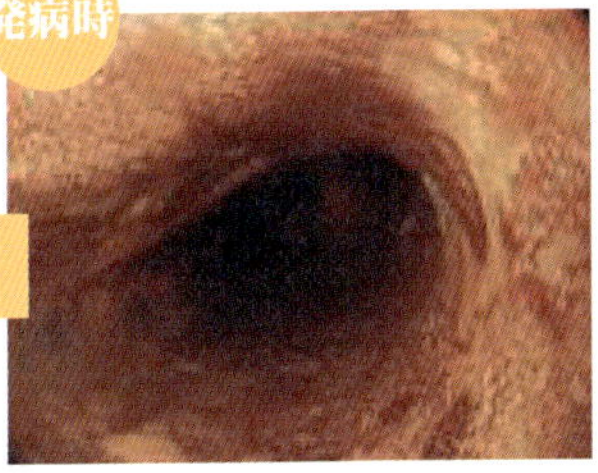

多重がんで、摘出切除が難しかった食道がん

胃と大腸のがんは手術により切除。食道の粘膜も3cmにわたってがんの不整が見られた

1年2ヶ月後

2005年4月

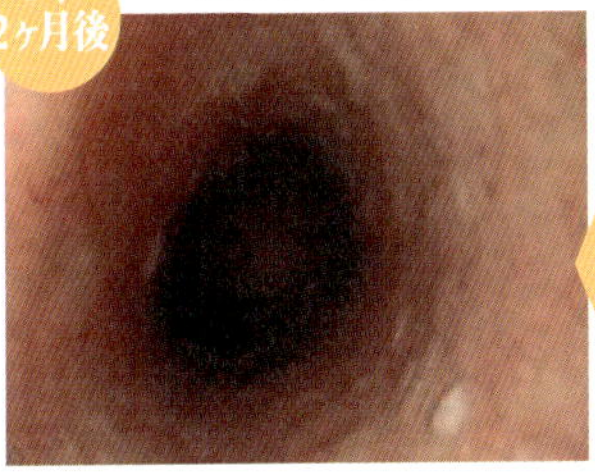

食事療法で食道がんが治癒

内視鏡治療予定だった食道がんが食事療法を続けたところ消失。食道の粘膜も正常化。

望月さんの免疫力推移

検査項目	2011/5/25	2010/5/12	2009/5/20	2008/11/11	2007/11	2007/5/8	基準値
白血球数（WBC）	3800	4300	4000	4400	3800	4000	3300〜9000
白血球数 リンパ球	1750	1800	1280	1230	1820	1800	1300〜3900
INF-α産生能	25421	20443	10671	4537	22612	14770	4000〜13000

免疫力の高さを示すインターフェロンαの数値が1〜2万を維持。リンパ球数は1200〜1800以上（正常値は1300以上）、白血球3000〜4000で（正常値は3300）免疫機能が高いことを示した。

※インターフェロンαとは、京都ルイパスツール研究所で計測している免疫機能を的確に判定できる検査法（通常値は5000〜6000）。

望月さんが行った食・生活習慣

大手術を受けて退院した私は、大量の野菜と少量の魚を中心とした食事を心がけました。

毎朝、にんじん2本をミキサーにかけたジュースに、ハチミツとレモンを混ぜたものを必ず飲み、トーストにはバターではなくごまペーストを塗って食べます。昼と夜は十穀米と塩分を控えた味噌汁、おかずはおひたしや魚料理、酢の物などです。

その他に、納豆やそら豆といった豆類も週2回は食べていました。野菜は、かぼちゃ、大根、ほんれんそうなど季節によって種類は変わりますが、術後はなるべく胃に負担がかからないように、ごぼうやれんこんといった食物繊維が多い食材は使いませんでした。

魚は、タラやサワラ、ブリ、カレイなどの白身魚を煮魚にしていました。味付けは減塩醤油を少しだけ使う程度です。

塩分が少ないと、やはり物足りなさは感じましたが、これも薬だと思えばそれほど苦にはなりませんでした。好きで毎日飲んでいたお酒も断ちました。

今では済陽先生の許可も出たので、缶ビール一、二本は飲むようになりましたが、朝のにんじんジュースと、ごまペーストを塗ったトーストは必ず毎日食べています。

食事は腹八分目を心がけ、食材を選ぶときは、無農薬というだけでなく産地も気にして、できるだけいいものを選ぶようにしています。

卵巣がん術後、骨盤転移腸閉塞

U.Yさん　主婦・65歳

発症：1994年6月（2004年3月再発）
完治：2007年2月

完治から4年半経過

４㎝あった骨盤のがんが２年で消失

最初にがんが見つかったのは１９９４年。卵巣がんで左右の卵巣と子宮を切除、抗がん剤を投与されました。しかし、予想以上に病巣は広がっており、翌年には骨盤内のリンパ節と大網（網状の脂肪組織）を切除。術後の検査では新たながんは見つからなかったため、安心していました。２００４年には腸閉塞になりましたが、そのときの検査では痔だと診断されました。

ところが２００５年、夫の海外赴任にともなって暮らしていたシアトルで、大量の下血があり、検査した結果、大腸がんであることが判明。現地で手術を受け、人工肛門をつけることになりました。ときを同じくして夫も末期の肝臓がんであることがわかり、ホスピスに転院して、まもなく帰らぬ人となってしまいました。

帰国後、息子の上司が腕のいい外科医がいると紹介してくれた病院で、済陽先生とお会いしました。改めて検査を受けると、卵巣がんは取り切れておらず、骨盤にも４㎝大のがんが見つかりました。

抗がん剤の副作用でアレルギーがひどくなり、抵抗があった私に済陽先生がすすめてくださったのが食事療法でした。

その効果は驚くべきものでした。がんが次第に縮小していき、遂には消えてしまったのです。２００７年には人工肛門の閉鎖手術も行い、元通りの生活ができるようになりました。２０１１年４月の検査でも、再発はありませんでした。これも食事療法を続けているおかげだと思っています。

発病から現在までの経過追跡

再発を繰り返していた卵巣がんが消え転移した大腸がんによる人工肛門も2年でとれた

発病時　2005年11月

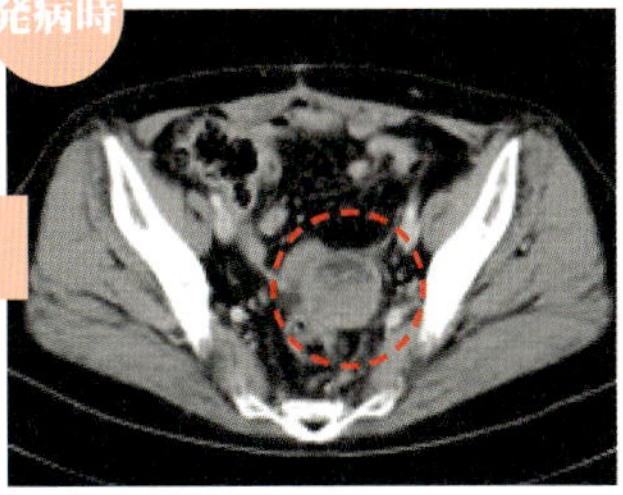

骨盤に再々発した卵巣がんが直腸に浸潤

腸閉塞を起こし人工肛門造設の原因となった直径4cmの巨大骨盤腫瘍。

2年4ヶ月後　2007年2月

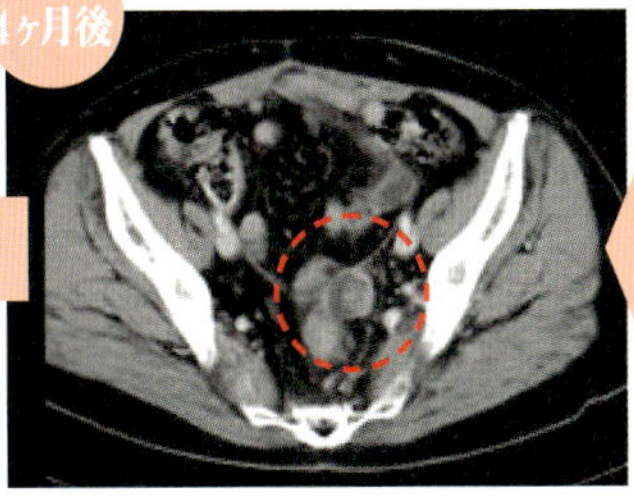

食事療法でがんがほぼ消滅

抗がん剤を使わず食事療法だけでがんが完治。同年9月には人工肛門閉鎖手術を行う。

現在

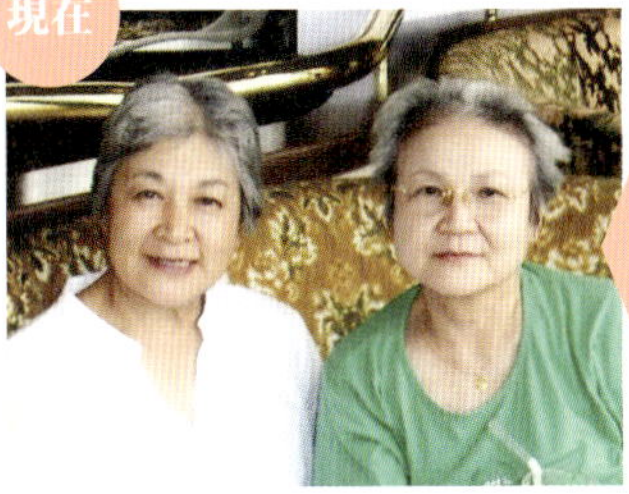

現在も食事療法を続けながら

人工肛門閉鎖手術から4年半が経過。友人と温泉旅行を楽しむU.Yさん（写真左）。

Uさんが行った食・生活習慣

当時は、とにかく済陽式食事療法の8箇条を守るようにしました。中でも、レモン水、生りんごジュース、納豆、冷奴、ヨーグルト、根菜味噌汁、海藻は毎日食べました。味付も塩は使わず、減塩醤油を多くても小さじ一杯入れる程度です。

また、野菜や果物の残留農薬が卵巣がんのリスクを高めるとのことだったので、近所の農家から有機野菜を直接買うようにしていました。

基本的にそうした食生活は現在も維持しています。

済陽先生からは少しずつ食事療法をゆるめていいと許可をいただいているので、週に一度くらいは好きなざる蕎麦を食べたり、月に一回くらいはお寿司を食べに行くこともありますが、ほとんど白身魚で、マグロを食べるときはたっぷりとレモンをかけるようにしています。

ただ、肉料理については、結婚後、夫の好みに合わせて肉食が増えたのがいけなかったと感じているので、四足歩行の動物性たんぱく質・動物性脂肪は現在も一切摂らないようにしています。

後で知ったことですが、1994年と2005年の2度の手術は、医師もだめかもしれないと思うほど危険な状態だったそうです。

せっかく助けてもらった命ですから、今後もしっかりと食事療法を続けながら、楽しく暮らしていきたいと思います。

B細胞悪性リンパ腫

河村泰平さん 無職・91歳

発症：2003年3月
完治：2005年3月

完治から6年半経過

済陽先生と出会っていなければ

50歳の頃から、アメリカに嫁いだ娘を訪ねてよく渡米していました。特に肉が好きなわけではありませんが、アメリカではどうしてもステーキなどの肉料理が中心になります。一度行くと3ヶ月から半年滞在していたので、そうした食生活の影響もあったのかもしれません。

2003年の春、83歳のとき、アメリカ滞在中に右耳の下の腫れに気がつきました。現地の病院では原因がわかず、帰国して都立大塚病院で調べてもらったところ、悪性リンパ腫と診断されました。レベルは3・5。しかし、担当医は最近はいい薬があるからあまり心配しなくていいと言ってくれました。

その後、B細胞リンパ腫の特効薬とされるリツキサンと、4種類の抗がん剤治療を数回行ったところ、本当に薬がよく効いて、悪性リンパ腫はすっかり消えました。しかし再発してしまっては元も子もありません。そこで、当時同院の副院長だった済陽先生の指導で食事療法をはじめることにしたのです。

妻に先立たれていたため、慣れない料理を作るのに正直苦労しましたが、自分のできる範囲で努力しました。

その甲斐あってか、6年経った今もがんの再発はありません。そのうえ、食事療法を続けているおかげで肌つやもよくなり、体の具合がとてもいいのです。がんになる前より、91歳の今の方が体調がいいくらいです。食事の大切さを、改めて痛感しています。

発病から現在までの経過追跡

「レベル3.5」と診断された「悪性リンパ腫」から約8年 食事療法の驚くべき効果

現在

2010年7月

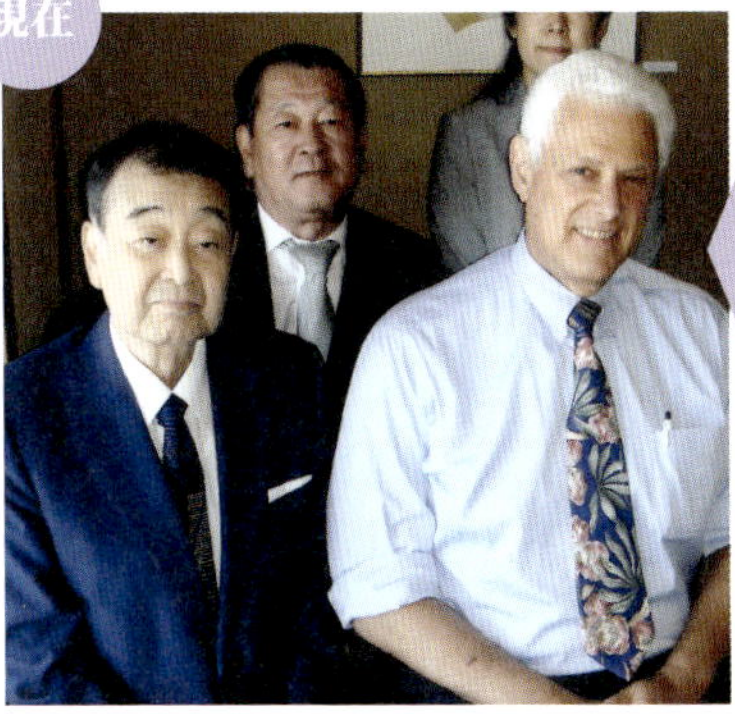

5年以上経過した今も再発はなく完全治癒。

東京墨田区で行われた第16回「日本がんコンベンション」で、マックス・ゲルソン博士の孫でありゲルソン療法の継承者でもあるハワード・ストラス氏が講演した際、食事療法によってがんを克服した経験者として懇談した河村さん。

発病時

2003年3月

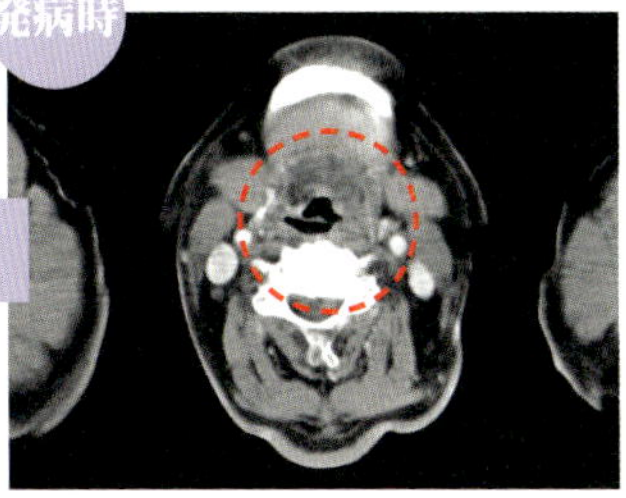

両側頸部のリンパ節に広がる腫脹

B型細胞リンパ腫で特に頸部をとりまくがんは10cmにも達していた（頸部CT画像）。

河村さんが行った食・生活習慣

朝は済陽先生から勧めてもらった絞ったレモンにはちみつを入れたハニーレモンを毎朝飲んでいました。他にはヨーグルトを一パックとリンゴが一個、玄米ご飯、味噌汁には豆腐や大根、わかめといった具をなるべくたくさん入れるように心がけました。あとはお湯にとろろ昆布を3グラムほど入れて、抗がん作用の強いにんにく1・5片ほどをスライスして加える特製のスープもよく飲みました。

鮭に含まれるアスタキサンチンには抗酸化作用があるとのことで、焼いたり煮たりしてほぼ毎日食べました。その他は、かぼちゃ、大根、ごぼうや芋類など、季節の野菜をお酒とみりんと少量の減塩醤油で煮物にしていました。

そうした料理は今でもずっと続けています。今では薄味にもすっかり慣れて、以前はあれほど食べていた肉料理も一切口にしなくなりました。

男のひとり暮らしで不十分なところもありますが、これからもできるだけ済陽先生の8箇条を守った食事スタイルを続けていこうと思っています。

絵を描くことが私の生き甲斐なのですが、この歳になって元気に自分の趣味を楽しめるのも、食事療法のおかげだと感謝しています。

食べるものを変えるだけでがんが治るということを、少しでも多くの皆さんに知ってもらいたいと願います。

食物・栄養・運動とがん予防の判定

「確実」「おそらく確実」な要因のまとめ（2007年世界がん研究基金）

↓↓↓リスク低下は「確実」。 ↓↓ リスク低下は「おそらく確実」。
↑↑↑ リスク上昇は「確実」。↑↑ リスク上昇は「おそらく確実」。

口腔・咽頭・喉頭	
野菜※1	↓↓
果物※2	↓↓
アルコール飲料	↑↑↑

※1…カロテン類を含む食物
※2…カロテン類を含む食物

鼻咽頭	
広東風塩蔵魚	↑↑

食道	
野菜※1	↓↓
果物※2	↓↓
マテ茶	↑↑
アルコール飲料	↑↑↑
肥満	↑↑↑

※1…β-カロテンを含む食物。ビタミンCを含む食物。
※2…β-カロテンを含む食物。ビタミンCを含む食物。

肺	
果物※2	↓↓
飲料水中のヒ素	↑↑↑
ベータカロテン※3	↑↑↑

※2…カロテン類を含む食物。
※3…肺がんに対するサプリメントを用いた研究からの知見。

胃	
野菜	↓↓
ネギ属野菜（ネギ・タマネギ・ニンニク等）	↓↓
果物	↓↓
塩分・塩蔵食品	↑↑

すい臓	
葉酸を含む食物	↓↓
肥満	↑↑↑
腹部肥満	↑↑

胆のう	
肥満	↑↑

肝臓	
アフラトキシン（カビ毒）	↑↑↑
アルコール飲料	↑↑

大腸	
食物繊維を含む食物	↓↓
ニンニク	↓↓
肉類	↑↑↑
加工肉	↑↑↑
カルシウムの多い食事※4	↓↓
アルコール飲料※5	↑↑↑（↑↑）
運動	↓↓↓
肥満	↑↑↑
腹部肥満	↑↑↑

※4…大腸がんに対する牛乳とサプリメントを用いた研究からの知見。
※5…大腸がんに対して、男性は「確実」、女性は「おそらく確実」。

乳房（閉経前）	
アルコール飲料	↑↑↑
肥満	↓↓
授乳（母親）	↓↓↓

乳房（閉経後）	
アルコール飲料	↑↑↑
運動	↓↓
肥満	↑↑↑
腹部肥満	↑↑

子宮体部	
運動	↓↓
肥満	↑↑↑
腹部肥満	↑↑

前立腺	
リコピンを含む食物	↓↓
セレンを含む食物	↓↓
カルシウムの多い食事	↑↑

腎臓	
肥満	↑↑↑

皮膚	
飲料水中のヒ素	↑↑

出典 World Cancer Research Fund / American Institute for Cancer Research. Food, Nutrition, Physical Activity, and the Prevention of Cancer: a Global Perspective. Washington DC: AICR, 2007:370.

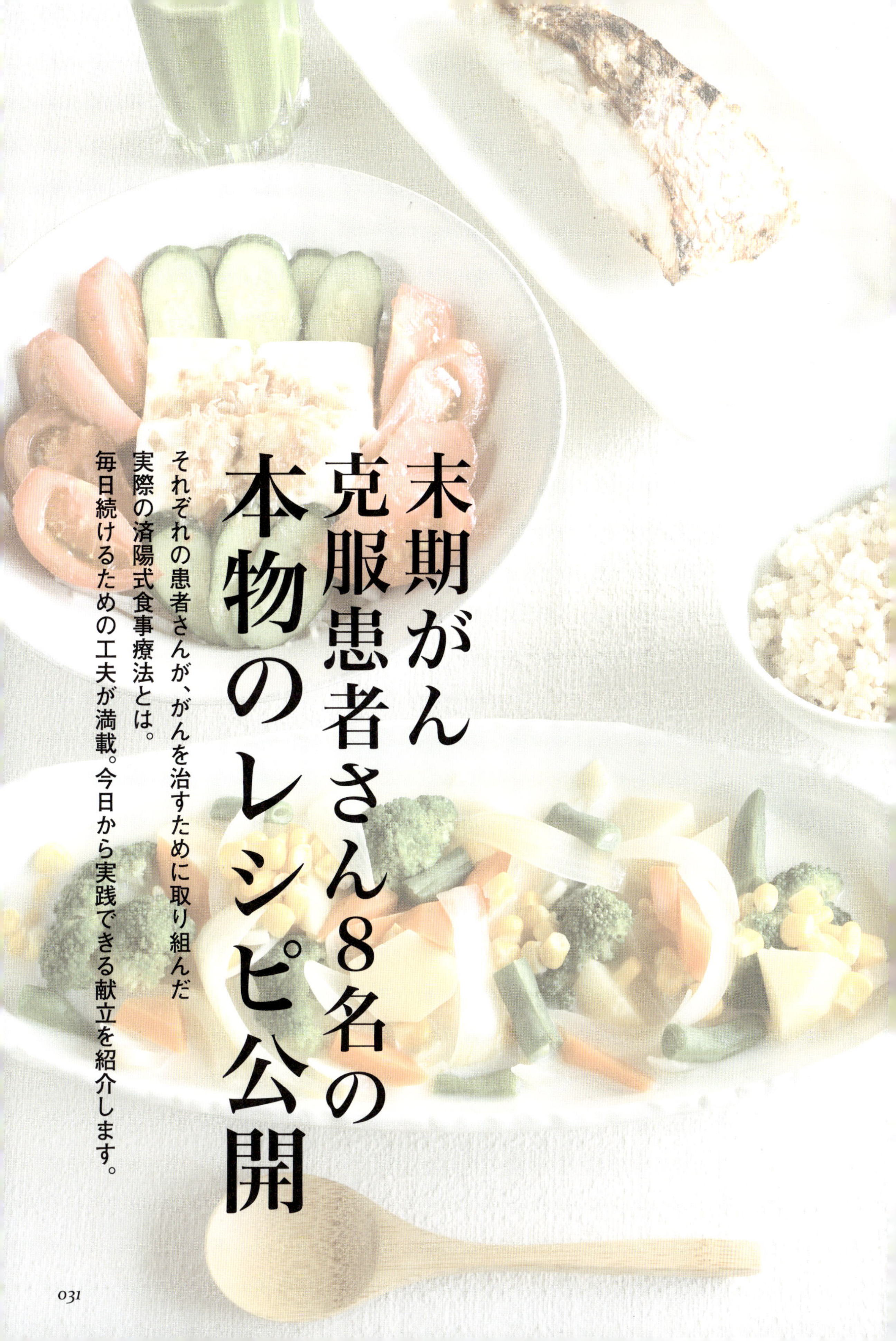

末期がん 克服患者さん8名の 本物のレシピ公開

それぞれの患者さんが、がんを治すために取り組んだ
実際の済陽式食事療法とは。
毎日続けるための工夫が満載。今日から実践できる献立を紹介します。

進行胃がん、多発肝転移
リンパ節転移、腹膜播種

もって半年の命と宣告された
ステージⅣのがんを
徹底した食事療法で見事に克服

O.Kさん　主婦・70歳

発見されたときには全身に転移

もともと肉よりも野菜が好きで、家族に肉料理を作っても、私自身は少ししか食べませんでした。ですから、食生活は野菜が中心で健康的な方だったと思います。

ただ、日常生活では民生委員をしたり、趣味でパンやケーキづくりの教室を月に数回開いたりして、時間に追われ、不規則な生活と睡眠不足で、ストレスがたまっていたように思います。

なんだか身体がだるくて、疲れがなかなかとれなくなってきたと感じていた２００９年12月、かかりつけの病院で診てもらったところ、がんの疑いがあるから大きな病院で詳しく検査するように勧められました。

紹介してもらった病院で精密検査を受けた結果、胃がんが見つかりました。しかもリンパ節と肝臓にも数カ所転移してしまっていることがわかり、もはやステージⅣの末期的症状で、とても手術ができる状態ではないとのことでした。

後で知ったことですが、このとき夫と娘は医師から私の命はもって半年くらいかもしれないと宣告されたそうです。

残されたわずかな望みをかけて抗がん剤治療を受けることになったのですが、なんとか他に平行して行える治療はないかと娘がインターネットで調べて見つけてくれたのが、済陽先生の食事療法でした。

そこで、とにかく治ると信じて、食事療法をはじめてみることにしたのです。

ステージⅣの進行胃がん（多発肝転移）が約半年でほぼ治癒。

胃の中央（大弯側）に4cmにわたり進行がんが見られ、多発肝転移をともなっていたが、約半年の抗がん剤治療と食事療法で、がんがほとんど消え正常化した。

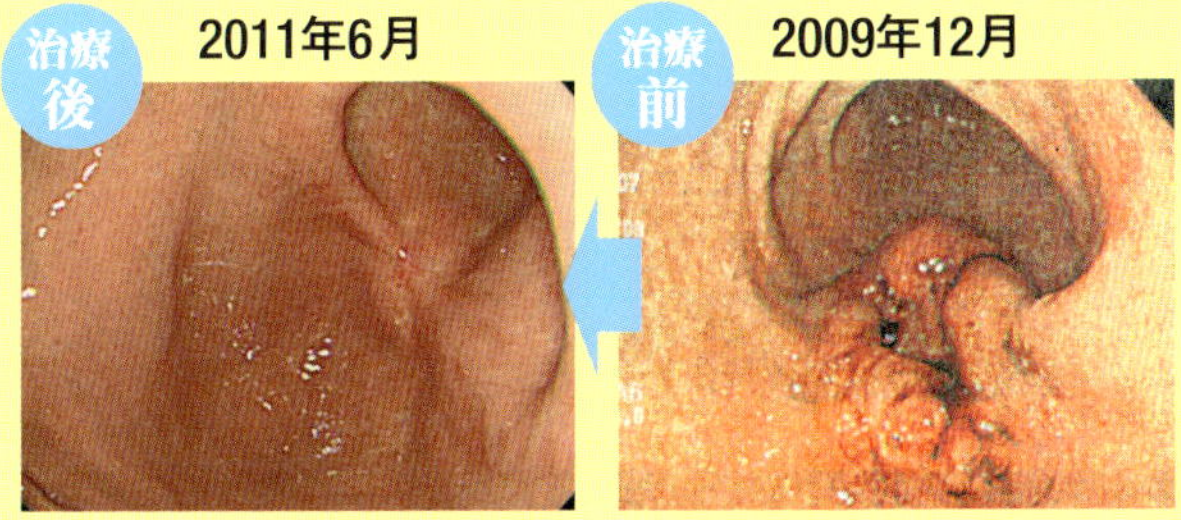

画像：滋賀医大提供

みるみる小さくなっていくがん

抗がん剤治療は、ＴＳ１とシスプラチンという薬を一週間入院して投与し、三週間自宅療養した後、また一週間入院するということを合計6回行うことになりました。入院中は薬の副作用からあまり食欲がありませんでしたが、娘が届けてくれる野菜ジュースだけは毎日1・5ℓほど飲むように心がけていました。自宅にいるときは徹底した食事療法を行い、無農薬で国産の有機野菜にこだわり、水もナチュラルミネラルウォーターを飲むようにしました。

抗がん剤治療を続けていた２０１０年2月には実際に済陽先生の病院を訪ねて直接食事指導を受けました。がん抑制のために玄米食にするのはたしかにいいけれど、胃に負担がかかるかもしれないとのことで、それからは玄米を多めの水で炊いた玄米スープにしました。そうすることにより胃の負担も軽くなり、水に溶け出した玄米の栄養も残すことなくとれるからです。

そうした食事と抗がん剤治療を続けた結果、がんは検査の度に小さくなっていき、3回目の入院の際にはほとんど見えなくなり、4回目に入院した際には胃カメラの所見でも見えなくなりました。そして２０１０年5月に行ったＣＴ、ＭＲＩ検査ではがんはどこにも見つかりませんでした。

持って半年と告げられた私も不思議に思いますが、これには夫も娘も驚いています。もちろん、これからも食事療法は続けていくつもりです。

1日目

	献立名	カロリー(kal)	塩分(g)
朝	生ジュース	161	0.0
	オートミール	68	0.0
	納豆	107	0.3
	ヨーグルト	87	0.0
	生姜紅茶	29	0.0
	蒸しさつまいも	89	0.0
昼	青野菜ジュース	117	0.0
	(きのこ料理)カルボナーラ風和風パスタ	364	1.3
	サラダ	72	0.3
夜	フルーツジュース	159	0.0
	玄米ごはん・玄米スープ	303	1.5
	鯛とわかめの蒸しもの	87	0.1
	煮物	129	0.7
	味噌汁	48	1.4
	おぼろ豆腐	62	0.2
合計		1882	5.8

2日目

	献立名	カロリー(kal)	塩分(g)
朝	生ジュース	161	0.0
	オートミール	68	0.0
	納豆	107	0.3
	ヨーグルト	87	0.0
	生姜紅茶	29	0.0
	蒸しさつまいも	89	0.0
昼	青野菜ジュース	117	0.0
	(きのこ料理)きのことろろ昆布の吸い物	30	1.0
	あべかわもち	324	0.0
夜	フルーツジュース	159	0.0
	玄米ごはん・玄米スープ	303	1.5
	豆乳鍋	189	0.9
	ひじき煮物	70	1.0
	サラダ	19	0.2
合計		1752	4.9

済陽先生からみた、O.Kさん改善ポイント

3種類のジュースが抗がん剤の副作用を抑え、がん抑制に見事成功

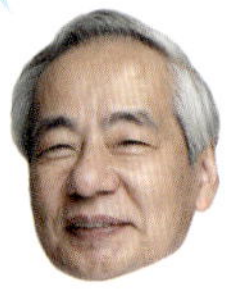

胃がんになる要因として、過剰な塩分が胃壁を荒らすこと、傷ついた胃粘膜がピロリ菌の温床となることなどが考えられています。

そのため、胃がんの患者さんは徹底した塩分制限が大切です。胃がんや食道がんは食べ物の影響が特に出やすいがんです。言い換えると、食事療法の効果が出やすいともいえるのですが、O・Kさんが私の病院にいらしたときは、胃がんが肝臓やリンパ節にまで何カ所も転移していて、とても手術できる状態ではありませんでした。

O.Kさんの4日間のメニュー表

黄色地が敷いてある献立は定番メニューです

3日目

	献立名	カロリー(kal)	塩分(g)
朝	**生ジュース**	161	0.0
	オートミール	68	0.0
	納豆	107	0.3
	ヨーグルト	87	0.0
	生姜紅茶	29	0.0
	蒸しさつまいも	89	0.0
昼	**青野菜ジュース**	117	0.0
	(きのこ料理)ふわふわ卵のトマトソース	163	1.1
	じゃがいものポタージュ	161	0.9
	もずく酢	7	0.2
	小豆玄米ごはん	182	0.0
夜	**フルーツジュース**	159	0.0
	玄米ごはん・玄米スープ	303	1.5
	ポトフ	155	0.5
	野菜焼き	15	0.2
	もずく	4	0.2
合計		1807	4.9

4日目

	献立名	カロリー(kal)	塩分(g)
朝	**生ジュース**	161	0.0
	オートミール	68	0.0
	納豆	107	0.3
	ヨーグルト	87	0.0
	生姜紅茶	29	0.0
	蒸しさつまいも	89	0.0
昼	**青野菜ジュース**	117	0.0
	(きのこ料理)きのこ玄米おじや	176	1.1
	もずくときゅうりの酢の物	8	0.2
	長いもの梅干和え	53	0.8
	いちごのヨーグルトがけ	103	0.1
夜	**フルーツジュース**	159	0.0
	玄米ごはん・玄米スープ	303	1.5
	蒸し野菜	235	0.7
	きのこのグリル焼き	27	0.0
	吸い物	49	0.8
合計		1771	5.5

そこで抗がん剤治療と併行して食事療法をはじめてもらったのですが、あの状態からよく回復されたと思います。

メニューを見ると、3種類のジュースを毎日飲んでおられますね。豊富な種類の野菜と果物のバランスがよくとれていて、ポリフェノールの解毒作用で抗がん剤の副作用も軽減されるのでとてもいい方法だと思います。

胃に負担がかならないように玄米を多めの水で炊いてスープにするといった工夫もされています。大豆製品や海藻類も毎日欠かさず食べていますね。

玄米はクエン酸回路を活性化するビタミンB1が豊富ですし、納豆には強力な抗酸化作用があるサポニンが含まれています。そうした食生活を続けることによって代謝がよくなり、免疫力もあがって、ほとんどのがん細胞をやっつけた症例です。

このままの食事を続けていけば、完治することも大いに考えられます。

O.Kさんが
毎日食べ続けた！常食リスト

朝 生ジュース	昼 青野菜ジュース	夜 フルーツジュース
朝 オートミール	昼 きのこ料理	夜 玄米ごはん・玄米スープ
朝 納豆		
朝 ヨーグルト		
朝 生姜紅茶		
朝 蒸しさつまいも		

朝

がん細胞の増殖をビタミンCで抑制

「蒸しさつまいも」

材料と作り方（1人分）
蒸気の上がった蒸し器にさつまいも1/2本を入れて、柔らかくなるまで蒸す。

89kcal　脂質：0.1g／塩分：0.0g

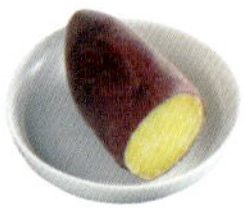

朝

乳酸菌で腸内環境を整える

「ヨーグルト」

材料と作り方（1人分）
器に砂糖不使用のダノンBIO1個（80g）を入れ、アカシアはちみつを小さじ1かけ、ハスカップの実10粒をのせる。

87kcal　脂質：1.9g／塩分：0.0g

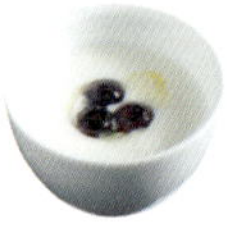

朝

血行を良くする生姜をプラス

「生姜紅茶」

材料と作り方（1人分）
❶ティーポットに有機紅茶葉2g、熱湯200mlを入れて蒸らす。
❷ティーカップにすりおろししょうが小さじ1・アカシアはちみつ小さじ1を入れ、①を注ぐ。

29kcal　脂質：0.1g／塩分：0.0g

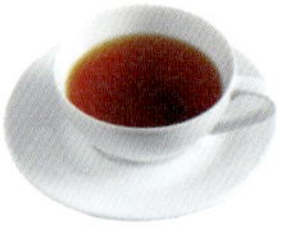

朝

野菜と果物の栄養素を効率よく吸収

「生ジュース」

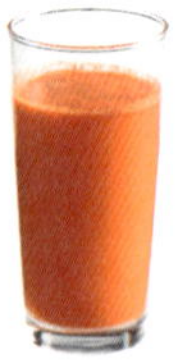

材料（1人分）
キャベツ……………………3枚
にんじん・りんご・レモン…各1個半

作り方
❶キャベツ・にんじんは洗ってジューサーのサイズに合わせて切る。
❷りんごは芯をとり、レモンは洗って皮をむき、ジューサーのサイズに合わせて切る。
❸①・②をジューサーにかける。

161kcal　脂質：0.6g／塩分：0.0g

朝

食物繊維が血糖値の上昇を緩やかに

「オートミール」

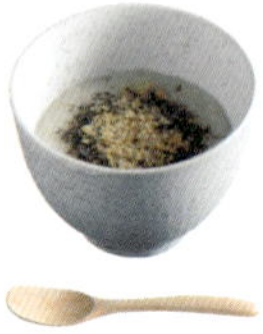

材料（1人分）
オートミール………大さじ2
水……………………250ml
すりごま（白・黒）… 各小さじ1
フラックスシード（亜麻の実）粉…小さじ1

作り方
❶鍋にオートミール・水を入れて中火にかけ、沸騰後弱火で15～20分とろみがつくまで煮る。
❷器に①を盛り、すりごまとフラックスシード粉をかける。

68kcal　脂質：1.6g／塩分：0.0g

夜

スープまで飲んでビタミンB群をしっかり補給

「玄米ごはん・玄米スープ」

下準備　玄米を炒る

❶玄米を洗い、30分〜1時間水にひたす。
❷ざるにあけ、ひと晩おいて、水気を切る。
❸②をフライパンでから煎りする。
ビニール袋に入れて冷蔵庫で保存。
※玄米はできるだけたくさん使って作る。

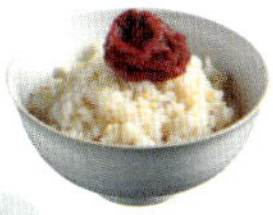

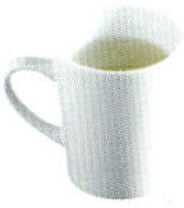

材料(1人分)

炒った玄米…80g
水……………1ℓ
昆布…………10g(2枚)
梅干…………1個

作り方

❶土鍋に炒った玄米・水・昆布を入れて強火にかけ、沸騰したら蓋を少し開けて弱火にし、表面がぐつぐつする程度の火にする。
❷30分したら昆布を取り出し、玄米ごはんはざるにあげて器に盛り、梅干を添える。
❸スープはマグカップに注ぐ。

303kcal 脂質:2.4g／塩分:1.5g

夜

はちみつのオリゴ糖が善玉菌を増やし腸内環境を整える

「フルーツジュース」

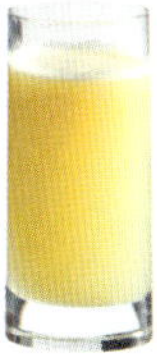

材料(1人分)

りんご…………………………3/4個
レモン・グレープフルーツ … 1個半
はちみつ(アカシア) ……… 小さじ2

作り方

❶りんご・レモン・グレープフルーツは洗って皮をむき、ジューサーのサイズに合わせて切る。
❷①をジューサーにかける。
❸器に②を注ぎ、はちみつを混ぜる。

159kcal 脂質:0.4g／塩分:0.0g

朝

ねぎのアリシンが抗がんに効果的

「納豆」

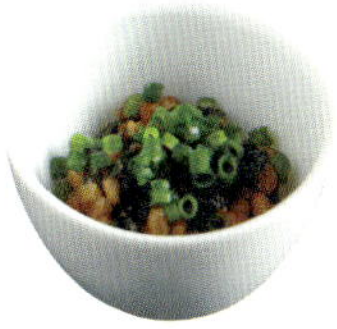

材料と作り方(1人分)

納豆………………1パック
万能ねぎ…………1本
焼きのり…………1枚
練りからし………3g

作り方

❶万能ねぎは小口切りにし、焼きのりはちぎる。
❷納豆に添付の練りからしを入れ、粘りが出るまでよく混ぜ、①を加えてさらに混ぜる。

107kcal 脂質:5.1g／塩分:0.3g

昼

がんを抑制するβ-グルカンが豊富

「きのこ料理」

きのこ類に含まれるβ-グルカンという成分は、免疫力を高めてがん細胞を抑制する働きがあります。鮮度が落ちやすいため、小分けにして冷蔵しておきましょう。

昼

シソの抗酸化物質テルペンがたっぷり

「青野菜ジュース(450ml)」

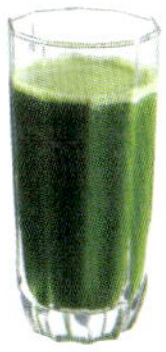

材料(1人分)

小松菜………………………1束
青じそ………………………8枚
グレープフルーツ…………1個半
はちみつ(有機アカシア)…小さじ1

作り方

❶小松菜は洗ってジューサーのサイズに合わせて切る。
❷グレープフルーツは洗って皮をむき、ジューサーのサイズに合わせて切る。
❸①・②をジューサーにかける。
❹器に③を注ぎ、はちみつを混ぜる。

117kcal 脂質:0.4g／塩分:0.0g

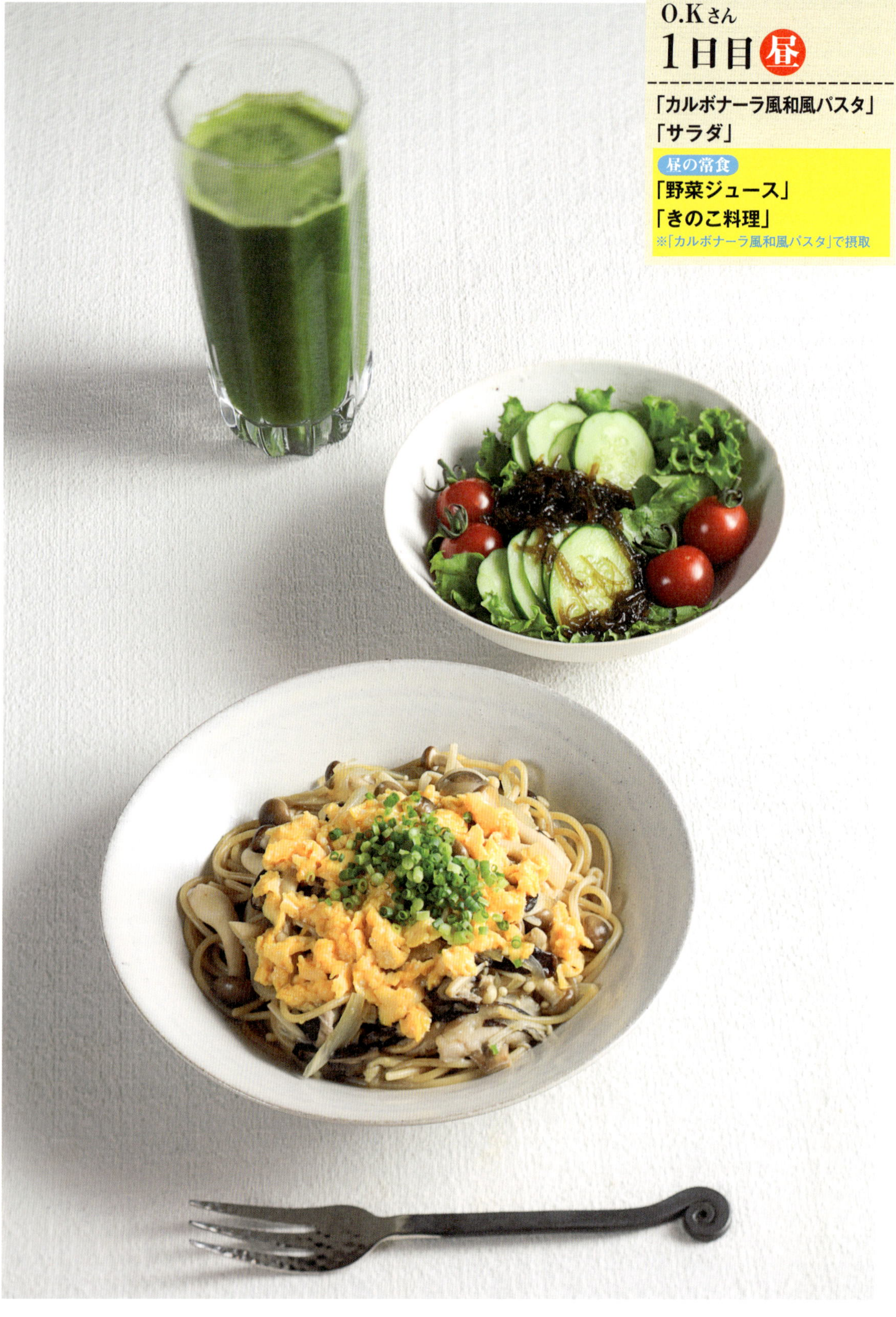

O.Kさん

1日目 昼

「カルボナーラ風和風パスタ」
「サラダ」

昼の常食

「野菜ジュース」
「きのこ料理」
※「カルボナーラ風和風パスタ」で摂取

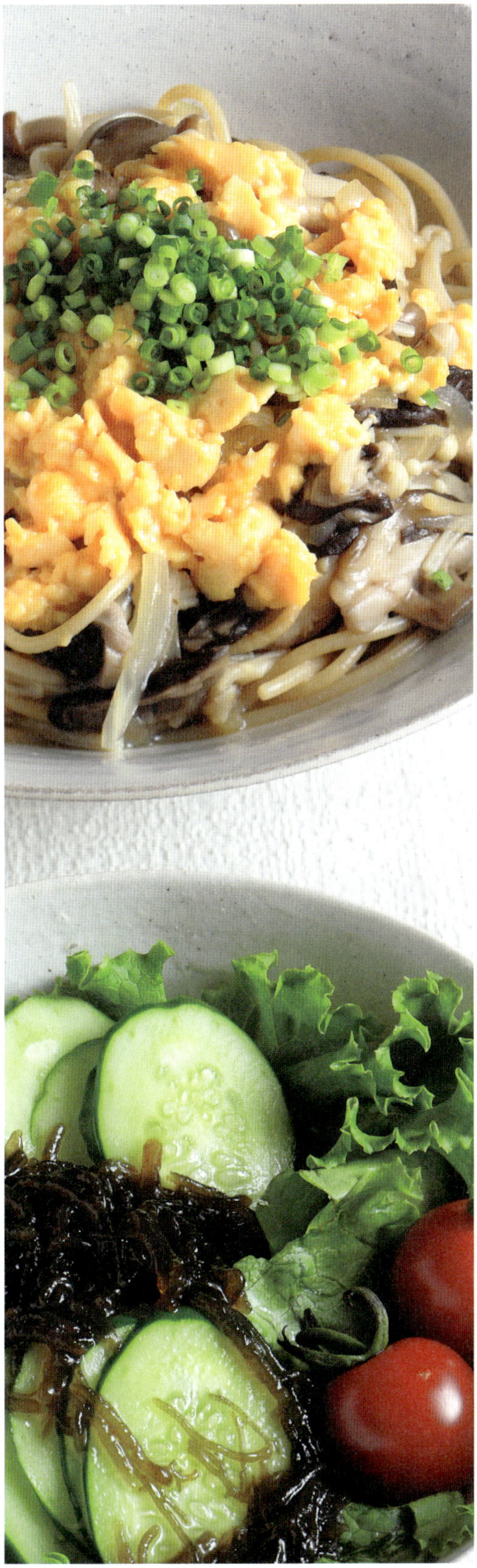

たまねぎに含まれるアリシンが
発がん物質不活性化を促す

「カルボナーラ風和風パスタ」

材料(1人分)

全粒粉パスタ(乾燥)…50g	えのきだけ…1/2袋
たまねぎ…………1/4個	万能ねぎ……2本
しいたけ…………2枚	卵……………1個
しめじ……………1/2パック	オリーブ油…小さじ1

万能つゆ(減塩醤油1:みりん1:だし汁2)…40ml
水 ……………………………………………… 40ml

作り方

❶たまねぎは皮をむいて薄くスライスする。
❷しいたけは石づきを取って薄切り、しめじは根元を切り落として小房に分け、えのきだけは根元を切り落として半分の長さに切る。
❸万能ねぎは小口切りにする。
❹鍋にたっぷりの湯をわかし、全粒粉パスタをゆでる。
❺フライパンにオリーブ油を熱して①を炒め、②を加えて軽く炒める。
❻⑤に万能つゆ・水を入れて煮立て、④を加えて混ぜる。
❼⑥に溶き卵を入れて軽く混ぜ、卵が半熟状になったら火を止める。
❽器に盛り、③を飾る。

364kcal 脂質:10.9g／塩分:1.3g

新鮮な生野菜にもずくを加えて
鉄分を補う

「サラダ」

材料(1人分)

プリーツレタス…3枚	もずく………大さじ2
きゅうり ………… 1/3本	三杯酢………小さじ1
プチトマト………4個	亜麻仁油……小さじ1

作り方

❶プリーツレタスは食べやすい大きさにちぎり、きゅうりは斜め薄切りにする。
❷三杯酢・亜麻仁油を混ぜてドレッシングを作る。
❸器に①・プチトマト・もずくを盛り、②をかける。

72kcal 脂質:4.2g／塩分:0.3g

O.Kさん
2日目 夜

「豆乳なべ」
「ひじき煮物」
「サラダ」

夜の常食
「フルーツジュース」
「玄米ごはん・玄米スープ」

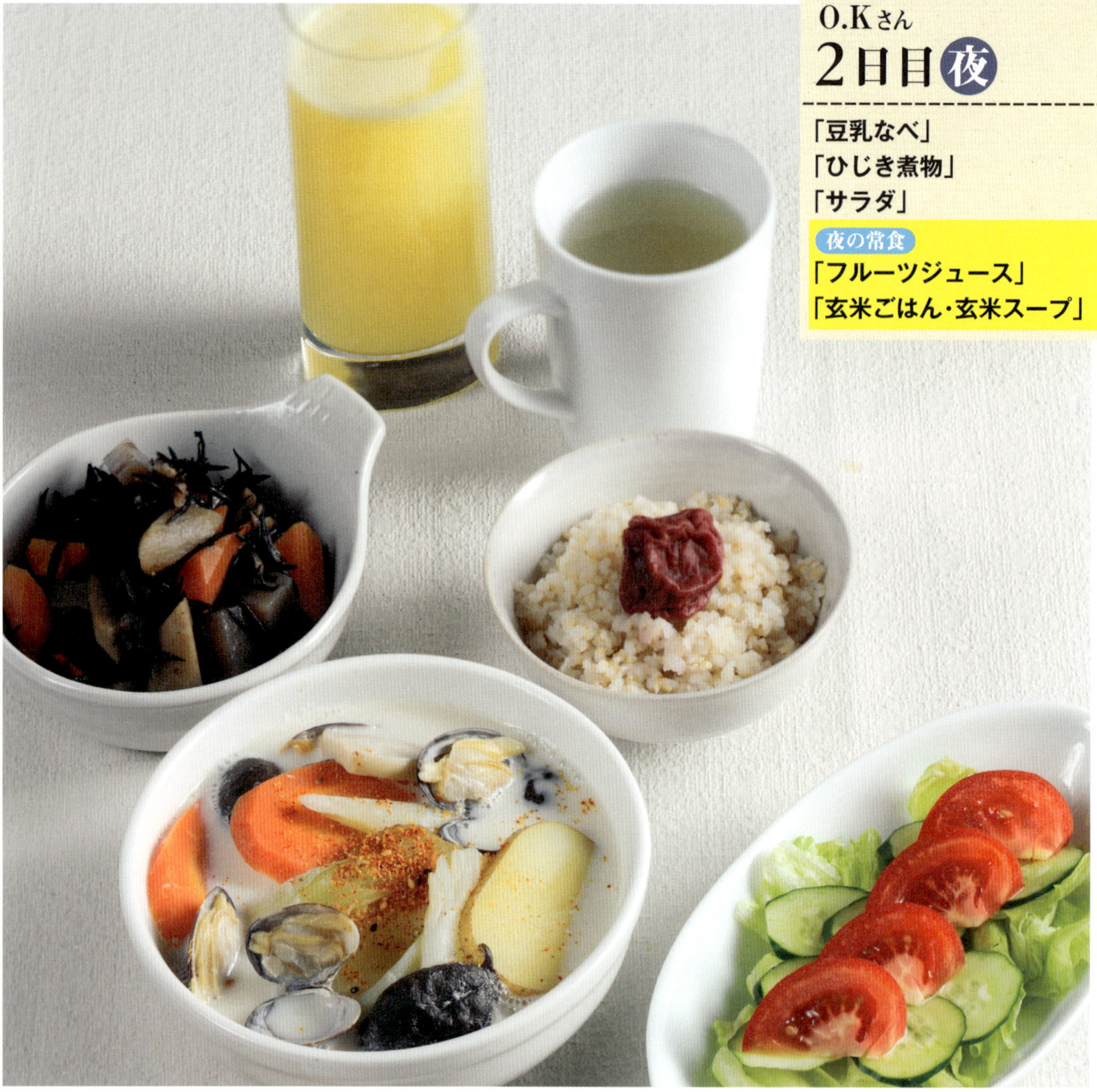

栄養価の高い海と山の幸をイソフラボンが豊富な豆乳で

「豆乳なべ」

材料(1人分)

アサリ……………50g	エリンギ……1/2本
白菜………………1枚	豆乳…………3/4カップ
にんじん…………1/4本	昆布だし……200ml
長ねぎ(白い部分)…1本	酒……………大さじ1
じゃがいも………1/2個	七味唐辛子…少々
しいたけ…………2枚	

〈昆布だし作り方〉
水1ℓに根昆布5枚を入れて、ひと晩冷蔵庫で寝かせる。

作り方

❶アサリは洗って砂抜きをする。
❷白菜・にんじん・長ねぎ・じゃがいも・しいたけ・エリンギは食べやすい大きさに切る。
❸土鍋に①・豆乳・昆布だし・酒を入れて火にかけ、アサリの口が開いたら取り出す。
❹③の土鍋に②を入れ、野菜が柔らかくなったらアサリを戻し入れる。
❺器に④を盛り、七味唐辛子をふる。

189kcal 脂質:3.5g/塩分:0.9g

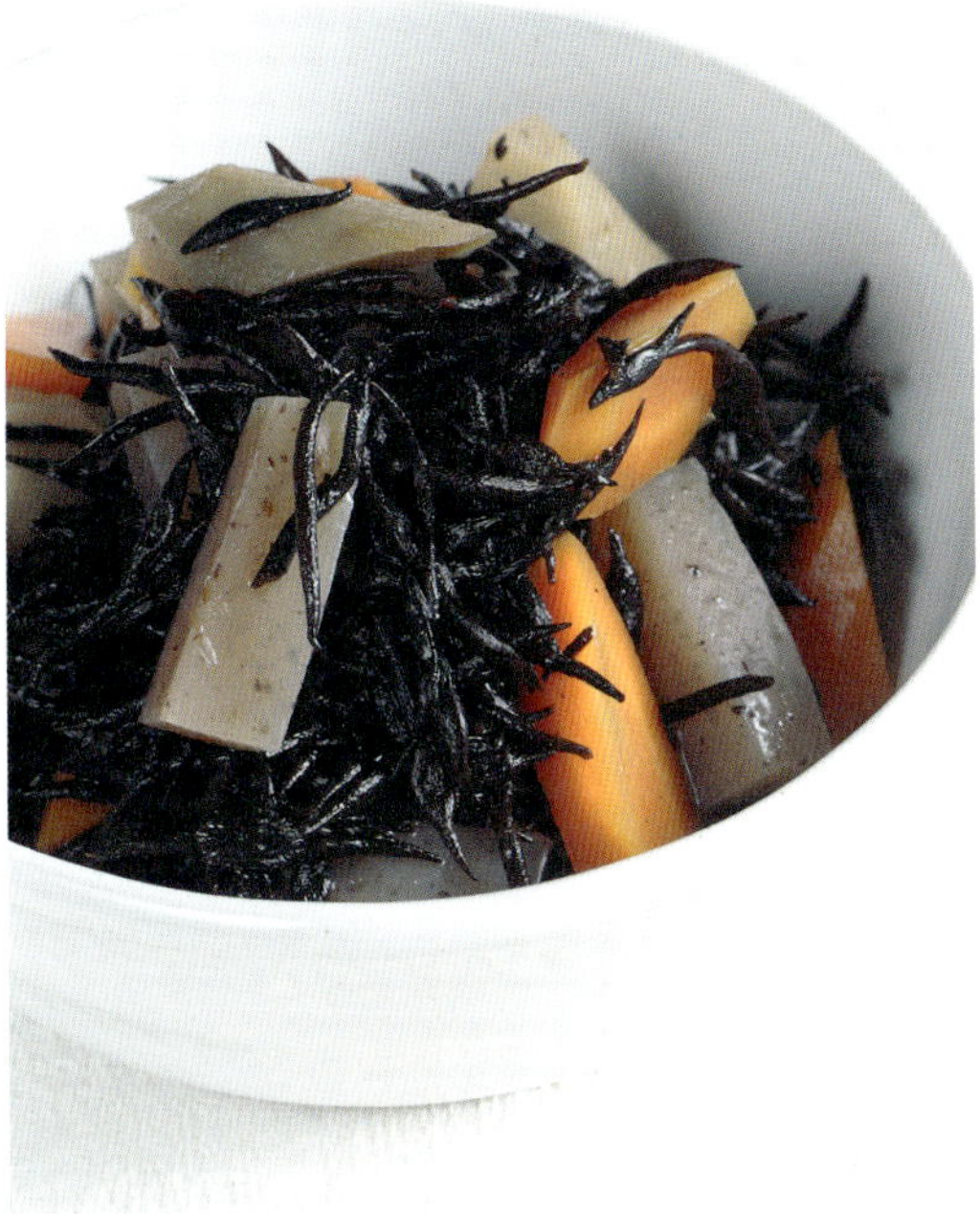

カリウムたっぷりの海藻類が
体内のミネラルバランスを整える

「ひじき煮物」

材料(1人分)

ひじき(乾燥)…10g
にんじん………1/3本
ごぼう…………10cm
こんにゃく……1/6丁

かつお節……1/2カップ
水 ………… 1/2カップ
減塩醤油……小さじ1

<調味料>

作り方

❶ひじきは水で戻す。
❷にんじん・ごぼうは皮をむいて乱切りにし、こんにゃくは野菜の大きさに合わせて切る。
❸鍋に①・②・かつお節・水・減塩醤油を入れて煮る。

70kcal 脂質:0.3g/塩分:1.0g

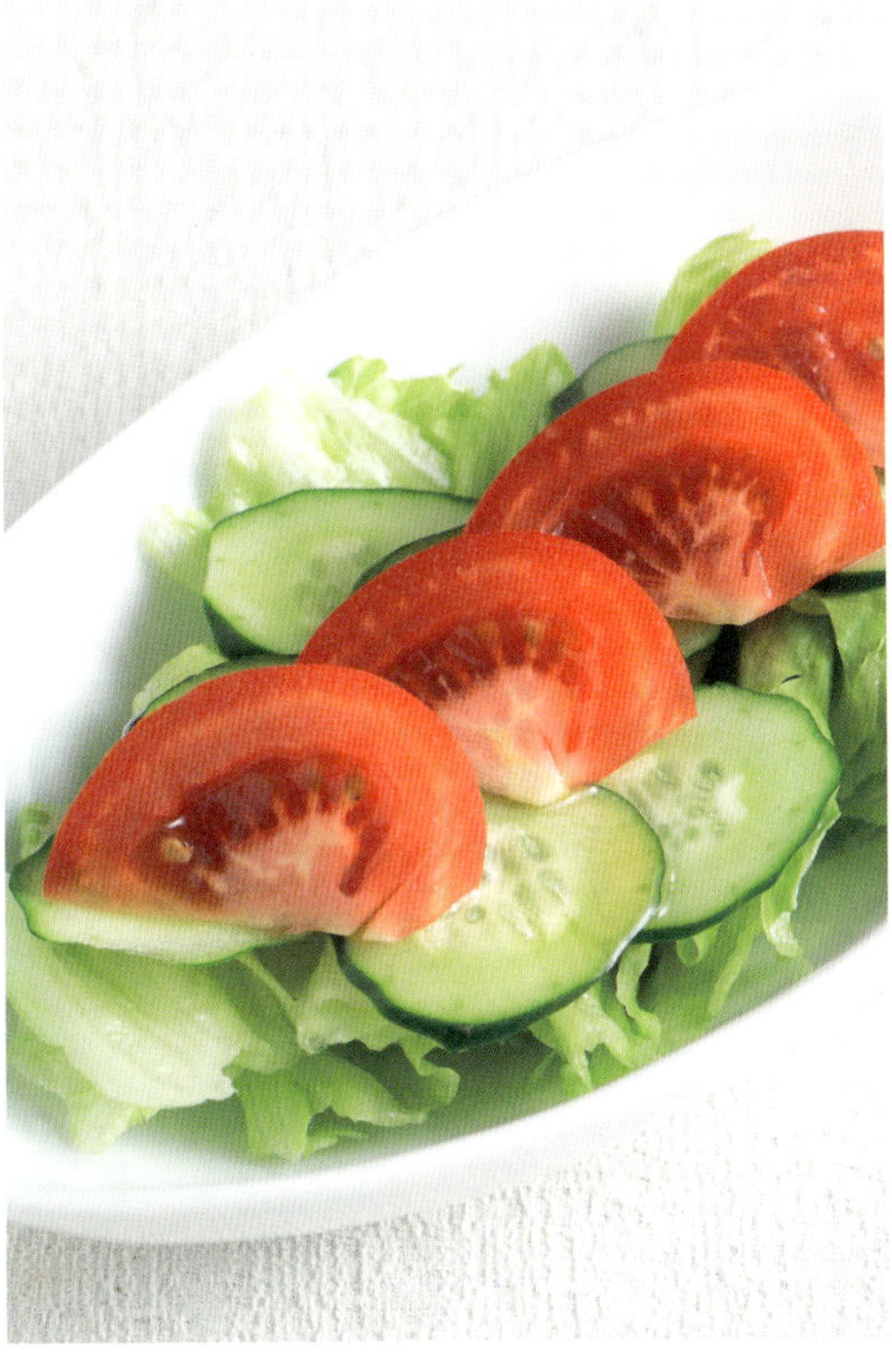

フレッシュな生野菜には
消化酵素がたっぷり

「サラダ」

材料(1人分)

きゅうり…1/3本
トマト……1/2個
レタス……1枚

酢醤油…小さじ1
※酢:減塩醤油を3:1

作り方

❶きゅうり・トマトは食べやすい大きさに切り、レタスはちぎる。
❷器に①を盛り、酢醤油をかける。

19kcal 脂質:0.1g/塩分:0.2g

O.Kさん

3日目 夜

「ポトフ」
「野菜焼き」
「もずく」

夜の常食

「フルーツジュース」
「玄米ごはん・玄米スープ」

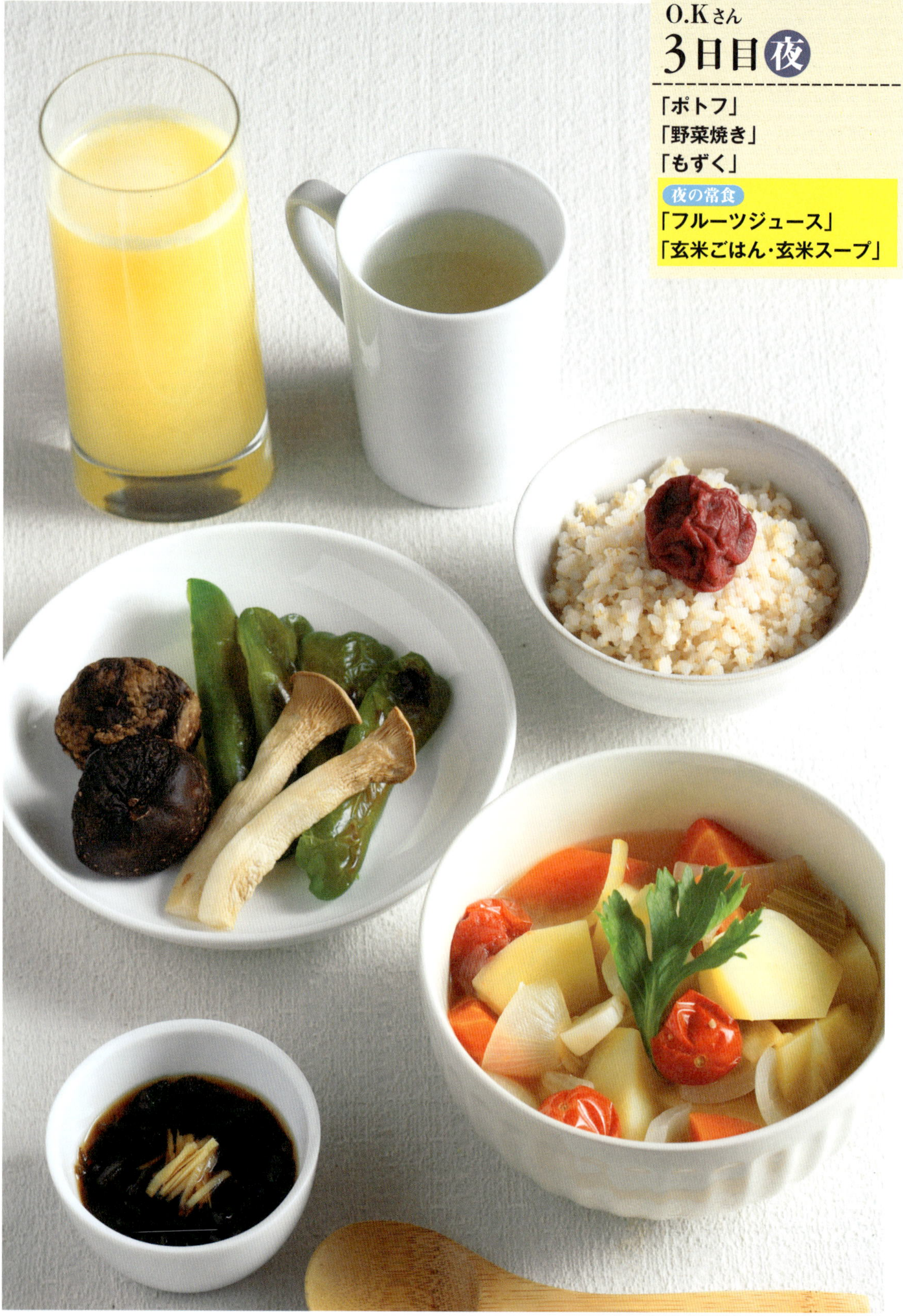

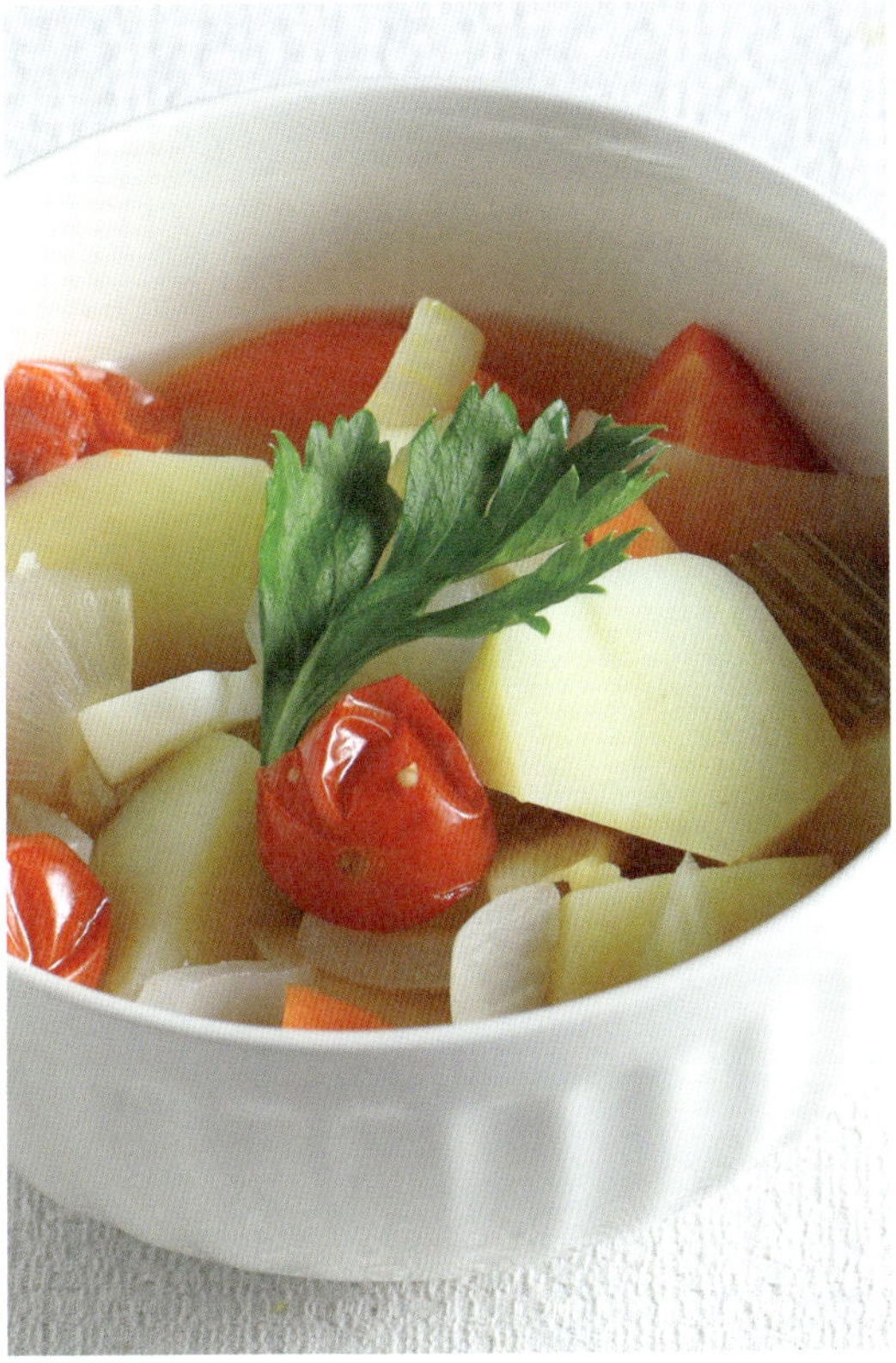

セロリに含まれるピラジンが
血栓予防に効果的

「ポトフ」

材料(1人分)

じゃがいも……1個	にんにく………1片
にんじん…… …50g	鶏ガラスープ…300ml
たまねぎ………1/4個	こしょう………少々
長ねぎ(白い部分)… 25g	粒マスタード…適量
セロリ ………… 50g	セロリの葉……少々
プチトマト…… 4個	

作り方

❶じゃがいも・にんじん・たまねぎは皮をむき、大きめの乱切りにする。

❷長ねぎ・セロリは大きめの乱切り、プチトマトはヘタを取り、にんにくは皮をむき、厚めにスライスする。

❸鍋に①・②・鶏ガラスープを入れて煮込み、野菜が柔らかくなったらこしょうをふる。

❹器に③を盛り、粒マスタードを添えて、セロリの葉を飾る。

155kcal 脂質:1.3g／塩分:0.5g

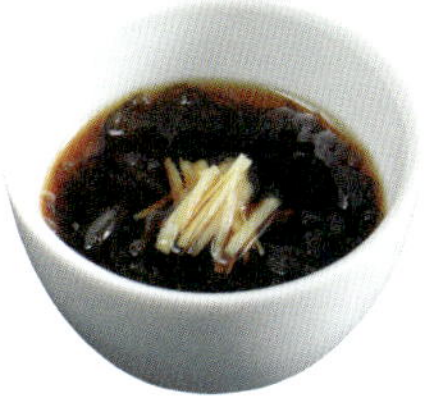

ヌメリ成分であるフコイダンが
がん細胞の抑制に働く

「もずく」

材料(1人分)

もずく……… 大さじ3
しょうが…… 1片
酢醤油………小さじ1

作り方

❶しょうがはせん切りにする。

❷器にもずく・①を盛り、酢醤油をかける。

4kcal 脂質:0.0g／塩分:0.2g

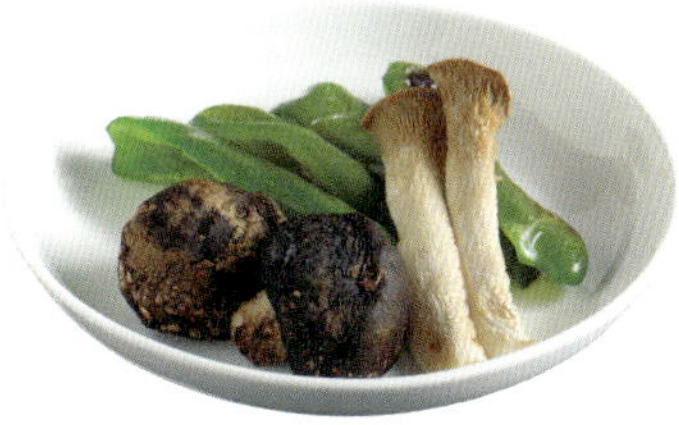

ピーマンに含まれるビタミンCは
トマトの5倍

「野菜焼き」

材料(1人分)

ピーマン…1個	しいたけ ……… 2枚
エリンギ…1/2本	レモン酢醤油 … 小さじ1

※レモン:酢:減塩しょうゆを1:1:1の割合で合わせる

作り方

❶ピーマンは種を取って4等分、エリンギは半分に切る。

❷①・しいたけをトースターで焼き、熱いうちにレモン酢醤油をかける。

15kcal 脂質:0.2g／塩分:0.2g

O.Kさん

4日目 夜

「蒸し野菜」
「きのこのグリル焼き」
「吸い物」

夜の常食

「フルーツジュース」
「玄米ごはん・玄米スープ」

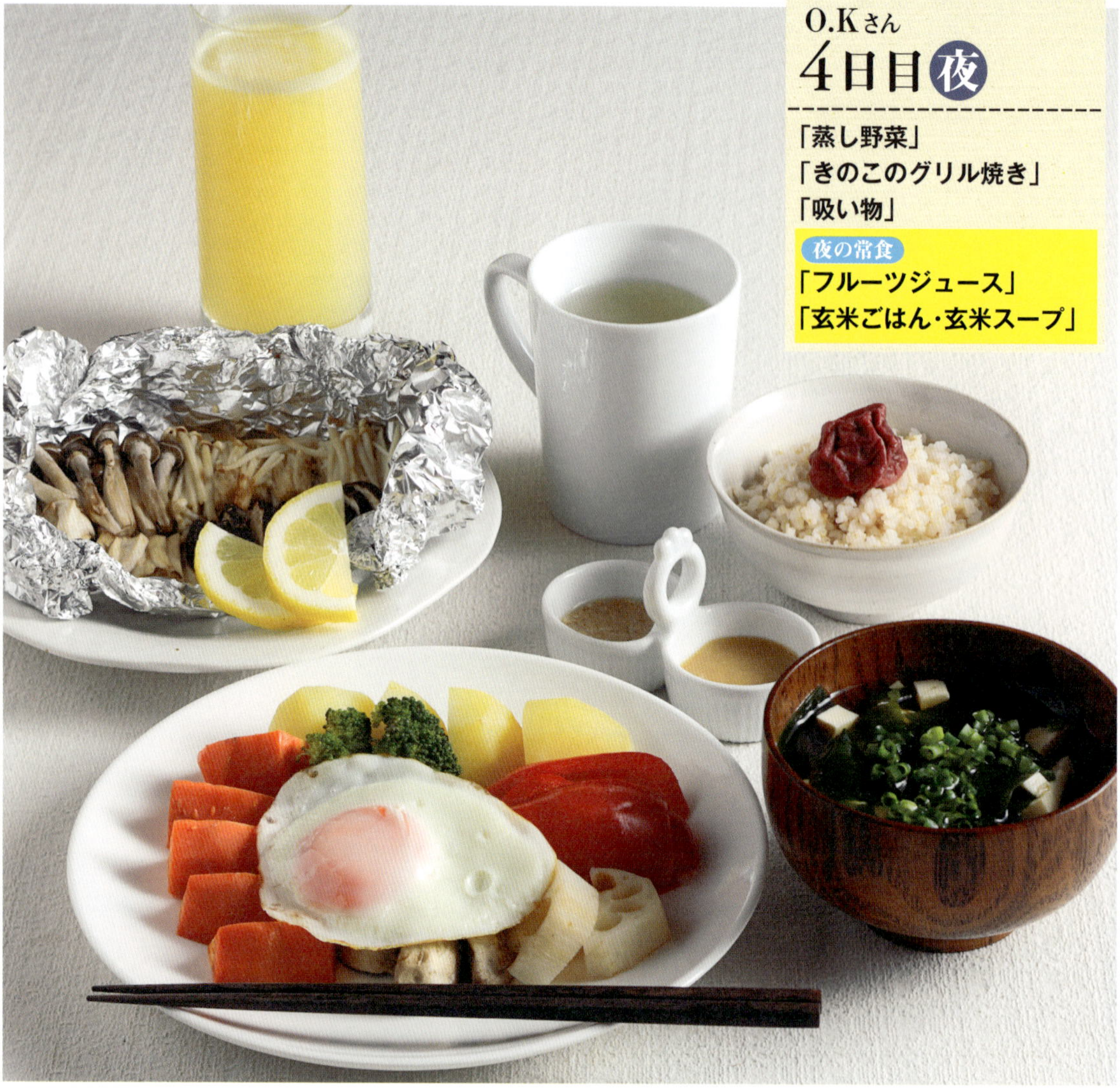

多彩な野菜の栄養素を逃がさずに摂るために

「蒸し野菜」

材料（1人分）

じゃがいも…1個
れんこん…… 2cm
にんじん……1cm
赤パプリカ…2/3個
ブロッコリー……1/4株
マッシュルーム…3個
卵……………………1個

〈ソース〉

焼きみそたれ………小さじ1
※低塩みそを焼き、だし汁を加える。
減塩塩ごまたれ……小さじ1
※ごまを炒ってすり鉢ですり、だし汁と減塩塩を加える。

作り方

❶じゃがいもは4等分、れんこんは半分、にんじんは食べやすい大きさに切る。
❷赤パプリカは4等分、ブロッコリーは小房に分け、マッシュルームは半分に切る。
❸蒸気が上がった蒸し器に①を入れて柔らかくなるまで約10分蒸す。
❹②を入れてさらに約5分程蒸す。
❺フライパンで卵を焼き、目玉焼きにする。
❻器に③・④・⑤を盛り、ソースを添える。

235kcal 脂質:7.4g／塩分:0.7g

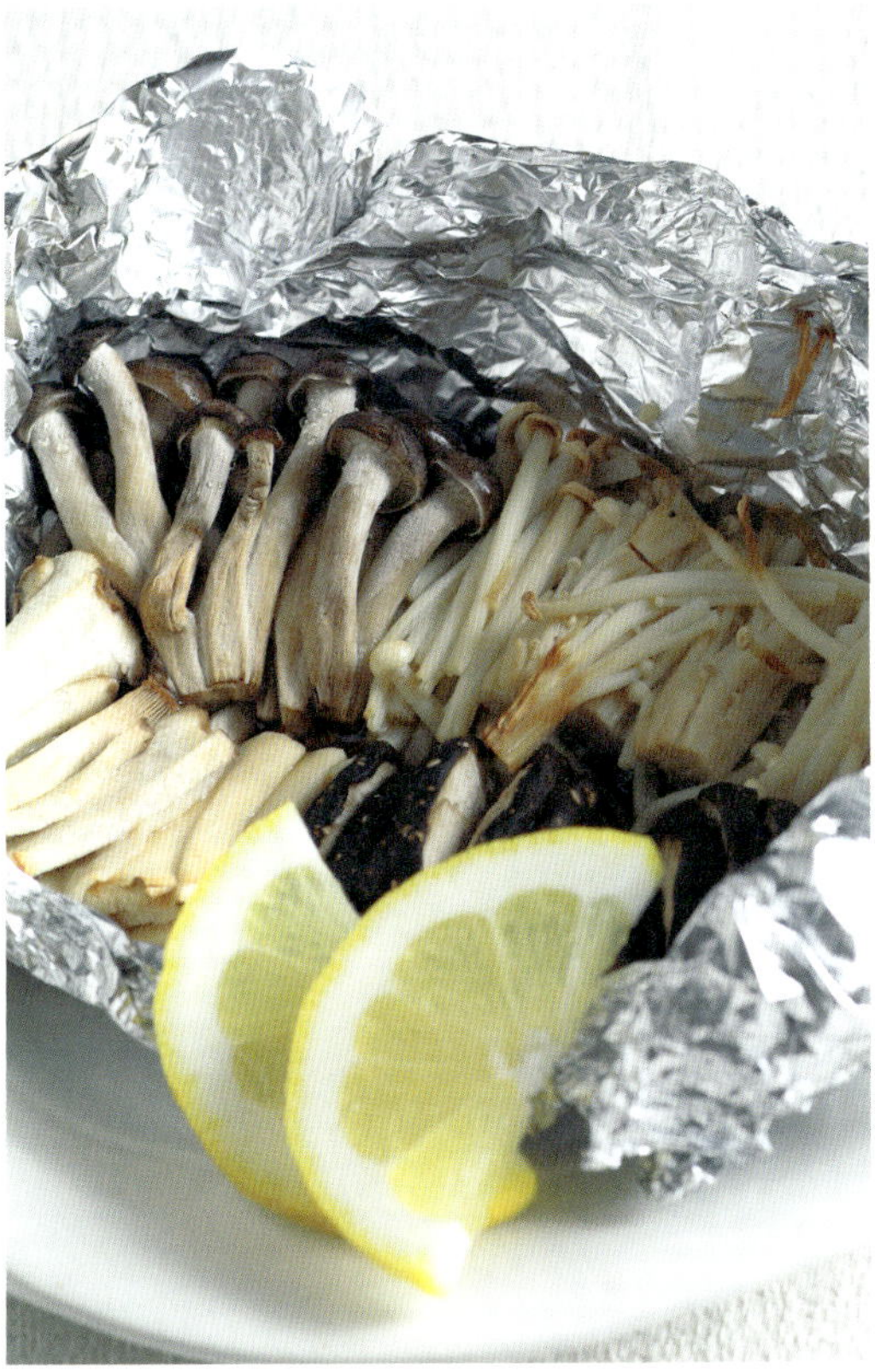

抗がん作用のあるβ-グルカン
を含むきのこ類をふんだんに

「きのこのグリル焼き」

材料（1人分）

しいたけ……2枚	しめじ……1/3パック
エリンギ……1/2本	レモン……1/2個
えのきだけ…1/3袋	

作り方

❶しいたけは石づきを取って細切り、エリンギも細切りにする。
❷えのきだけは根元を切り落として半分に切り、しめじは根元を切り落として小房に分ける。
❸アルミホイルを広げて①・②を並べて包む。
❹オーブントースターで5〜7分焼いてレモンをしぼる。

27kcal 脂質：0.5g／塩分：0.0g

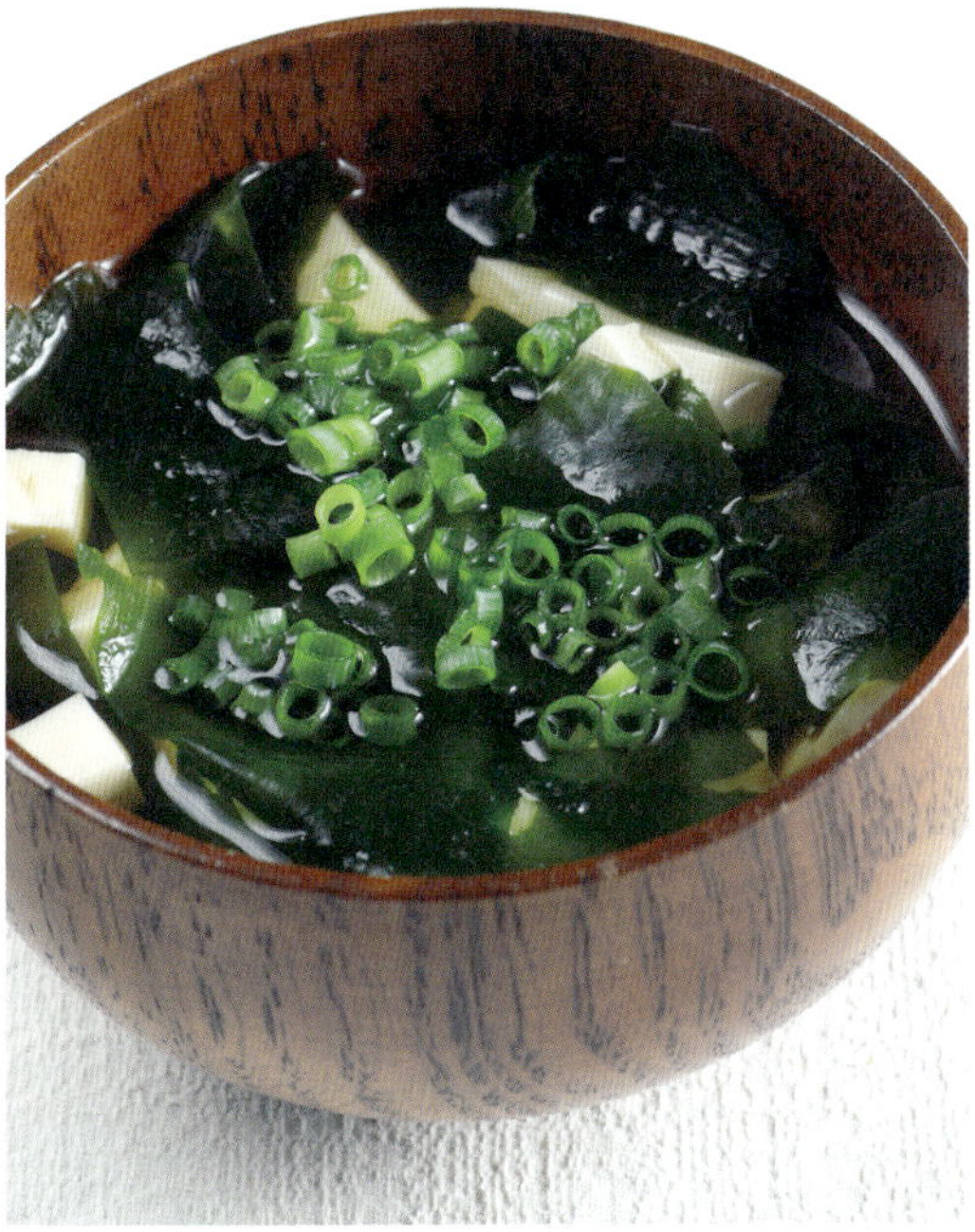

出汁をきかせて塩分を抑え
わかめのフコイダンが胃粘膜を保護

「吸い物」

材料（1人分）

豆腐…………1/6丁	だし汁……… 150ml
万能ねぎ……2本	減塩醤油…… 小さじ1
わかめ………10g	

作り方

❶豆腐はさいの目に切り、万能ねぎは小口切りにする。
❷鍋に①・わかめ・だし汁を入れて火にかけ、豆腐が温まったら減塩醤油で調味する。

49kcal 脂質：2.2g／塩分：0.8g

肺がん術後
大腸原発B細胞悪性リンパ腫
リンパ節転移

徹底した食事療法と抗ガン剤の併用で悪性リンパ腫が半年で消えた！

Y.Mさん　会社役員・65歳

肺がんから悪性リンパ腫に

私は体を動かすのが好きで、週に2回は会社帰りにプールで泳ぎ、市が主催するマラソン大会の10キロの部に毎年参加していました。２００７年、61歳のときには初のトライアスロンにも出場しました。

お酒は好きで毎日飲んでいましたが、夏は缶ビール（５００ml）一本、冬は焼酎のお湯割りを一杯程度です。食事は野菜と魚が中心で、肉料理はたまに食べるくらい。煙草も吸いませんし、体調も良かったので自分では健康だと思っていました。ただ、運動をしたり食事に気をつけているにも関わらず、常に体温が低めで35度台なのが気にはなっていました。

２００７年の秋、気管支炎を思った際に念のためＣＴスキャンを撮ったところ、肺に1㎝の影が見つかりました。国立がん研究センターで詳しく検査した結果、細気管支肺上皮がんと診断。肺の左上葉を部分切除しました。術後の経過もよく、２０１０年には再びトライアスロンに出場できるまでに回復していました。

しかし、大会に出場した一週間後から胃がキリキリと締め付けられるような腹痛に襲われるようになり、病院に通っても症状が改善されなかったため、高校の同級生である済陽先生に手紙で相談しました。するとすぐ来るようにと電話をもらい、ＰＥＴ検査をしてもらった結果、大腸がんとリンパ節転移の疑いがあることがわかり、その後の検査で、悪性リンパ腫（びまん性大細胞型Ｂ細胞性リンパ腫）と診断されました。

結腸リンパ腫とリンパ節転移のがんが
食事療法と化学療法で完治

直径6cmの結腸リンパ腫と腫大したと直径1cmの付属リンパ節が、抗がん剤治療と食事療法を併行して行ったところ約6ヶ月ですべて消失。

（PET-CT検査）

2011年1月　　2010年6月

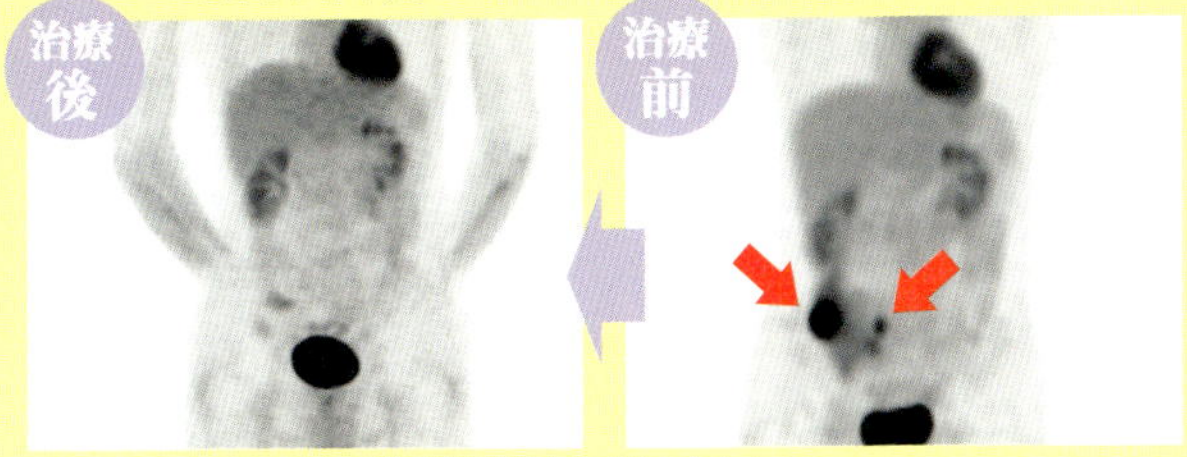

軽減された副作用

そしてやはり、がんはリンパ節へも転移していました。済陽先生と相談した結果、がん研センターで抗がん剤治療を受けながら、同時に食事療法も行うという方針になりました。

食事療法については、妻が済陽先生の本を一生懸命読んで真剣に取り組んでくれて、できるだけ多くの種類の野菜を摂るために、夕食時には野菜小鉢7品以上が原則となりました。また、少しでも免疫力をあげるために毎日カスピ海ヨーグルトや、消化酵素が豊富な大根も必ず食べるようにしました。あわせて午前と午後には果物か野菜ジュースを200mlずつ飲み、昼食は主にそば、昼食後にはヤクルト400を1本飲む習慣をつけました。料理に使用する野菜は千葉県から無農薬のものを取り寄せています。

野菜の解毒作用のおかげか、3週間ごとに6クール行った抗がん剤（リツキサン・チョップ療法）治療の副作用も、当初は多少の倦怠感はあったものの、次第に和らいでいき、3回目以降はほとんどなくなりました。

抗がん剤投与から約半年後の2011年1月、再びPET、CT検査を受けると、影が全部消えてなくなっていたのです。自分でも驚きましたが、ここまで良くなったのは、食事療法に熱心に取り組んでくれた妻のおかげだと感謝するばかりです。

済陽先生からは「気を緩めるな」と釘を刺されているので、このままの食事を続けたいと思っています。

1日目

	献立名	カロリー（kal）	塩分（g）
朝	生ジュース	237	0.0
	玄米ごはん	174	0.0
	カスピ海ヨーグルト	134	0.6
	（卵料理）ほうれん草オムレツ	118	0.2
	（味噌汁）じゃがいもの味噌汁	115	0.9
昼	カスピ海ヨーグルト	50	0.3
	（蕎麦）えび蕎麦	233	0.3
夜	玄米ごはん	174	0.0
	タラと野菜のショウガ汁	111	1.0
	（野菜小鉢7品）		
	1 酢れんこんの梅和え	43	0.2
	2 酢ごぼうのにんにく味噌	29	0.3
	3 大根おろし	27	0.0
	4 黒豆	119	0.1
	5 切干大根の煮物	75	0.7
	6 プチトマトと玉ねぎのサラダ	53	0.2
	7 小魚ときゅうりの酢の物	33	1.2
合計		1725	6.0

2日目

	献立名	カロリー（kal）	塩分（g）
朝	生ジュース	237	0.0
	玄米ごはん	174	0.0
	カスピ海ヨーグルト	134	0.6
	（卵料理）玉ねぎ入りオムレツ	136	0.2
	（味噌汁）しじみの味噌汁	85	0.9
昼	カスピ海ヨーグルト	50	0.3
	（蕎麦）わかめ蕎麦	283	0.5
夜	玄米ごはん	174	0.0
	鶏むね肉とピーマンの炒め	347	0.8
	（野菜小鉢7品）		
	1 酢れんこんの梅和え	43	0.2
	2 酢ごぼうのにんにく味噌	29	0.3
	3 大根おろし	27	0.0
	4 黒豆	119	0.1
	5 まいたけのガーリック炒め	124	0.0
	6 大根葉のごま和え	34	0.2
	7 カレースープ	119	1.1
合計		2115	5.2

済陽先生からみた、Y.Mさん改善ポイント

悪性リンパ腫には野菜ジュースが有効
野菜は無農薬、卵は平飼いのものを

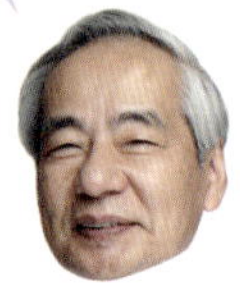

あまり自覚症状がないため、発見が遅れやすいのが悪性リンパ腫です。Y・Mさんは高校の同級生なのですが、彼から連絡をもらって検査をしたときは、すでにリンパ節に転移していました。

　血液のがんであるリンパ腫は、傷ついた遺伝子を修復する働きがある新鮮な野菜・果物ジュースが有効です。特にレモンは強力な抗酸化作用があるので、一日2〜5個摂ることをお勧めします。

　Y・Mさんが毎朝飲んでいるジュース

Y.Mさんの4日間のメニュー表

黄色地が敷いてある献立は
定番メニューです

4日目

	献立名	カロリー(kal)	塩分(g)
朝	生ジュース	237	0.0
	玄米ごはん	174	0.0
	カスピ海ヨーグルト	134	0.6
	(卵料理)玉ねぎ入りオムレツ	136	0.2
	(味噌汁)豆腐とわかめの味噌汁	60	1.2
昼	カスピ海ヨーグルト	50	0.3
	(蕎麦)えび蕎麦	233	0.3
夜	玄米ごはん	174	0.0
	にんじんと魚肉ソーセージの炒め	140	1.4
	(野菜小鉢7品)		
	1酢れんこんの梅和え	43	0.2
	2酢ごぼうのにんにく味噌	29	0.3
	3大根おろし	27	0.0
	4黒豆	119	0.1
	5なすの酢の物	57	0.2
	6にらとねぎのチヂミ	393	1.2
	7にんじんのマリネ	47	0.0
合計		2053	6.0

3日目

	献立名	カロリー(kal)	塩分(g)
朝	生ジュース	237	0.0
	玄米ごはん	174	0.0
	カスピ海ヨーグルト	134	0.6
	(卵料理)炒り卵	141	0.2
	(味噌汁)豆腐とわかめの味噌汁	60	1.2
昼	カスピ海ヨーグルト	50	0.3
	(蕎麦)わかめ蕎麦	283	0.5
夜	玄米ごはん	174	0.0
	豆腐とささみのハンバーグ	427	1.2
	(野菜小鉢7品)		
	1酢れんこんの梅和え	43	0.2
	2酢ごぼうのにんにく味噌	29	0.3
	3大根おろし	27	0.0
	4 黒豆	119	0.1
	5サツマイモの甘煮	63	0.1
	6マッシュルームにんにく炒め	122	0.0
	7コンニャクにんにく炒め	47	0.0
合計		2130	4.7

にもレモンが2個入っていますね。

夕食に必ず野菜小鉢が7品あるのも特徴です。野菜に含まれる栄養素はそれぞれ違うので、たくさんの種類を食べるのはとてもいいことだと思います。

デザイナーフーズの最上段に位置し、抗がん作用のあるにんにくも毎日摂っていますね。通常のヨーグルトと比べて約3倍の乳酸菌が含まれるカスピ海ヨーグルトを選んだのも懸命だと思います。

Y・Mさんのお宅では、野菜は無農薬のもの、卵も平飼いのものを取り寄せしているとのことです。普通の卵がなぜお勧めできないかというと、ブロイラーハウスのニワトリのエサには、不健康な生育環境でも病気にかかりにくくするため抗生物質を混ぜて与えることが多く、それが原因でアレルギーを引き起こすこともあるからです。有害なものを取り込まないためにも、なるべく卵は平飼いのものを選ぶとよいでしょう。

Y.Mさんが

毎日食べ続けた！常食リスト

朝 生ジュース	昼 カスピ海ヨーグルト	夜 玄米ごはん
朝 卵料理	昼 蕎麦	夜 野菜小鉢7種
朝 味噌汁		
朝 カスピ海ヨーグルト		
朝 玄米ごはん		

朝

出汁をきかせてみそを少なめに

「味噌汁」

みそは、大豆製品かつ醗酵食品で、抗がんに有効とされる成分を含む。ただし、出汁をよく効かせて塩分摂取量は極力控えめに。

朝 夜

ビタミンEが酸化を抑える

「玄米ごはん」

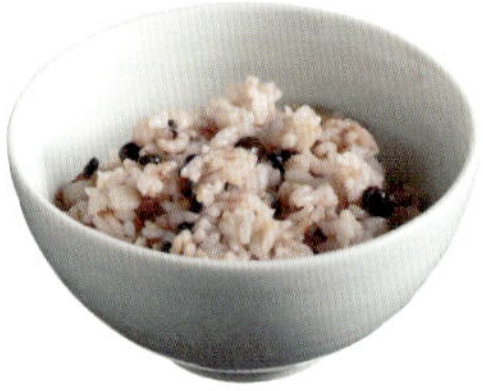

材料（1人分）

十六穀米……25g

白米…………25g

水……………75ml

作り方

❶十六穀米・白米を合わせて洗う。

❷①・水を炊飯器に入れて炊く。

174kcal 脂質：1.1g／塩分：0.0g

朝

生野菜・果物にはちみつを加えて

「生ジュース」

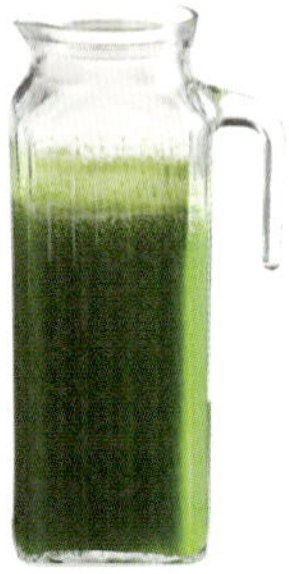

材料（1人分）

りんご…………………1個

グレープフルーツ……2個

にんじん………………1本

小松菜…………………2株

レモン…………………2個

はちみつ………………小さじ1

作り方

❶果物は1時間くらい前に冷蔵庫から出して、室温に戻す。

❷りんご・グレープフルーツ・にんじんは洗って皮をむき、ジューサーのサイズに合わせて切る。

❸小松菜は洗ってジューサーのサイズに合わせて切る。

❹②・③をジューサーにかける。

❺器にレモンをしぼり・はちみつを入れ、④を注ぐ。

237kcal 脂質：0.7g／塩分：0.0g

朝

卵は平飼いのものを使用

「卵料理」

食事療法では、動物性たんぱく質を制限していますが、卵は健康的に育てられた平飼いのニワトリのものを選んで1日1個を目安に摂取しても結構です。抗がん効果の高い野菜と組み合わせると良いでしょう。

昼

ルチンが毛細血管を強化

「蕎麦」

ポリフェノールの一種であるルチンが豊富で高血圧や動脈硬化の予防に効果的。栄養が溶け出した蕎麦湯を飲むのもおすすめ。

朝 昼

乳酸菌が善玉菌を活性化

「カスピ海ヨーグルト」

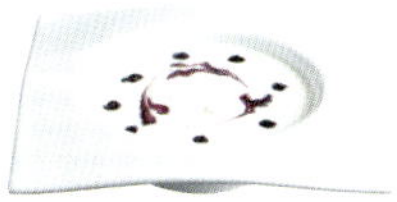

材料(1人分)

カスピ海ヨーグルト……300g

ブルーベリージャム……小さじ1

はちみつ…………………小さじ1

作り方

器にカスピ海ヨーグルトを盛り、ブルーベリージャム・はちみつをかける。

134kcal 脂質:0.4g／塩分:0.6g

夜

「野菜小鉢定番4種」

無農薬の旬の野菜を
バランスよく摂るために

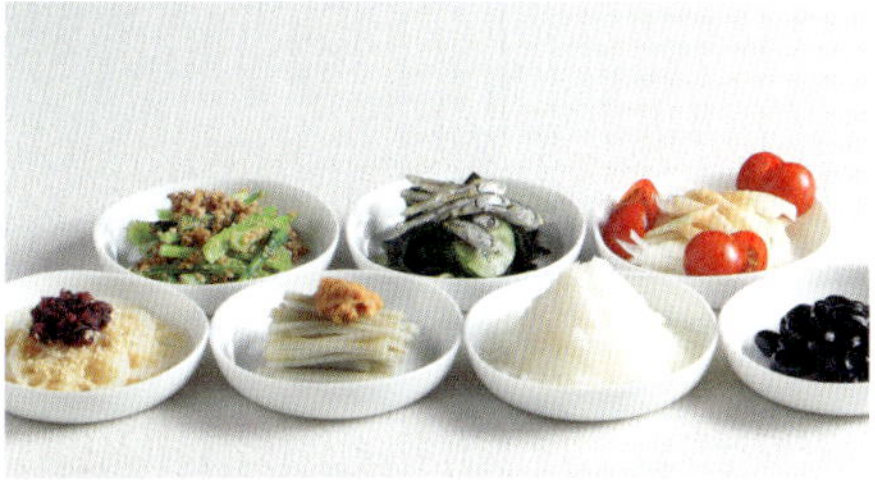

小鉢1

ムチンが肝臓の働きを助ける

「酢れんこんの梅和え」

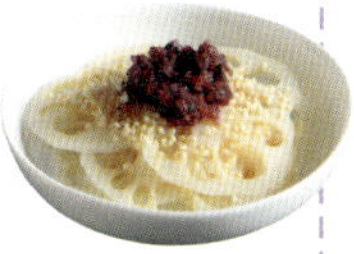

材料(1人分)

れんこん…………20g

山海ぶし(市販)…小さじ1

※梅干・かつお節・しそが混ざったもの

白ごま……………小さじ1

酢…………………大さじ2

酢水………………適量

作り方

❶れんこんを皮ごと薄切りにして、酢水にさらす。

❷耐熱容器に水気を切った①・酢を入れてラップをし、電子レンジで4〜5分加熱する。(酢はれんこんが半分つかるくらい)

❸②を冷まし、山海ぶし・白ごまを和える。

43kcal 脂質:1.7g／塩分:0.2g

小鉢2

食物繊維が余分な塩分排出を促す

「酢ごぼうのにんにく味噌」

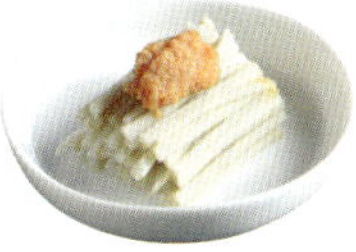

材料(1人分)

ごぼう…………20ｇ

にんにくみそ…小さじ1

酢………………大さじ2

作り方

❶ごぼうは皮をむき3cm程度に切ってから、マッチ棒程度の太さになるように切り水にさらす。

❷耐熱容器に水気を切った①・酢を入れてラップをし、電子レンジで4〜5分加熱する。(酢はごぼうが半分つかるくらい)

❸②を冷まし、にんにくみそを和える。

29kcal 脂質:0.2g／塩分:0.3g

小鉢3

消化酵素が胃腸を整える

「大根おろし」

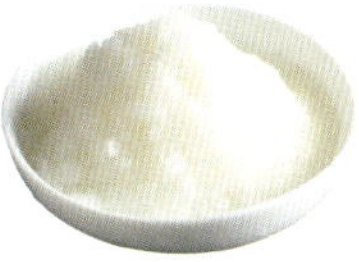

材料(1人分)

大根……輪切り5cm厚さ

作り方

大根は皮をむき、すりおろす。

27kcal 脂質:0.2g／塩分:0.0g

小鉢4

サポニンが血液の循環を良くする

「黒豆」

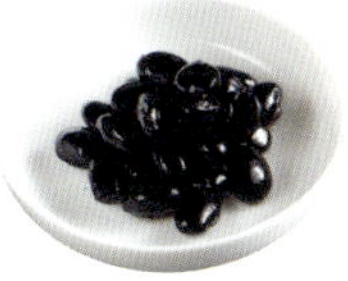

材料(1人分)

黒豆……大さじ2

※糖分30％控えタイプ

作り方

器に黒豆を盛る。

119kcal 脂質:2.0g／塩分:0.1g

Y.Mさん

1日目 夜

「タラと野菜のショウガ汁」

【小鉢】

⑤「切干大根の煮物」

⑥「プチトマトと玉ねぎサラダ」

⑦「小魚ときゅうりの酢のもの」

夜の常食

「玄米ごはん」

※野菜小鉢7種以上

①「酢れんこんの梅和え」

②「酢ごぼうのにんにく味噌」

③「大根おろし」

④「黒豆」

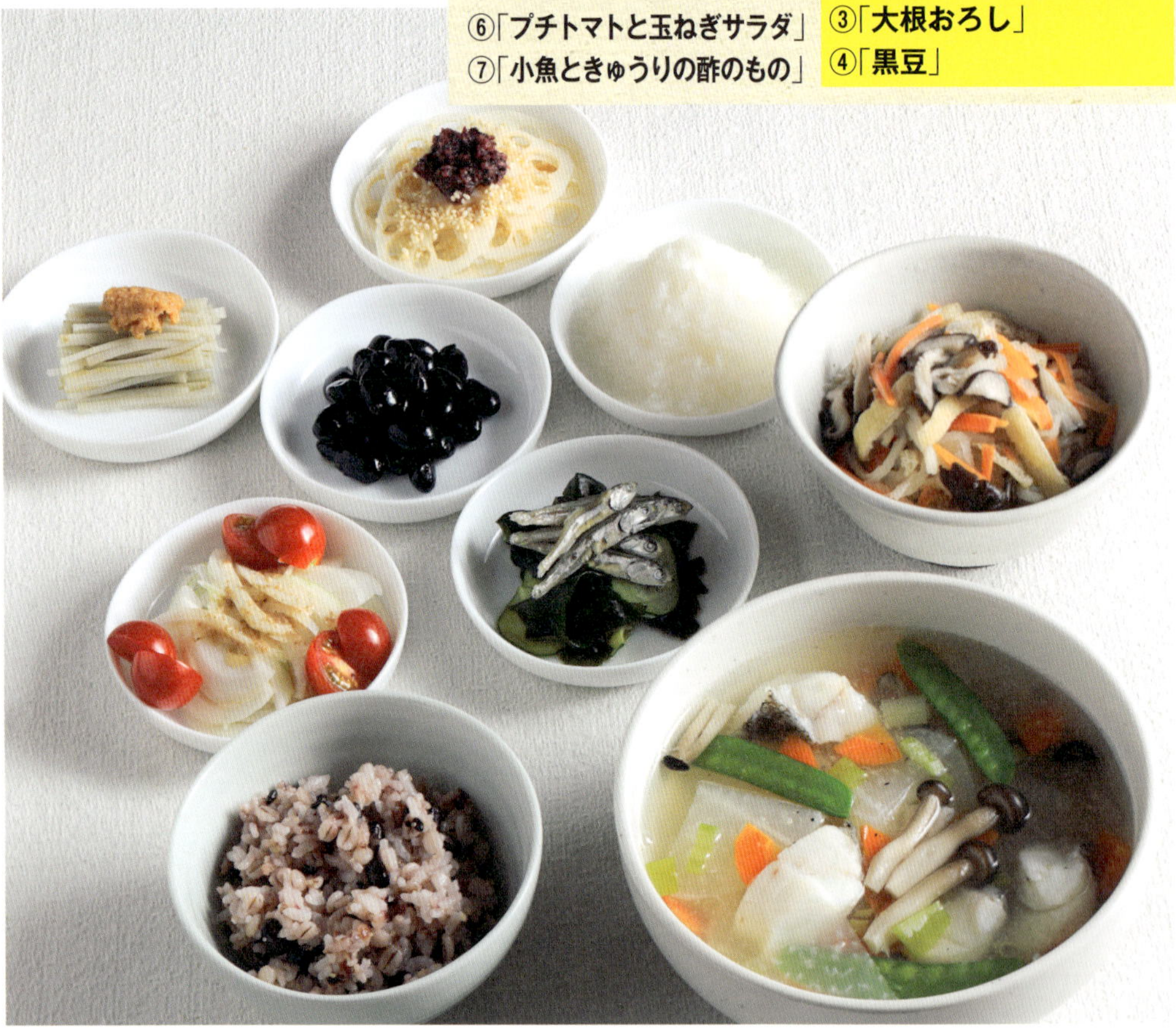

低脂肪で高タンパクなタラに代謝を上げるしょうがを加える

「タラと野菜のショウガ汁」

材料(1人分)

タラ……………………………1切れ
大根……………………………2cm厚さ
にんじん………………………10g
しめじ…………………………1/4パック
長ねぎ…………………………10g
きぬさや………………………8g(4枚)
しょうが(すりおろし)…大さじ1
水………………………………400ml
白だし(市販)……………小さじ1
ブラックペッパー………少々
片栗粉…………………………適量

作り方

❶タラをひと口大に切り、片栗粉をまぶす。
❷大根・にんじんは皮をむきいちょう切り、しめじは根元を切り落として小房に分ける。
❸きぬさやは筋を取り、ラップに包んで電子レンジで加熱し、長ねぎは小口切りにする。
❹鍋に水・②を入れて煮て、①・しょうがを入れて煮る。
❺タラが煮えたら、③を入れ、白だし・ブラックペッパーで調味する。

111kcal 脂質:0.5g/塩分:1.0g

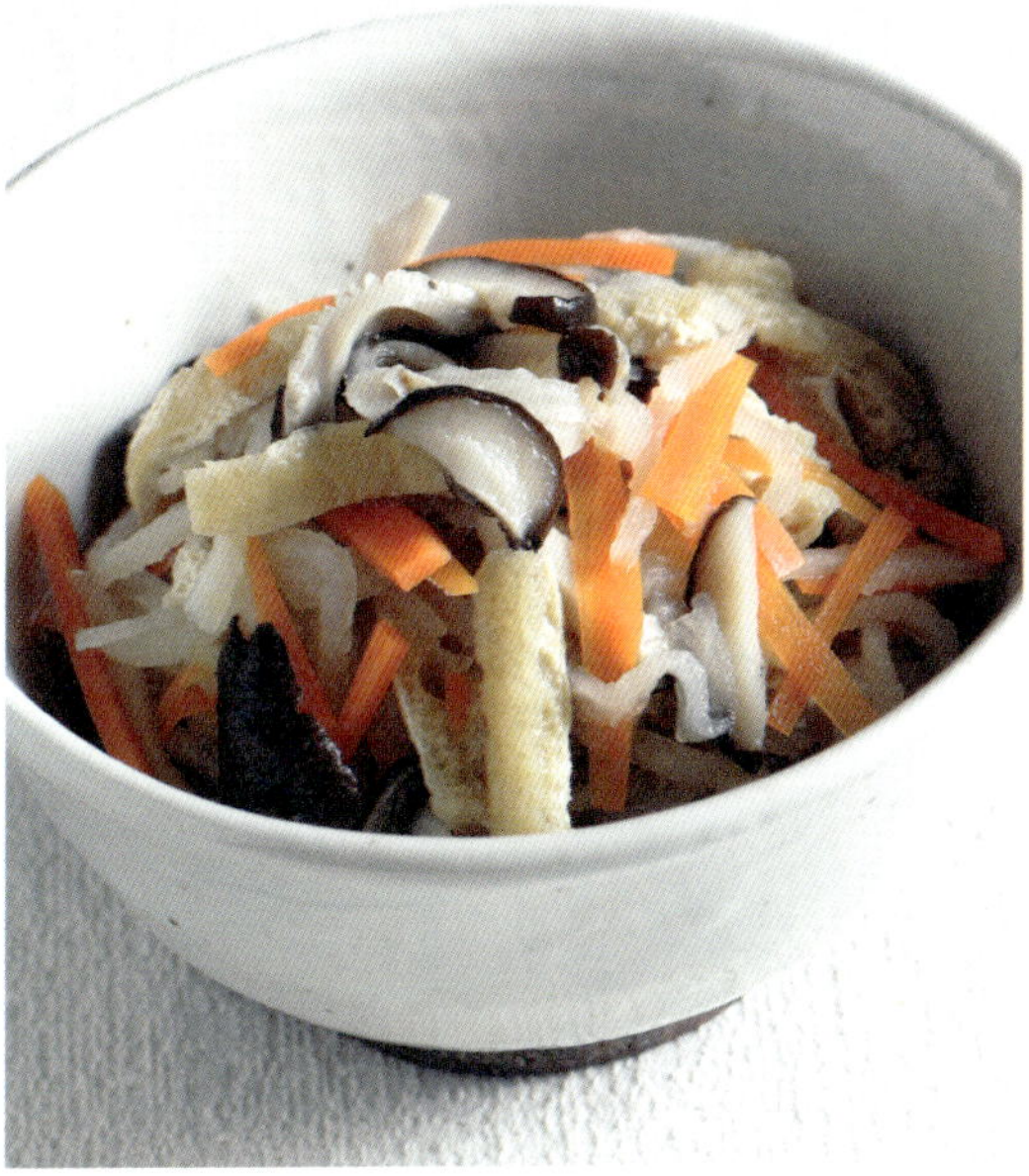

小鉢5

太陽を浴びてカルシウムや鉄分が
アップした切干大根は栄養価満点

「切干大根の煮物」

材料(1人分)

切干大根(乾燥)……10g
油揚げ………………10g
しいたけ……………1枚
にんじん……………10g
だしの素(市販品)…小さじ1/2

作り方

❶切干大根は湯につけて戻し、油揚げは湯をかけて油抜きし細切りにする。
❷しいたけ・にんじんは細切りにする。
❸鍋に切干大根の戻し汁・①・②・具材がかぶる程度の水を加えて煮る。
❹③にだしの素を入れて調味する。

75kcal 脂質:3.4g/塩分:0.7g

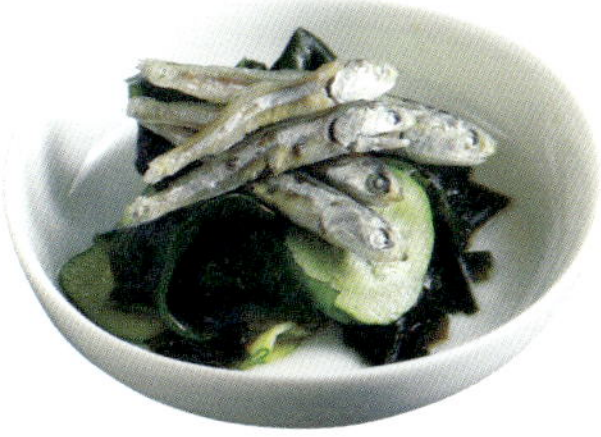

小鉢7

魚をまるごと食べて
カルシウムをしっかり補う

「小魚ときゅうりの酢のもの」

材料(1人分)

食べる小魚……8匹
※瀬戸内海産、塩無添加の煮干小魚
きゅうり………15g
わかめ(乾燥)…1g
ポン酢…………小さじ2

作り方

❶食べる小魚を湯に2分間つけて、柔らかくする。
❷きゅうりは薄切り、わかめは水戻しする。
❸ボウルに①・②・ポン酢を入れて和える。

33kcal 脂質:0.6g/塩分:1.2g

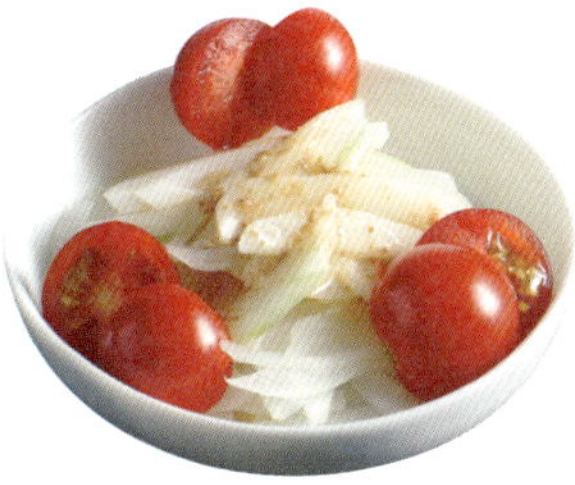

小鉢6

トマトに含まれるリコピンが
活性酸素を除去する

「プチトマトと玉ねぎサラダ」

材料(1人分)

プチトマト………… 4個
たまねぎ…………… 1/6個
ごまドレッシング…大さじ1/2

作り方

❶プチトマトはヘタを取り、たまねぎは薄くスライスする。
❷器に①を盛り、ごまドレッシングをかける。

53kcal 脂質:3.0g/塩分:0.2g

Y.Mさん
2日目 夜

「鶏むね肉とピーマンの炒め」
【小鉢】
⑤「まいたけのガーリック炒め」
⑥「大根葉のごま和え」
⑦「カレースープ」

夜の常食
「玄米ごはん」
※野菜小鉢7種以上
①「酢れんこんの梅和え」
②「酢ごぼうのにんにく味噌」
③「大根おろし」
④「黒豆」

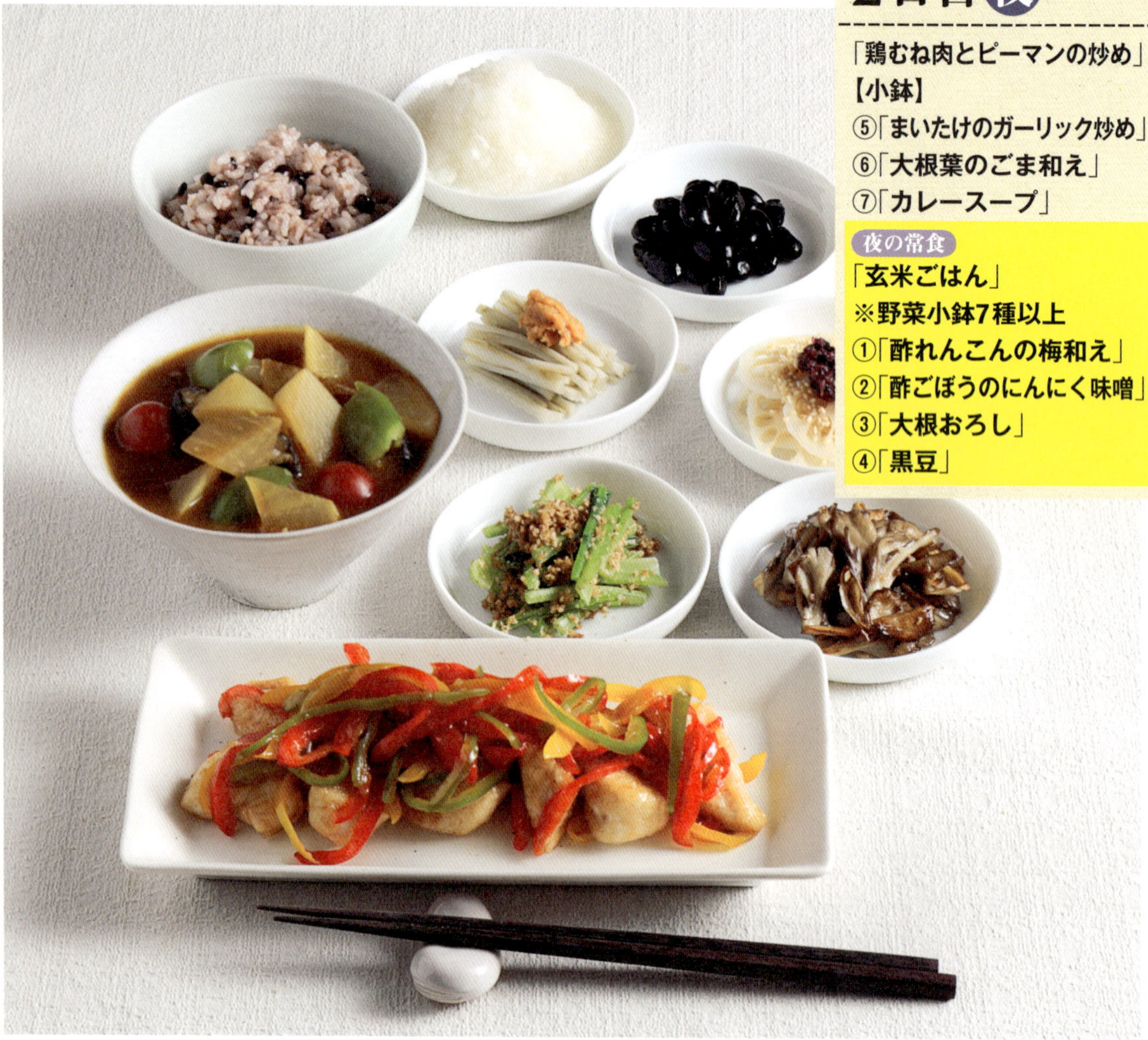

低脂肪でヘルシーな鶏むね肉は良質なたんぱく源

「鶏むね肉とピーマンの炒め」

材料(1人分)

鶏むね肉……………………150g
ピーマン……………………1/2個
赤パプリカ…………………1/2個
黄パプリカ…………………1/2個
にんにく……………………1片
しょうが(すりおろし)…小さじ1
オイスターソース………小さじ1
焼肉のたれ…………………小さじ1
こしょう……………………少々
片栗粉………………………適量
オリーブ油…………………大さじ1

作り方

❶鶏むね肉はそぎ切りにし、片栗粉をまぶす。
❷ピーマン・赤パプリカ・黄パプリカは種を取り細切りにする。
❸にんにくはみじん切りにする。
❹フライパンにオリーブ油を熱し、③を炒め、①を加えてさらに炒める。
❺④に②・しょうが・オイスターソース・焼肉のたれ・こしょうを入れて炒め合わせる。

347kcal 脂質:15.2g/塩分:0.8g

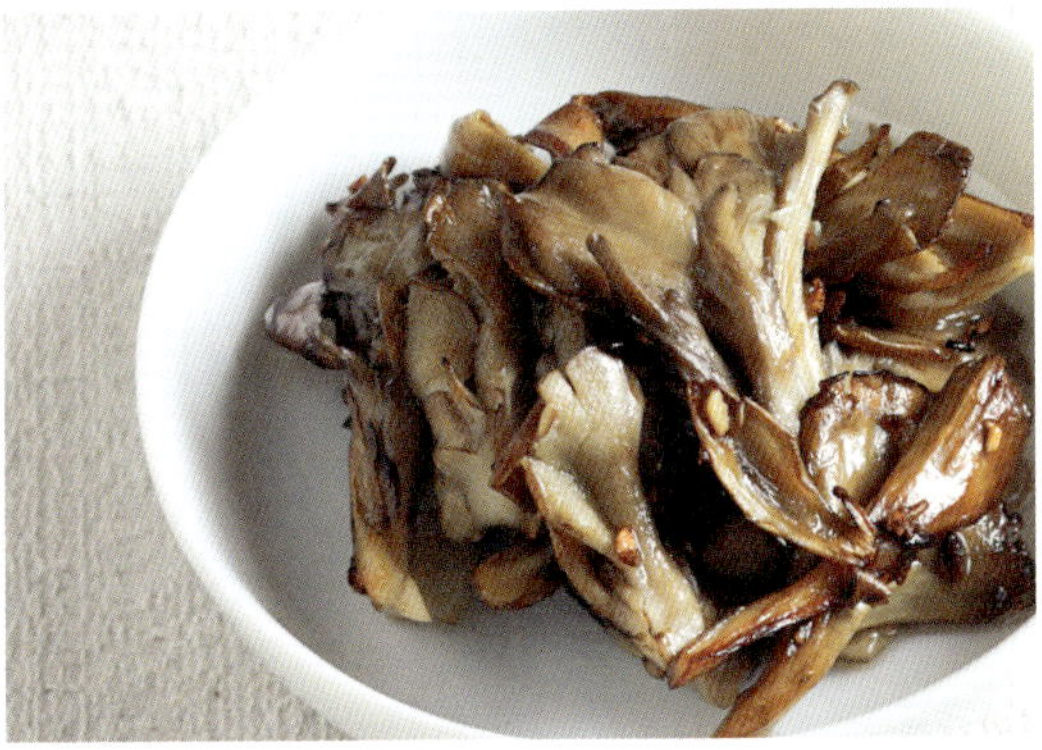

小鉢5

免疫機能を回復させる働きのある
β-グルカンを含んだまいたけを活用

「まいたけのガーリック炒め」

材料（1人分）
まいたけ…1/2パック
にんにく…1片
こしょう…少々
オリーブ油…大さじ1

作り方
❶まいたけは小房に分ける。
❷にんにくはみじん切りにする。
❸フライパンにオリーブ油を熱し、②を炒め①を入れてさらに炒め、こしょうで調味する。

124kcal 脂質:12.4g／塩分:0.0g

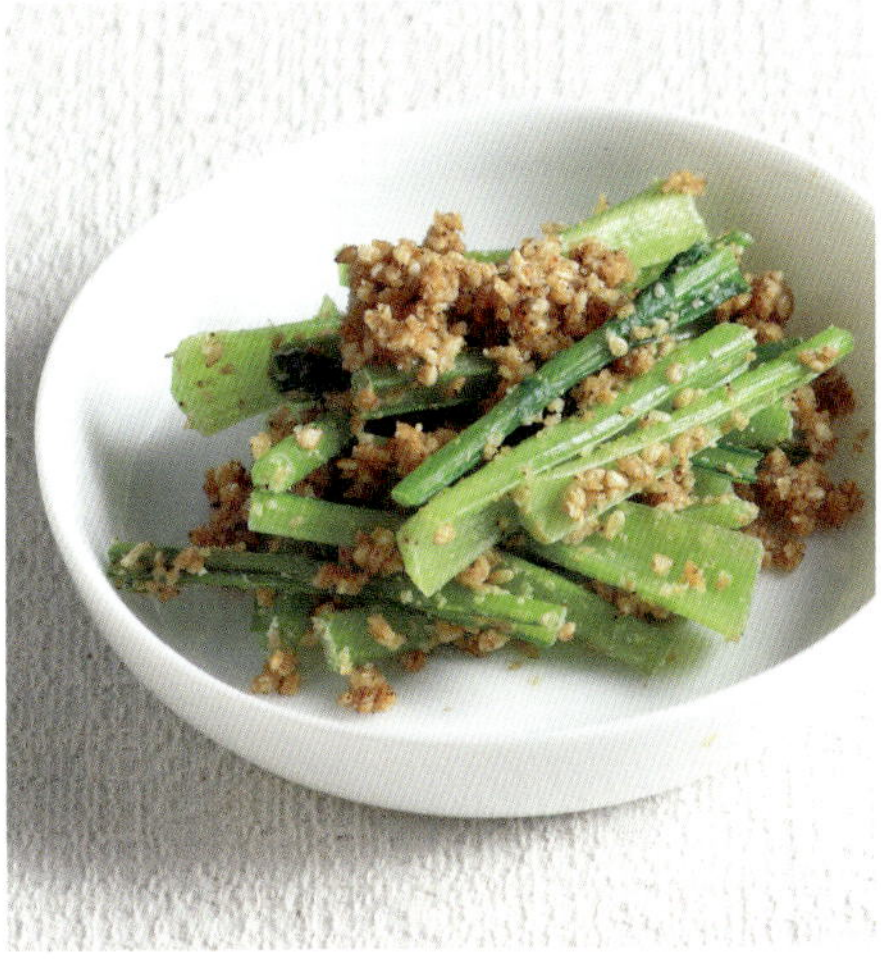

小鉢6

ビタミンやミネラルが豊富な
大根の葉は栄養価の高い健康食材

「大根葉のごま和え」

材料（1人分）

大根葉……2本	砂糖………1g
すりごま…小さじ2	減塩醤油…小さじ1/3

作り方
❶大根葉をゆでて、3cm長さに切る。
❷すりごま・砂糖・減塩醤油をよく混ぜて①を和える。

34kcal 脂質:2.2g／塩分:0.2g

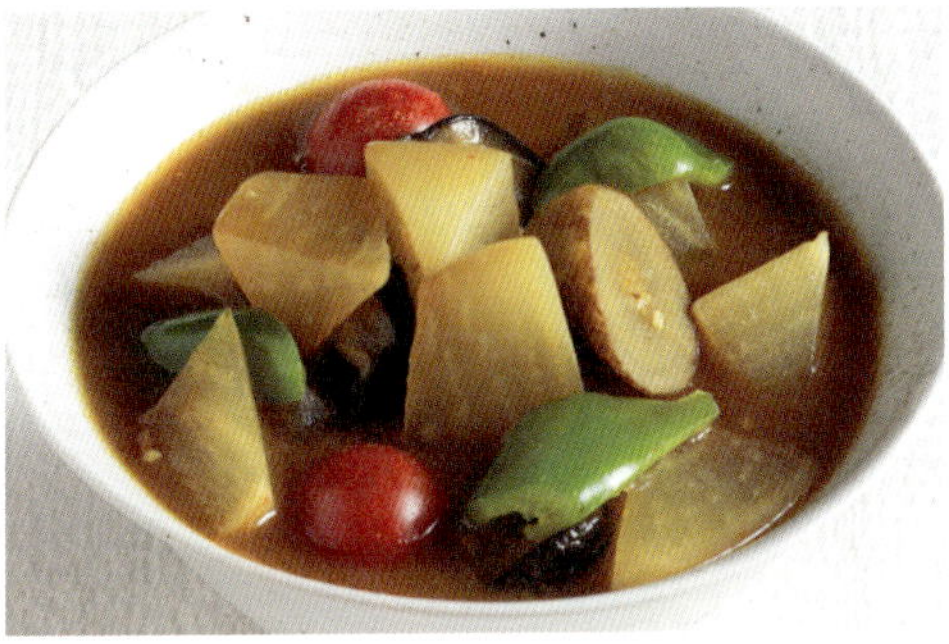

小鉢7

塩分を抑えながらも
7種類の野菜をしっかり摂る

「カレースープ」

材料（1人分）

大根………2cm厚さ	にんにく……1片
にんじん…10g	プチトマト…3個
ごぼう……2cm	クミン………小さじ1
ピーマン…1/2個	カレールー…1個
しいたけ…2枚	水………400ml

作り方
❶大根・にんじん・ごぼうは洗って皮付きのまま乱切りにする。
❷ピーマンは種を取って乱切り、しいたけは半分に切る。
❸にんにくはみじん切りにする。
❹鍋で③を炒め、①・②を入れてさらに炒める。
❺④に水・プチトマトを加えて野菜が柔らかくなるまで煮る。
❻⑤にカレールー・クミンを加え、30分弱火で煮る。

119kcal 脂質:4.9g／塩分:1.1g

Y.Mさん

3日目 夜

「豆腐とささみのハンバーグ」
【小鉢】
⑤「サツマイモの甘煮」
⑥「マッシュルームにんにく炒め」
⑦「コンニャクにんにく炒め」

夜の常食
玄米ごはん
※野菜小鉢7種以上
①「酢れんこんの梅和え
②「酢ごぼうのにんにく味噌」
③「大根おろし」
④「黒豆」

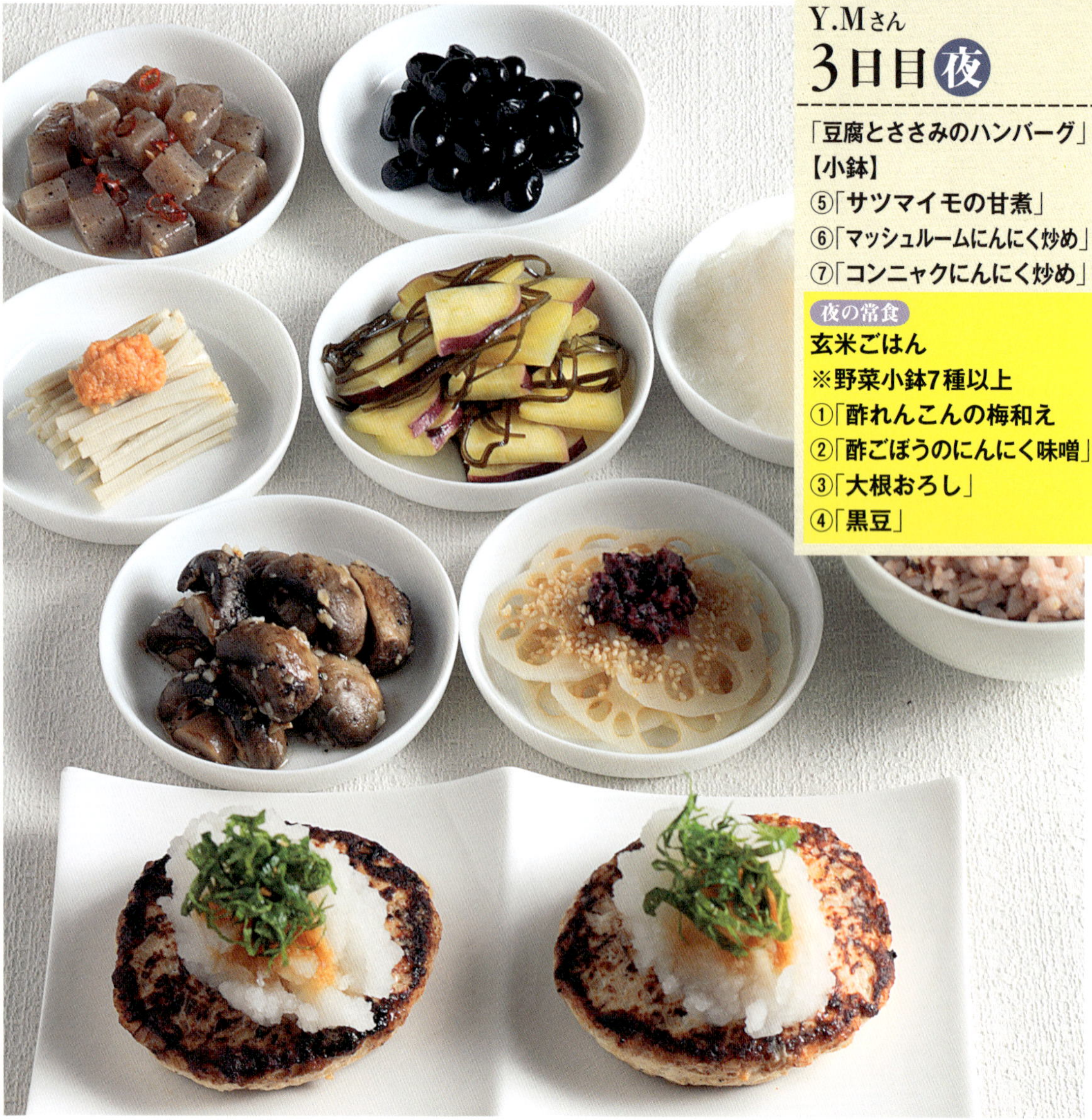

動物性たんぱく質と脂肪を抑え発がん因子から体を守る

「豆腐とささみのハンバーグ」

材料(1人分)

木綿豆腐………1/4丁
たまねぎ………1/2個
鶏ささみひき肉…90g
卵…………………1/2個
生パン粉………大さじ1
こしょう………少々
オリーブ油……大さじ1
大根………5cm厚さ
青じそ……2枚
ポン酢……大さじ1

作り方

❶木綿豆腐は水切りし、たまねぎはみじん切りにする。
❷ボウルに①・鶏ささみひき肉・卵・生パン粉・こしょうを混ぜ合わせ、俵型に整形する。
❸フライパンにオリーブ油を熱し、②を焼く。
❹大根は皮をむいてすりおろし、青じそはせん切りにする。
❺器に③を盛り、④をのせ、ポン酢をかける。

427kcal 脂質:25.6g／塩分:1.2g

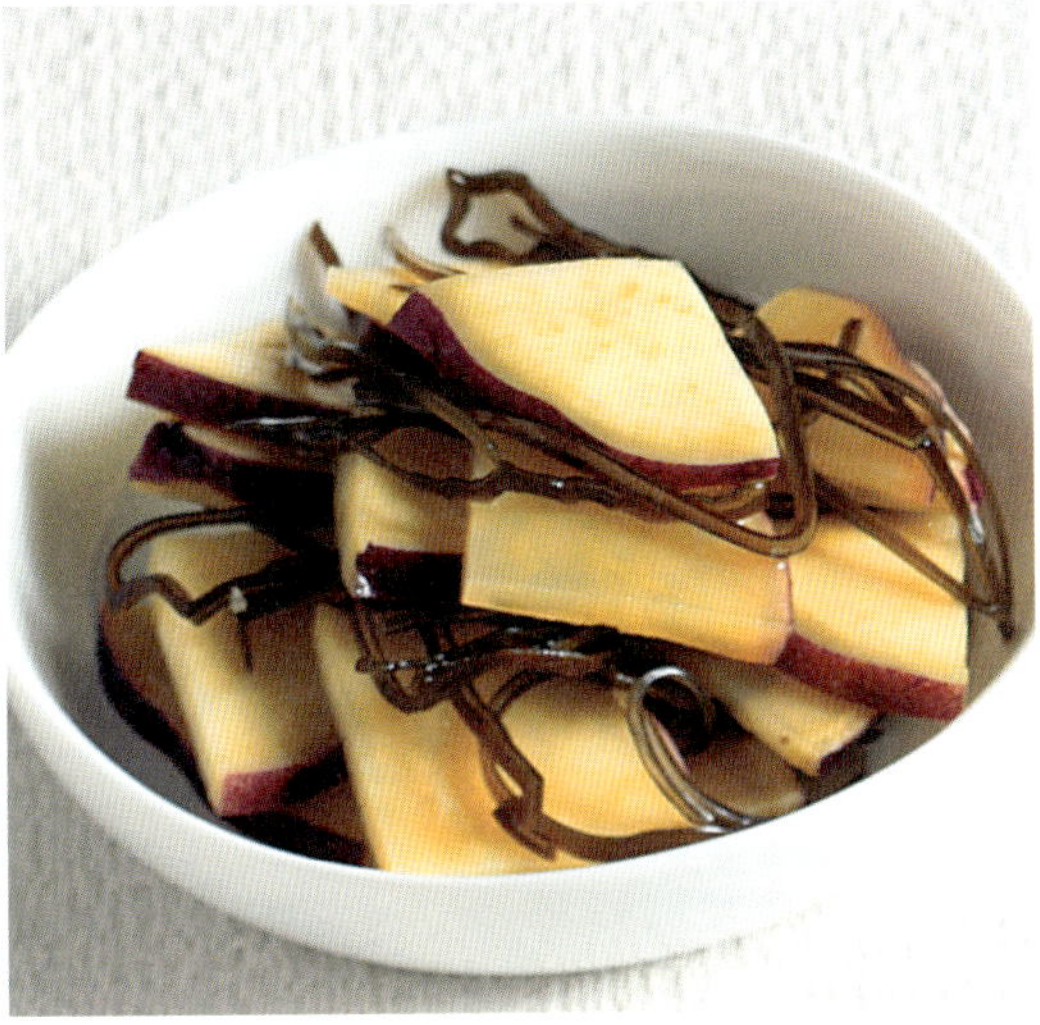

小鉢5

抗酸化作用のあるクロロゲン酸は
皮に多いためそのまま使用

「サツマイモの甘煮」

材料(1人分)

さつまいも……2cm　　みりん……小さじ1
昆布の細切り…少々　　水…………大さじ1

作り方

❶さつまいもは洗い、皮付きのままいちょう切りにする。
❷耐熱容器に①・昆布の細切り・みりん・水を入れて電子レンジで加熱する。

63kcal 脂質:0.1g／塩分:0.1g

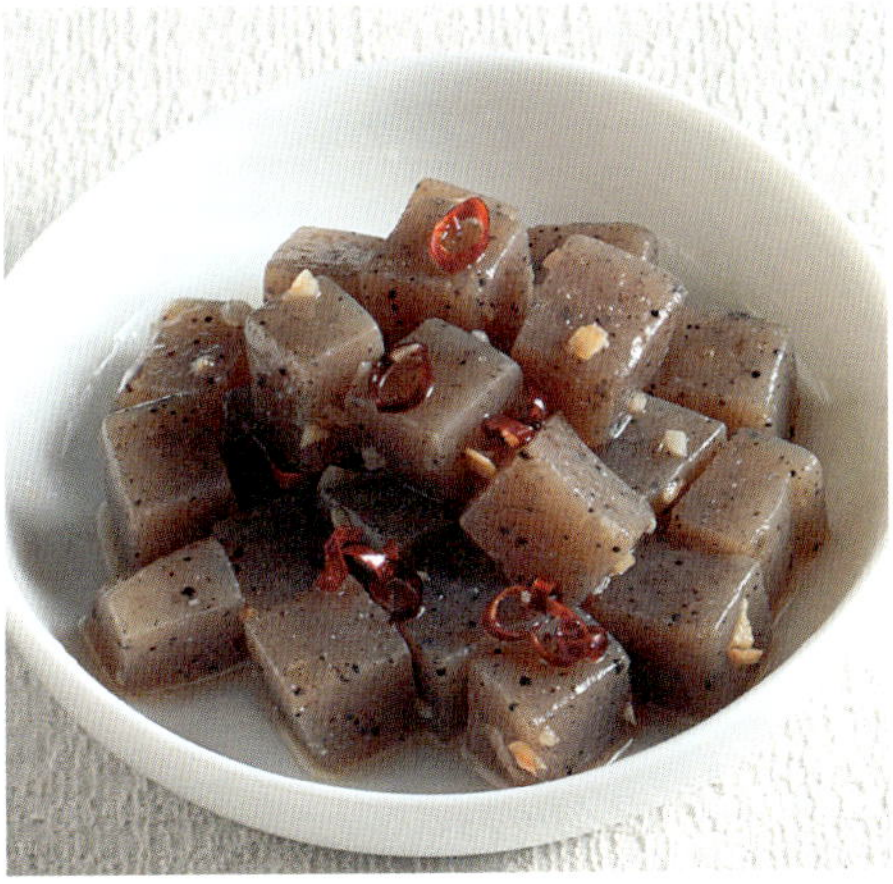

小鉢7

グルコマンナンが腸内の
老廃物や毒素の排出を促進

「コンニャクにんにく炒め」

材料(1人分)

こんにゃく…1/4丁　　ごま油……小さじ1
にんにく……1片　　唐辛子……少々
こしょう……少々

作り方

❶こんにゃくは角切りにする。
❷にんにくはみじん切りにする。
❸フライパンにごま油を熱し、②・唐辛子を炒め、①を入れてさらに炒め、こしょうで調味する。

47kcal 脂質:4.1g／塩分:0.0g

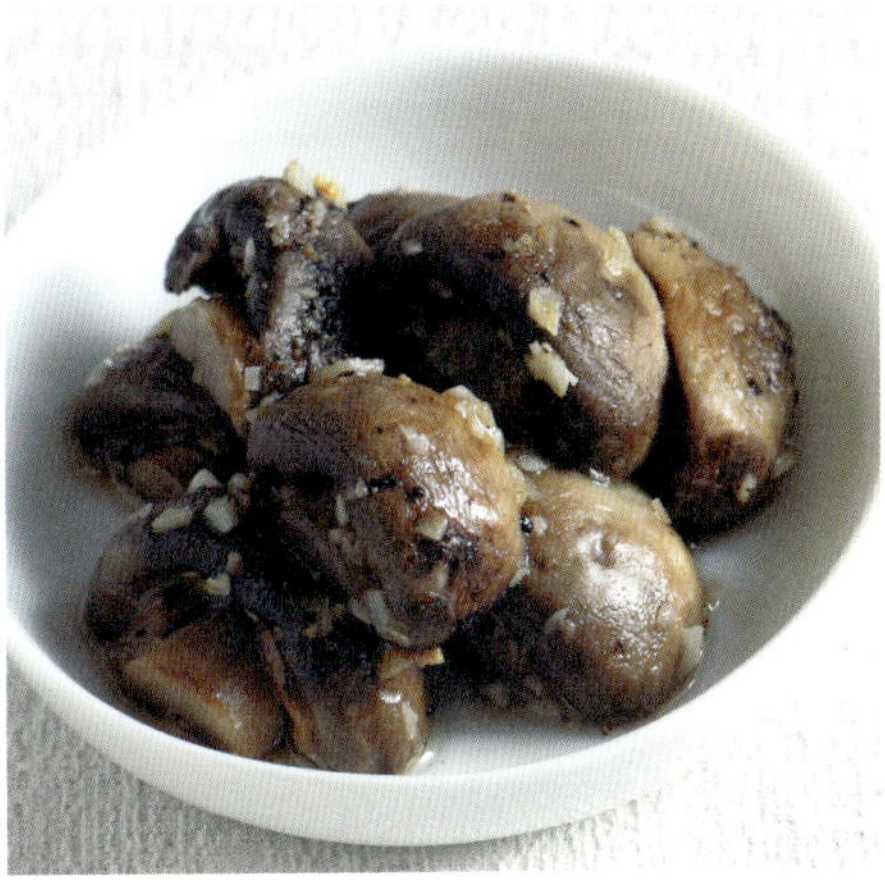

小鉢6

食物繊維とビタミンB2が
脂質の代謝を促す

「マッシュルームにんにく炒め」

材料(1人分)

マッシュルーム…1/2パック　こしょう…… 少々
にんにく…………1片　　オリーブ油…大さじ1

作り方

❶マッシュルームは半分に切る。
❷にんにくはみじん切りにする。
❸フライパンにオリーブ油を熱し、②を炒め、①を入れてさらに炒め、こしょうで調味する。

122kcal 脂質:12.2g／塩分:0.0g

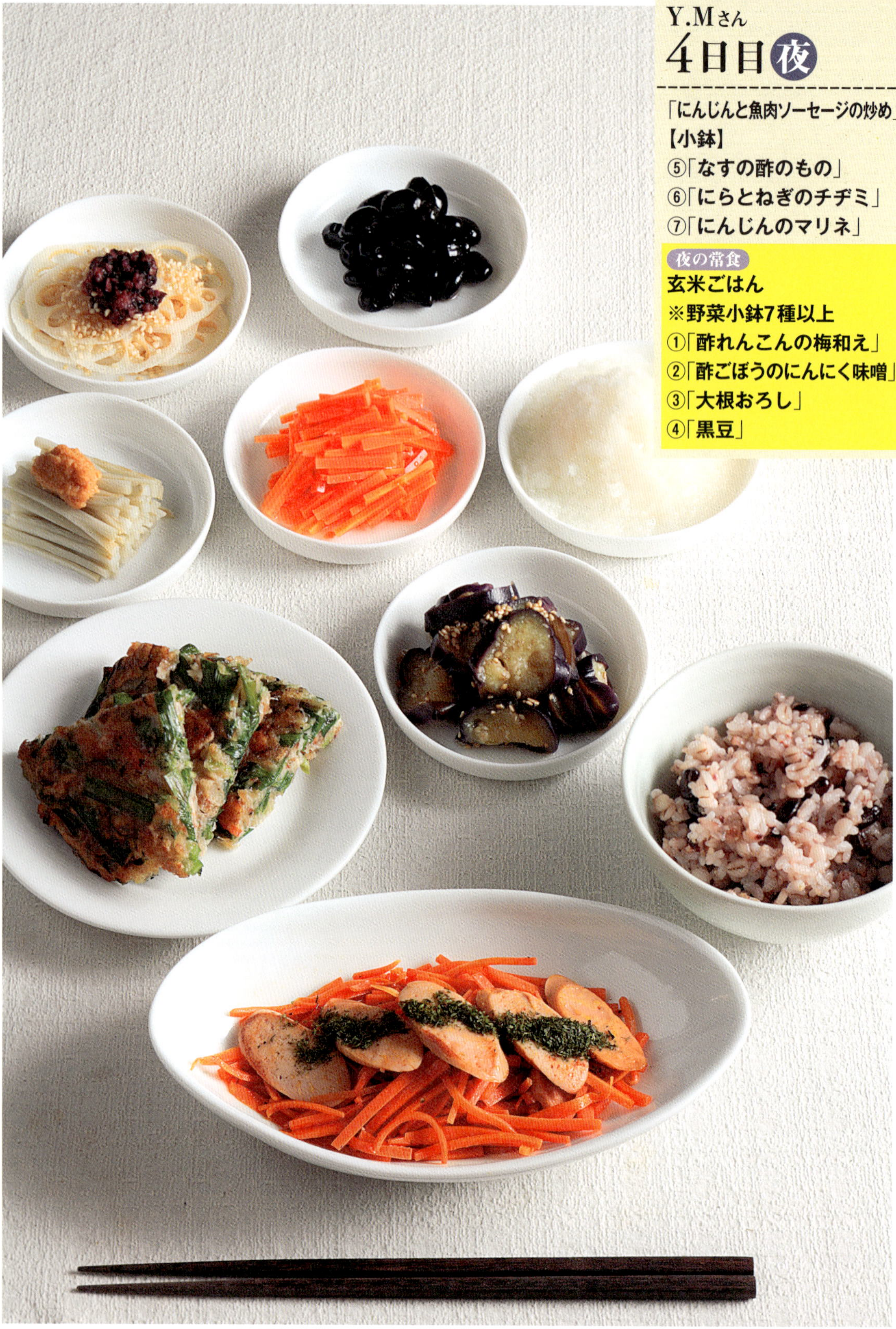

Y.Mさん

4日目 夜

「にんじんと魚肉ソーセージの炒め」
【小鉢】
⑤「なすの酢のもの」
⑥「にらとねぎのチヂミ」
⑦「にんじんのマリネ」

夜の常食
玄米ごはん
※野菜小鉢7種以上
①「酢れんこんの梅和え」
②「酢ごぼうのにんにく味噌」
③「大根おろし」
④「黒豆」

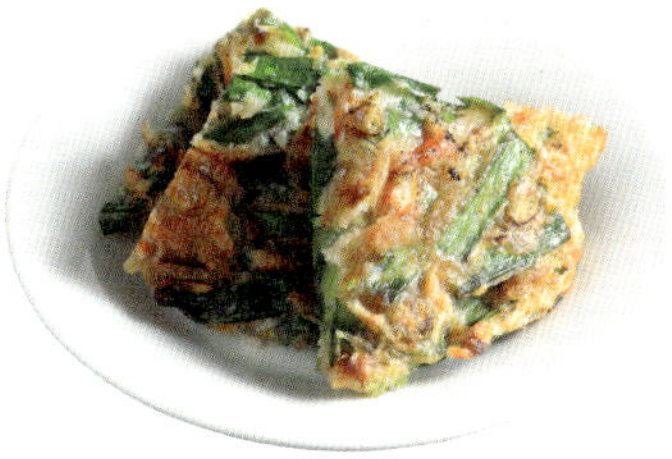

小鉢6

ビタミンB群・C・Eなどが豊富な
にらをたっぷり摂れる

「にらとねぎのチヂミ」

材料(1人分)

ニラ……………6本	低塩みそ…大さじ1
長ねぎ(青い部分)…1本	減塩醤油…少々
干しエビ………大さじ2	水…………大さじ5
小麦粉………… 1/2カップ	オリーブ油…大さじ1
かつお節……… 1/2パック	

作り方

❶ニラを2cm長さに切る。
❷長ねぎを小口切りにする。
❸ボウルに①・②・干しエビ・小麦粉・かつお節・低塩みそ・減塩醤油・水を入れ、混ぜ合わせる。
❹フライパンにオリーブ油を熱し、③を流し入れて焼く。

393kcal 脂質:14.0g／塩分:1.2g

小鉢7

β-カロテンが体の抵抗力を高め
生活習慣病を予防する

「にんじんのマリネ」

材料(1人分)

にんじん……2cm
酢……………大さじ1/2
レモン汁……大さじ1/2
オリーブ油…小さじ1

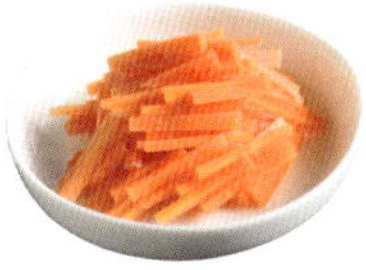

作り方

❶にんじんは皮をむいて細切りにし、耐熱容器に入れてレンジで加熱する。
❷①が熱いうちに、酢・レモン汁・オリーブ油をかけて和える。

47kcal 脂質:4.0g／塩分:0.0g

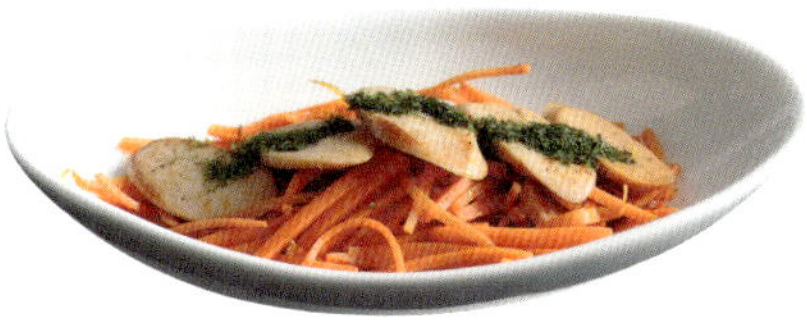

オリーブ油を使用して
β-カロテン吸収率を高める

「にんじんと魚肉ソーセージの炒め」

材料(1人分)

にんじん……1/2本	ウスターソース…小さじ2/3
魚肉ソーセージ…1/2本	こしょう……少々
オリーブ油…小さじ1	減塩醤油……小さじ1/3
酒……………小さじ1	青のり………小さじ1

作り方

❶にんじんは皮をむいてせん切りにし、魚肉ソーセージは斜めスライスにする。
❷フライパンにオリーブ油を熱し、①を強火で炒める。
❸②を酒・ウスターソース・こしょう・減塩醤油で調味する。
❹器に③を盛り、青のりを散らす。

140kcal 脂質:6.6g／塩分:1.4g

小鉢5

抗酸化作用を持つナスニンが
がん抑制に働きかける

「なすの酢のもの」

材料(1人分)

なす………1本
しょうが…1片
白ごま……小さじ1
酢…………大さじ1
ごま油……小さじ1/2
減塩醤油…小さじ1/3

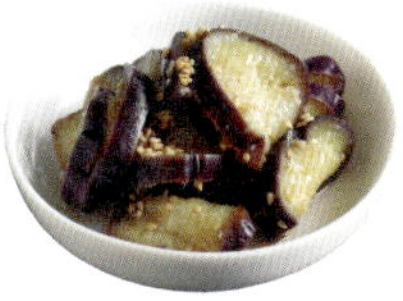

作り方

❶しょうがをすりおろす。
❷なすを薄切りにして水にさらした後、耐熱容器に入れて電子レンジで4分加熱する。
❸②が熱いうちに酢をかける。
❹③に①・白ごま・ごま油・減塩醤油をかけて混ぜ合わせる。

57kcal 脂質:3.4g／塩分:0.2g

C型慢性肝炎
肝硬変 多発肝細胞がん

局所療法と化学療法の併用で
4箇所あった肝臓がんの影が消え
腫瘍マーカーの数値も激減

K.Sさん 医師（外科系勤務医）・55歳

針刺し事故で肝臓がんに

外科系勤務医として働く私は、１９９１年８月にC型肝炎ウイルス（ＨＣＶ）陽性患者の手術中に針刺し事故を起こしてしまいました。直後の検査ではC型肝炎ウイルス陰性で安心していたものの、肝機能の状態を示すＡＳＴとＡＬＴの数値がそれぞれ60、90（ＩＵ／Ｌ）と高まったため、定期検査を続けました（正常値は10～40）。

１９９３年にC型肝炎ウイルス陽性と診断されたのを機にインターフェロンによる治療を始めましたが、肝臓がんの腫瘍マーカーであるＡＦＰ数値は安定していたので、C型肝炎ウイルス感染による肝臓がん誘発の恐れは低いものと判断していました。

しかし、２０１０年１月頃からＡＦＰ値が上昇し、消化器系内科でＣＴとＭＲＩ検査を受けたところ、C型慢性肝炎から肝硬変が進行して多発肝細胞がんも合併していました。肝臓には４カ所がんがあり（大きいもので４㎝）大学病院では、肝移植しか方法がないという診断でした。そこで、がん組織に栄養を送っている血管に抗がん剤を注入した後、塞栓する肝動脈化学塞栓療法（ＴＡＣＥ）と、腫瘍に直接針を刺して60℃の熱で焼くラジオ波焼灼療法（ＲＦＡ）を行いましたが思うような結果が得られず、何か他に治療法はないものかと探しているとき、済陽先生の本に出会いました。思い切って連絡してみるとすぐに、ＰＥＴ検査をしていただけることになりました。

4カ所あった肝臓のがんのうち３カ所が消滅

肝臓に多発していた4つの腫瘍（画像はそのうち最大の直径4cmのもの）が食事療法と肝動脈塞栓術で、1.5cmに縮小した1カ所を残すのみとなった。

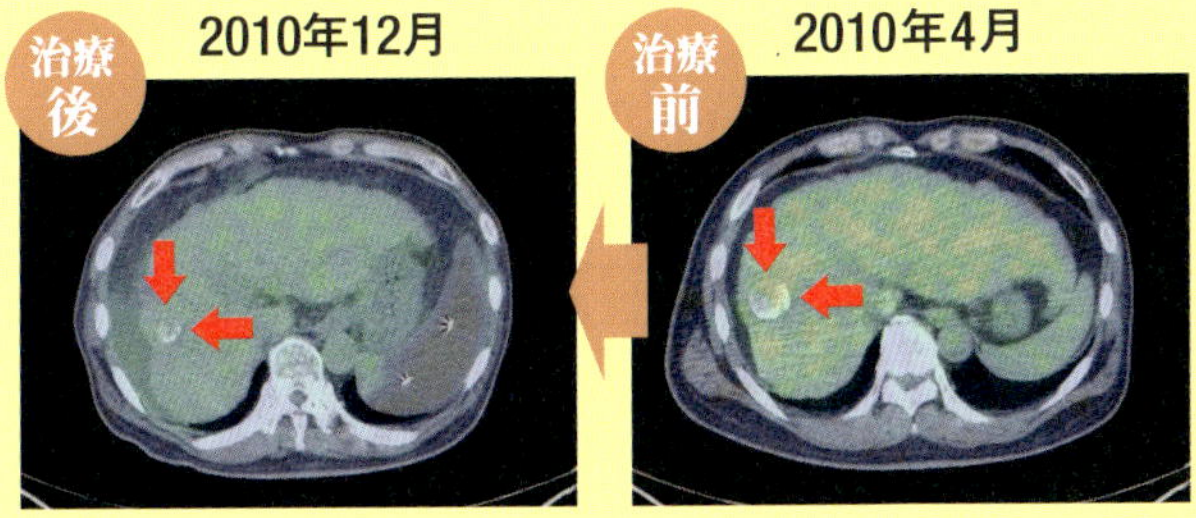

減少していくＡＦＰ（肝がんマーカー）の数値

検査の結果、やはり肝臓にがんが多発していて、肝臓がんの腫瘍マーカーのＡＦＰが１８０（正常値は10以下）、γ-ＧＴＰが４２０（正常値は10～50）と大変危険な状態であることがわかりました。

病気になるまでは、患者さんのために！　と、寝不足で疲れていても、脂っこい高カロリー食でスタミナをつけて乗り切ろうと、毎日自分を奮い立たせていましたが、まずは自分の体を治すべく、済陽式食事療法に徹底することにしました。

中でも自分の場合は、特に油脂の摂りすぎがいけなかったと感じたので、無塩よりも油脂の摂り方に注意をしました。また、鉄分の値を示すフェリチンが通常の人よりかなり高かったため、肝臓にいいとされるタウリンは、鉄分の多い貝類からではなく薬で服用しています。

局所療法と食事療法を併用しながら続けた結果、少しずつ症状の改善がみられるようになり、一年後の２０１１年3月にはＡＦＰが40に、γ-ＧＴＰは94にまで下がり、肝臓に5つあった影も消えました。ＡＦＰはその後も減少し続け、２０１１年8月現在30になり、正常値まであと一歩というところです。ＨＣＶウイルスの数も半減しています。

最初は戸惑いもありましたが、今では食事療法の効果を強く実感しています。

もしがんにならなければ、食事の大切さをここまで見直すことはなかったと思います。

1日目 ※休日は朝のパン食時に摂取

	献立名	カロリー（kal）	塩分（g）
朝	野菜フルーツジュース	322	0.0
	プチトマト	18	0.0
	カスピ海ヨーグルト※	114	0.4
	ピザトースト	336	0.7
	有機コーヒー	6	0.0
昼	緑黄色野菜ジュース	19	0.3
	青汁	61	0.3
	サンドウィッチ(野菜)	210	0.0
	サンドウィッチ(たまご)	210	0.5
	有機バナナ	26	0.0
夜	青汁豆乳	56	0.0
	そぼろごはん	462	1.4
	きゅうりの酢の物	26	0.4
	かぼちゃの煮物	95	1.2
	味噌汁	80	0.6
合計		2041	5.8

2日目 ※平日は夜に摂取

	献立名	カロリー（kal）	塩分（g）
朝	野菜フルーツジュース	322	0.0
	プチトマト	18	0.0
	有機納豆	90	0.0
	玄米ごはん	175	0.0
	白菜とえのきだけの味噌汁	61	0.6
	焼き鮭	77	0.1
	かぶとかぶの葉の塩もみ	22	0.2
昼	緑黄色野菜ジュース	19	0.3
	青汁	61	0.3
	玄米おにぎり	211	0.6
	がんもの煮物	149	0.6
	だし巻きたまご	81	0.2
	ほうれんそうのごま和え	62	0.2
	きんぴらごぼう	98	0.6
	プルーン	47	0.0
	びわ茶	0	0.0
夜	青汁豆乳	56	0.0
	カスピ海ヨーグルト※	114	0.4
	かやくごはん	282	0.9
	舞茸のおすまし	44	0.5
	サワラの焼きもの	194	0.2
合計		2183	5.7

済陽先生からみた、K.Sさん改善ポイント

大量の野菜摂取で肝炎ウイルスを抑え 体の中で良いサイクルを作り出す

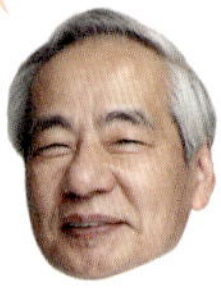

肝臓がんは、主にB型やC型肝炎ウイルスによって発症します。ウイルス抑制にはインターフェロンなどの薬剤が有効ですが、がんになってしまうと、他のがんと違って有効な抗がん剤がないのが特徴です。肝臓は解毒する役割をもっているので、そこへ抗がん剤を使うと肝臓自体が大きなダメージを受けてしまうからです。

肝臓に細い管（カテーテル）を挿入し、動脈から抗がん剤を直接肝臓へ注入する「肝動注ポート療法」もありますが、決

K.Sさんの4日間のメニュー表

黄色地が敷いてある献立は定番メニューです

3日目　※平日は夜に摂取

	献立名	カロリー (kal)	塩分 (g)
朝	野菜フルーツジュース	322	0.0
	プチトマト	18	0.0
	有機納豆	90	0.0
	玄米ごはん	175	0.0
	長いもと豆腐の味噌汁	144	0.6
	ピーマンとちりめんじゃこの炒め物	70	0.3
	緑茶	2	0.0
昼	緑黄色野菜ジュース	19	0.3
	青汁	61	0.3
	きつねうどん	257	2.1
	大根おろし	32	0.2
	ぜんざい	254	0.1
夜	青汁豆乳	56	0.0
	カスピ海ヨーグルト※	114	0.4
	大豆と野菜のトマト煮	329	1.2
	タコのガーリック炒め	95	0.5
	十六穀米ごはん	174	0.0
合計		2212	6.0

4日目　※休日は朝のパン食時に摂取

	献立名	カロリー (kal)	塩分 (g)
朝	野菜フルーツジュース	322	0.0
	(プチトマト)トマトオムレツ	136	0.6
	カスピ海ヨーグルト※	114	0.4
	全粒粉トースト	217	0.0
	サラダ	70	0.3
	紅茶	0	0.0
昼	緑黄色野菜ジュース	19	0.3
	青汁	61	0.3
	お雑煮	345	1.2
	なます	62	0.2
	芋栗きんとん	123	0.0
夜	青汁豆乳	56	0.0
	野菜てんぷら	254	0.4
	発芽玄米ごはん	175	0.0
	ほうじ茶	0	0.0
合計		1954	3.7

定的な治療法がないのが現状です。

K・Sさんもさまざまな治療を行った結果、大学病院から「肝移植しかない」と言われて私の病院へやって来ました。当時はγ-GTPが400を越えており、命に関わるような状態でした。

そこから一念発起して、食事療法に取り組んだところ、正常値まであと一歩というところまで回復しました。

肝炎ウイルスの活動を抑えるには、大量の野菜の摂取が有効だということが最近わかってきました。野菜を摂ることによって代謝も良くなるため、リンパ球などの免疫細胞が増えます。リンパ球が増えると肝炎ウイルスをさらにやっつけるというサイクルが回り出すのです。

その他、肝臓の働きを助けるタウリンが含まれるしじみや、抗酸化作用の強いアリシンを含むにんにく、血栓予防に効果のあるピラジンを含むセロリなども有効な食材です。

K.Sさんが

毎日食べ続けた！常食リスト

朝 野菜フルーツジュース	昼 無農薬緑黄色野菜ジュース	夜 青汁豆乳
朝 プチトマト	昼 無農薬青汁	夜 カスピ海ヨーグルト

朝

チーズでカルシウムを補う

「トマトオムレツ」

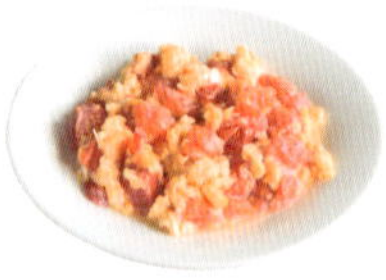

材料（1人分）
卵……………………1個
トマト……………1/2個
とろけるチーズ…大さじ1

作り方
❶トマトはさいの目に切る。
❷ボウルに卵を溶き、とろけるチーズを混ぜる。
❸テフロン加工のフライパンで①を炒めて②を流し入れ、大きく混ぜながらチーズが溶けるまで強火にかける。

136kcal 脂質：9.1g／塩分：0.6g

昼

市販品を上手に活用

「無農薬緑黄色野菜ジュース」

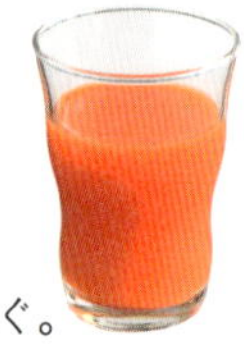

材料（1人分）
緑黄野菜ジュース…160ml（1缶）
※サンスター無農薬

作り方
緑黄野菜ジュースをカップに注ぐ。

19kcal 脂質：0.0g／塩分：0.3g

昼

手軽にとれる栄養食品

「無農薬青汁」

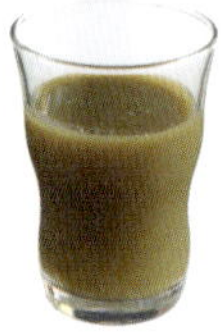

材料（1人分）
おいしい青汁……160ml（1缶）
※サンスター無農薬

作り方
おいしい青汁をカップに注ぐ。

61kcal 脂質：0.0g／塩分：0.0g

朝

ビタミンCがたっぷり

「野菜フルーツジュース」

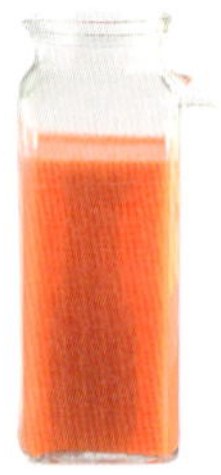

材料（1人分・1000ml）
りんご………………1個
レモン………………2個
にんじん……………2本
グレープフルーツ…2個
赤パプリカ…………1/8個
セロリ………………1/2本
マヌカはちみつ……小さじ1

作り方
❶りんご・レモン・にんじん・グレープフルーツは皮をむき、ジューサーのサイズに合わせて切る。
❷赤パプリカ・セロリは洗ってジューサーのサイズに合わせて切る。
❸①・②をジューサーにかける。
❹器にはちみつを入れ、③を注ぐ。

322kcal 脂質：1.0g／塩分：0.0g

朝

栄養価の高い皮ごと食べる

「プチトマト」

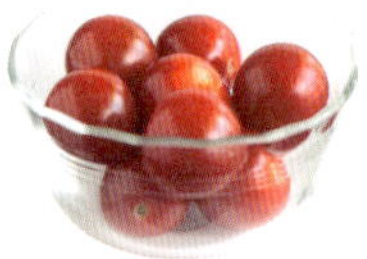

材料（1人分）
プチトマト……10個

作り方
プチトマトは洗ってヘタを取る。

18kcal 脂質：0.1g／塩分：0.0g

夜

乳酸菌の数は普通のヨーグルトの約3倍

「カスピ海ヨーグルト」

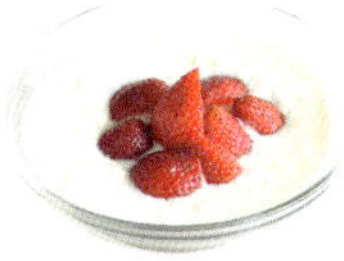

材料(1人分)

カスピ海ヨーグルト…200g

はちみつ………………小さじ1

いちご…………………5個

作り方

❶カスピ海ヨーグルトにはちみつを混ぜる。

❷器に①を混ぜ、いちごを飾る。

※休日は朝のパン食時に摂取。仕事がある平日は、夜に摂取。

114kcal 脂質:0.3g/塩分:0.4g

夜

イソフラボンをプラス

「青汁豆乳」

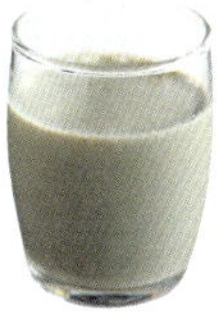

材料(1人分)

青汁の粉………2包

無農薬豆乳……120ml

作り方

青汁の粉に無農薬豆乳を混ぜ、カップに注ぐ。

56kcal 脂質:2.4g/塩分:0.0g

職場や外出先でも
済陽式8ヶ条を守る

実践弁当

卵でたんぱく質を補う

「たまごサンド」

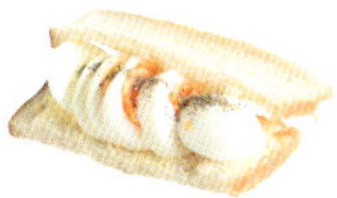

材料(1人分)

全粒粉パン…12枚切り1枚

ゆで卵………1個

減塩塩………0.5g

黒こしょう…少々

マヨネーズ…3g

作り方

❶全粒粉パンは半分に切り、マヨネーズをぬる。

❷ゆで卵をスライスして、①に並べて減塩塩・黒こしょうをふり、全粒粉パンではさむ。

❸②を食べやすい大きさに切る。

210kcal 脂質:9.1g/塩分:0.5g

栄養価も高く消化吸収も良い

「有機バナナ」

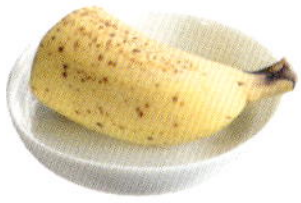

材料(1人分)

バナナ……1/2本

26kcal 脂質:0.1g/塩分:0.0g

ミネラルが豊富な全粒粉パンで

「野菜サンド」

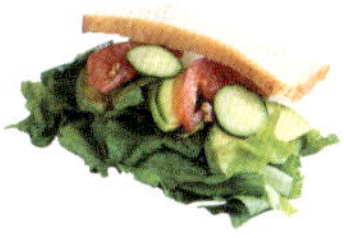

材料(1人分)

全粒粉パン…12枚切り1枚

レタス………2枚

きゅうり……1/2本

トマト………1/2個

アボカド……1/4個

レモン汁……大さじ1

黒こしょう…少々

作り方

❶全粒粉パンは半分に切り、レタスはパンの大きさに合わせてちぎり、きゅうり・トマト・アボカドは薄くスライスする。

❷全粒粉パンに①をのせ、レモン汁・黒こしょうをふり、全粒粉パンではさむ。

❸②を食べやすい大きさに切る。

210kcal 脂質:9.9g/塩分:0.0g

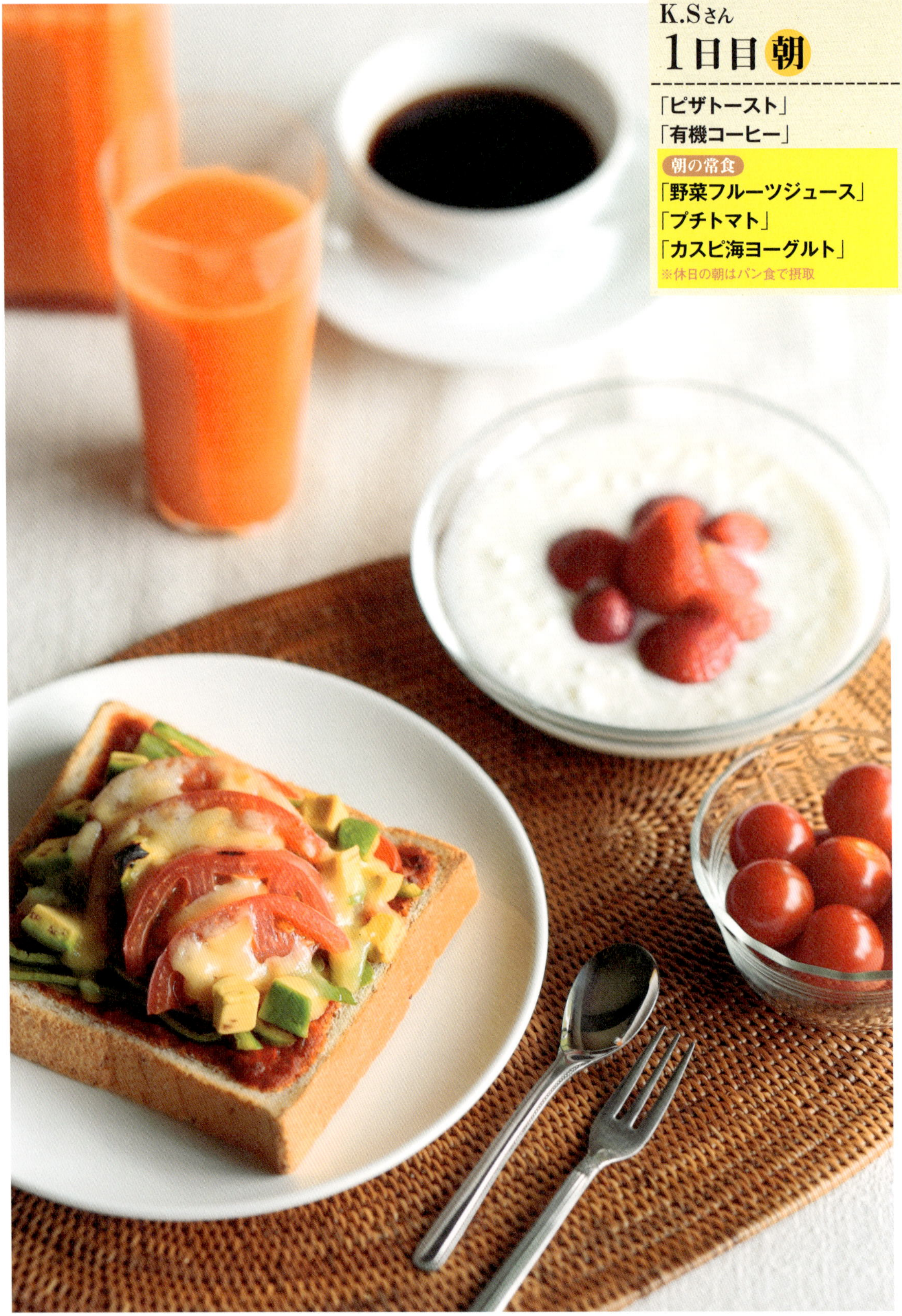

K.Sさん

1日目 朝

「ピザトースト」
「有機コーヒー」

朝の常食

「野菜フルーツジュース」
「プチトマト」
「カスピ海ヨーグルト」

※休日の朝はパン食で摂取

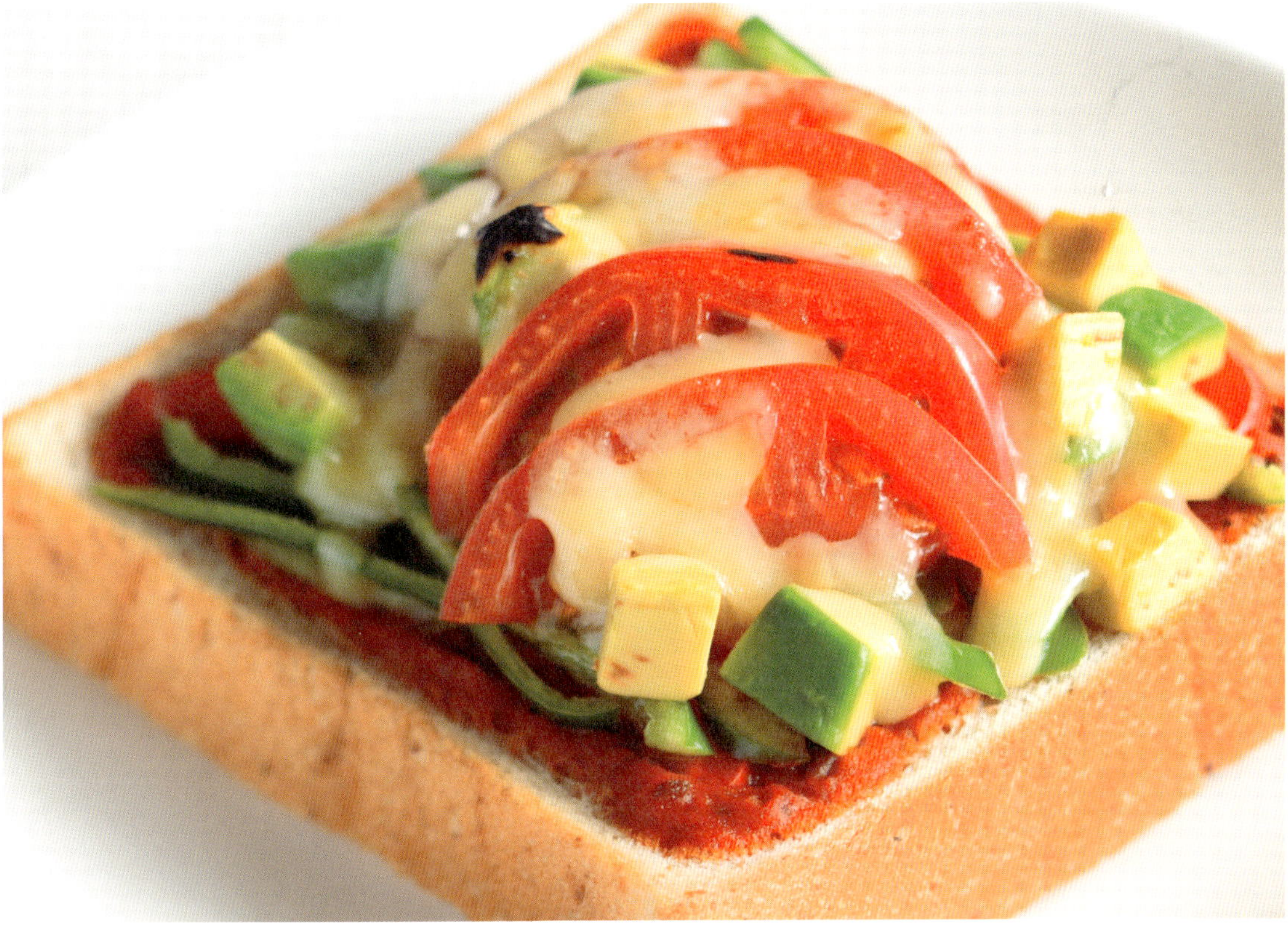

ビタミンC・E・β-カロテンと
リコピンが協力してがんを抑制

「ピザトースト」

材料(1人分)
全粒粉パン……………6枚切り1枚
トマト……………………1/2個
赤パプリカ……………1/6個
ピーマン………………1/2個
紫たまねぎ……………1/6個
アボカド………………1/8個
有機野菜ピザソース…大さじ1
とろけるチーズ………大さじ1

作り方

❶トマトはヘタを取り、赤パプリカ・ピーマンは種を取り、紫たまねぎは皮をむき、それぞれ薄くスライスする。
❷アボカドは種をとり、皮をむいて角切りにする。
❸全粒粉パンに有機野菜ピザソースをぬり、①・②をのせてとろけるチーズを散らす。
❹③をオーブントースターで焼く。

336kcal 脂質:11.9g/塩分:0.7g

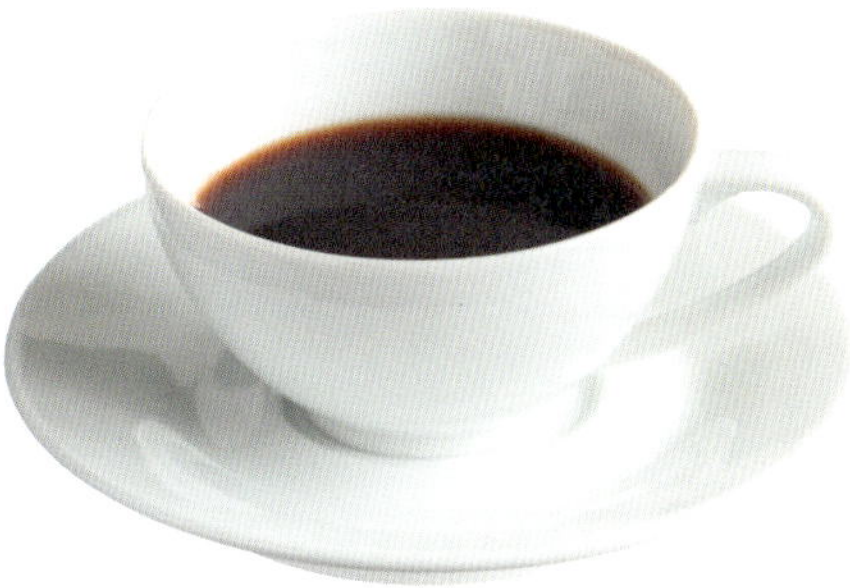

利尿作用を促す

「有機コーヒー」

材料(1人分)
有機コーヒー……150ml

6kcal 脂質:0.0g/塩分:0.0g

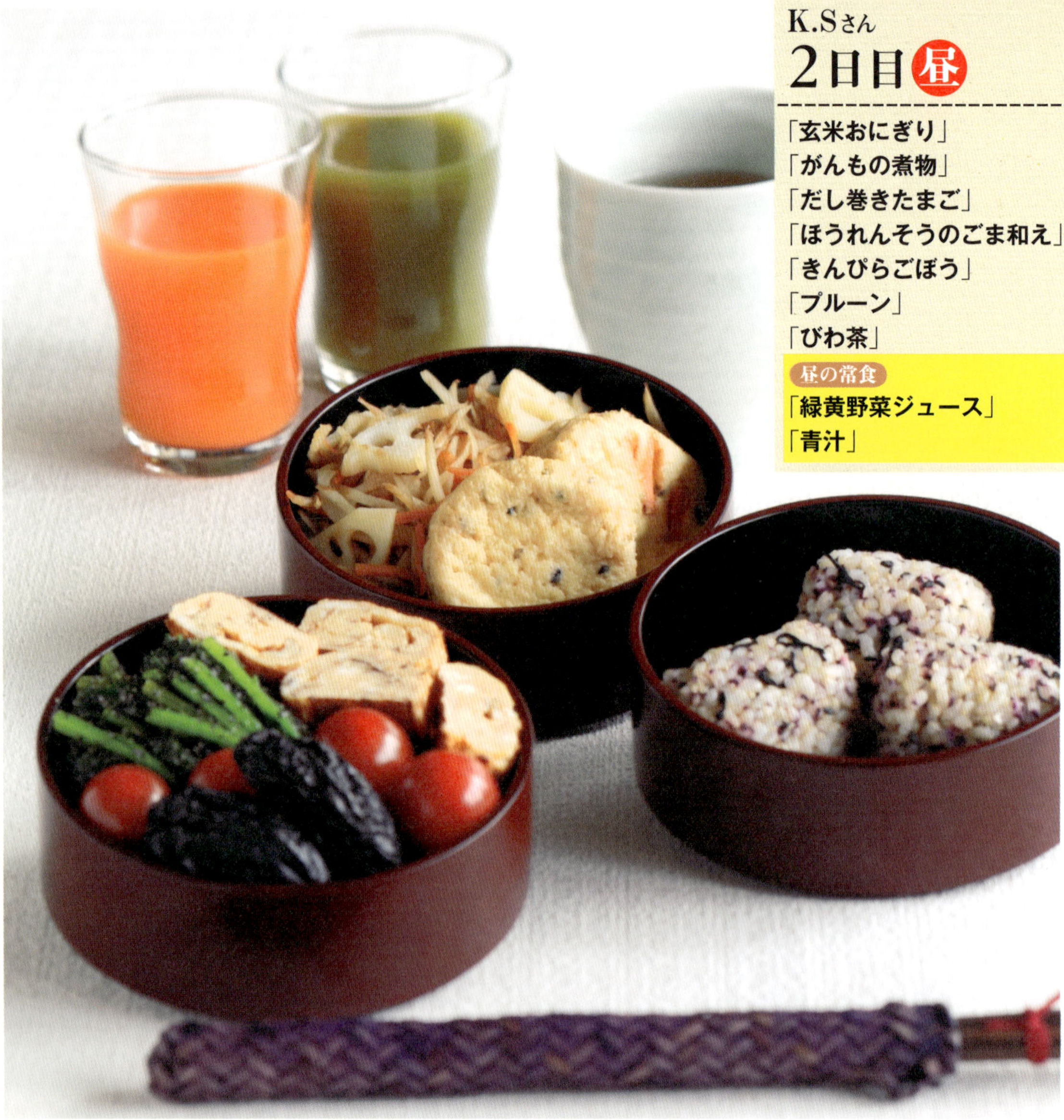

K.Sさん

2日目目 昼

「玄米おにぎり」
「がんもの煮物」
「だし巻きたまご」
「ほうれんそうのごま和え」
「きんぴらごぼう」
「プルーン」
「びわ茶」

昼の常食

「緑黄野菜ジュース」
「青汁」

※プチトマトはイメージです。

大豆や根野菜・海藻などをバランスよく摂取する

「がんもの煮物」

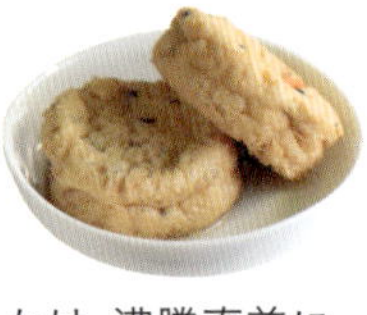

材料(1人分)

五目がんもどき…2個
みりん……………小さじ1
減塩醤油…………小さじ1
かつお節…………ひとつかみ
昆布………………1g
水…………………200ml

作り方

❶鍋に水・昆布を入れて火にかけ、沸騰直前に昆布を取り出して沸騰したらかつお節を入れて火を止め、かつお節が沈んだらこす。

❷①に五目がんもどき・みりん・減塩醤油を入れて煮る。

※汁はすべて煮含めず、残りの煮汁は飲まない

149kcal 脂質:10.7g/塩分:0.6g

※煮汁を含めず

食物繊維が発がん物質や
余分な塩分の排出を促進

「きんぴらごぼう」

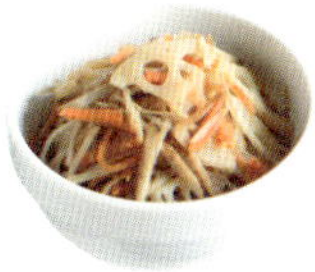

材料(1人分)
泥つきごぼう…1/4本
にんじん………30g
れんこん………80g
みりん……小さじ1
減塩醤油…小さじ1

作り方
❶ごぼう・にんじんは皮をむいて細切り、れんこんは皮をむいていちょう切りにする。
❷フライパンに①を入れて炒め、火が通ったらみりん・減塩醤油で調味する。

98kcal 脂質:0.1g／塩分:0.6g

抗酸化作用は果物の中でも
トップクラス！

「プルーン」

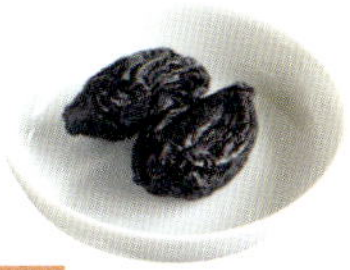

材料(1人分)
プルーン……2個

47kcal 脂質:0.0g／塩分:0.0g

ビタミンB17(アミグダリン)が
自然治癒力を高める

「びわ茶」

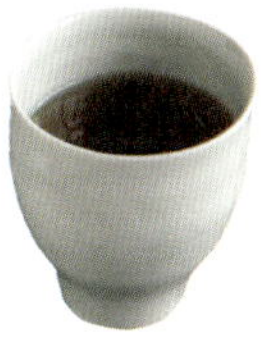

材料(1人分)
びわ茶パック…1個
熱湯……………200ml

作り方
❶ティーポットにびわ茶パックと熱湯を入れて蒸らす。
❷カップに①を注ぐ。

0kcal 脂質:0.0g／塩分:0.0g

玄米とごまを組み合わせ、
食物繊維をアップ

「玄米おにぎり」

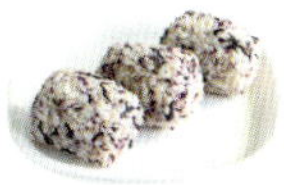

材料(1人分)と**作り方**
玄米ごはん120gにしそ風味ごま入りひじきふりかけ3gを混ぜ俵型に握る。

211kcal 脂質:1.7g／塩分:0.4g

減塩だし醤油を使って
余分な塩分摂取を防ぐ

「だし巻きたまご」

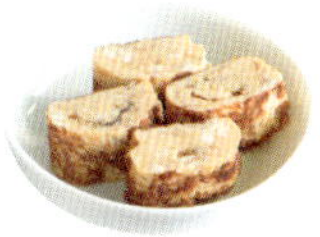

材料(1人分)
卵………………1個
減塩だし醤油…小さじ1

作り方
❶ボウルに卵・減塩だし醤油を入れてよく混ぜる。
❷フライパンを熱して①を流し入れ、手前から巻いてだし巻き卵を作る。
❸②を食べやすい大きさに切る。

81kcal 脂質:5.2g／塩分:0.2g

多彩なミネラル・ビタミンを含む
緑黄色野菜で免疫力アップ

「ほうれん草の胡麻和え」

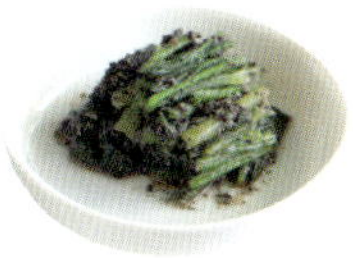

材料(1人分)
ほうれん草…1株
だし汁………大さじ1
黒すりごま…大さじ1
減塩醤油……小さじ1/3

作り方
❶ほうれん草はゆでて水気をしぼり、3cm長さに切る。
❷ボウルにだし汁・黒すりごま・減塩醤油を混ぜ、①を和える。

62kcal 脂質:5.0g／塩分:0.2g

K.Sさん

3日目 夜

「ゆで大豆と野菜のトマト煮」
「タコのガーリック炒め」
「十六穀米ごはん」

夜の常食
「青汁豆乳」
「カスピ海ヨーグルト」

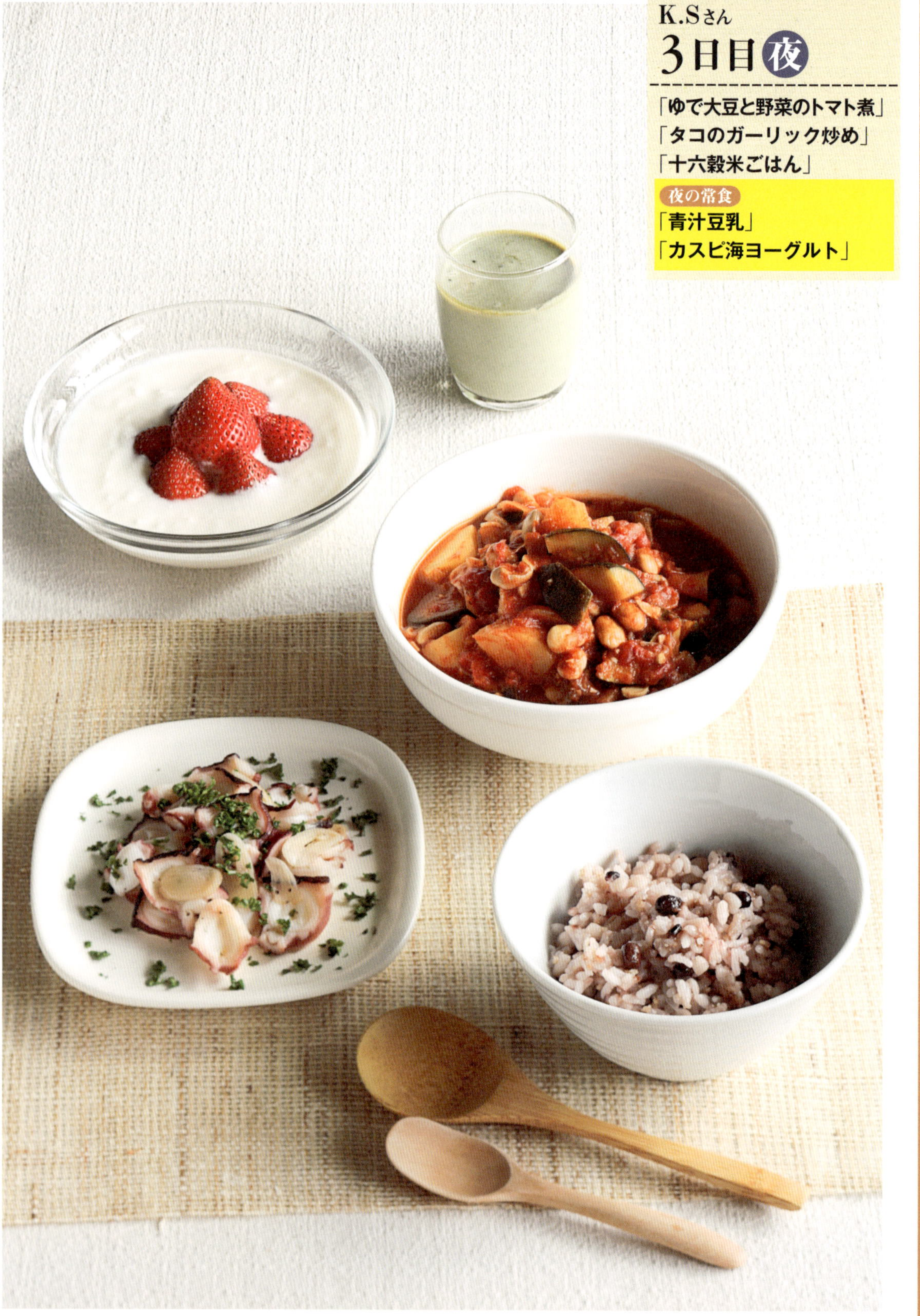

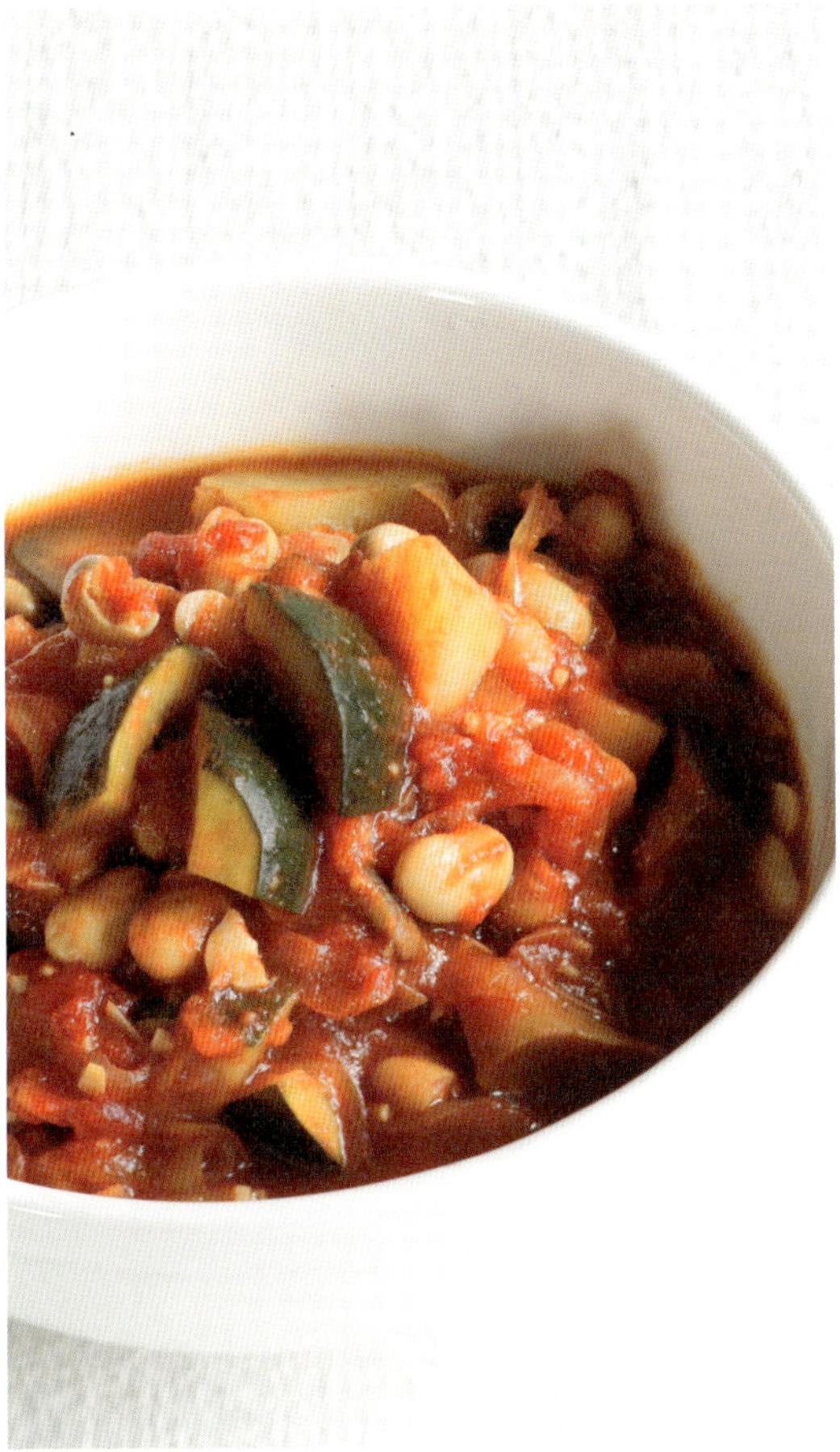

8種類の野菜と大豆のパワーが
免疫力を強化する

「大豆と野菜のトマト煮」

材料(1人分)

ゆで大豆……1/2カップ
たまねぎ……1/2個
じゃがいも…1個
なす…………1/2本
セロリ………1/4本
ズッキーニ…1/4本
エリンギ……1/2本
にんにく……1片
トマト水煮……1/2缶
オリーブ油……小さじ1
ローリエ………1枚
粉末鶏がらだし…大さじ1/2
オレガノ………少々
減塩塩…………0.5g
こしょう………少々

作り方

❶たまねぎは皮をむいてスライス、じゃがいもは皮をむいて乱切り、なす・セロリ・ズッキーニ・エリンギは乱切りにする。
❷にんにくはみじん切りにする。
❸鍋にオリーブ油を熱し、②を炒めて、①を加えてさらに炒める。
❹ ③にトマト水煮・ローリエ・鶏がらだしを加えて煮る。
❺野菜が柔らかくなったら、オレガノ・減塩塩・こしょうで味を調える。

329kcal 脂質:10.7g/塩分:1.2g

※汁は飲まない。

低カロリーで栄養価が豊富な雑穀
が生活習慣病を予防

「十六穀米ごはん」

材料(1人分)

十六穀米……25g
白米…………25g
水……………75ml

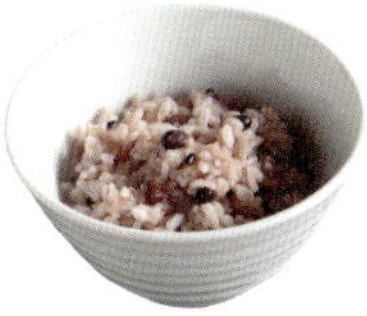

作り方

❶十六穀米・白米を合わせて洗う。
❷ ①・水を炊飯器に入れて炊く。

174kcal 脂質:1.1g/塩分:0.0g

タコに含まれる豊富なタウリンが
肝機能を助ける

「タコのガーリック炒め」

材料(1人分)

タコ(ゆで)…80g
にんにく……1片
パセリ………適量
オリーブ油…小さじ1

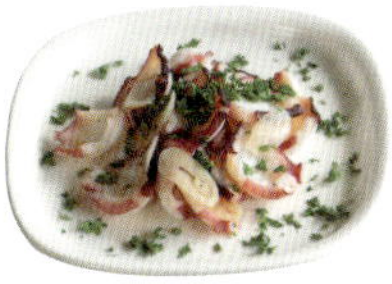

作り方

❶タコはひと口大に切る。
❷にんにくは薄くスライスする。
❸パセリはみじん切りにする。
❹フライパンにオリーブ油を熱し、②を炒め、①を加えてさらに炒める。
❺器に④を盛り、③を散らす。

95kcal 脂質:4.5g/塩分:0.5g

K.Sさん

4日目 夜

「野菜てんぷら」
「発芽玄米ごはん」
「ほうじ茶」

夜の常食
「青汁豆乳」

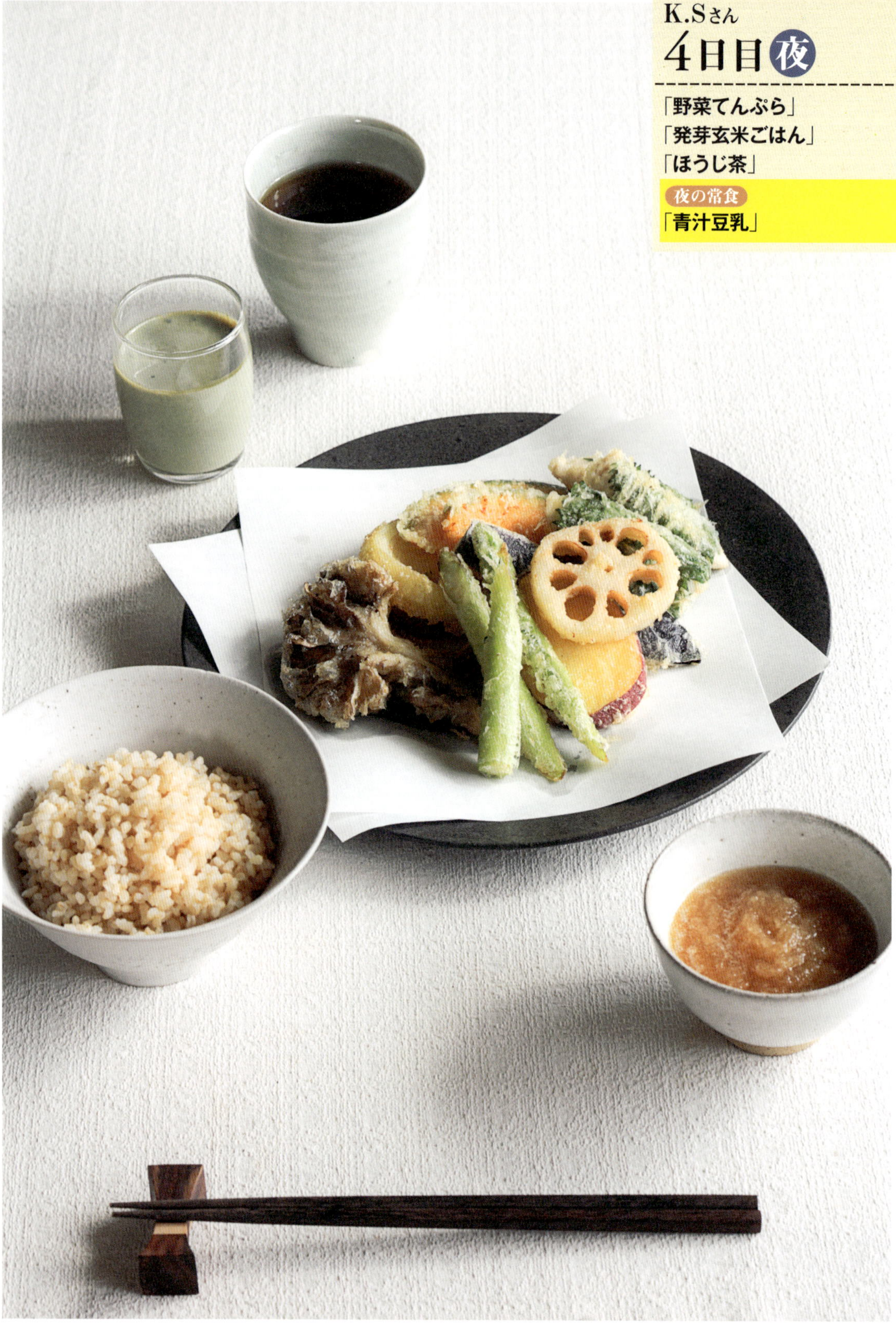

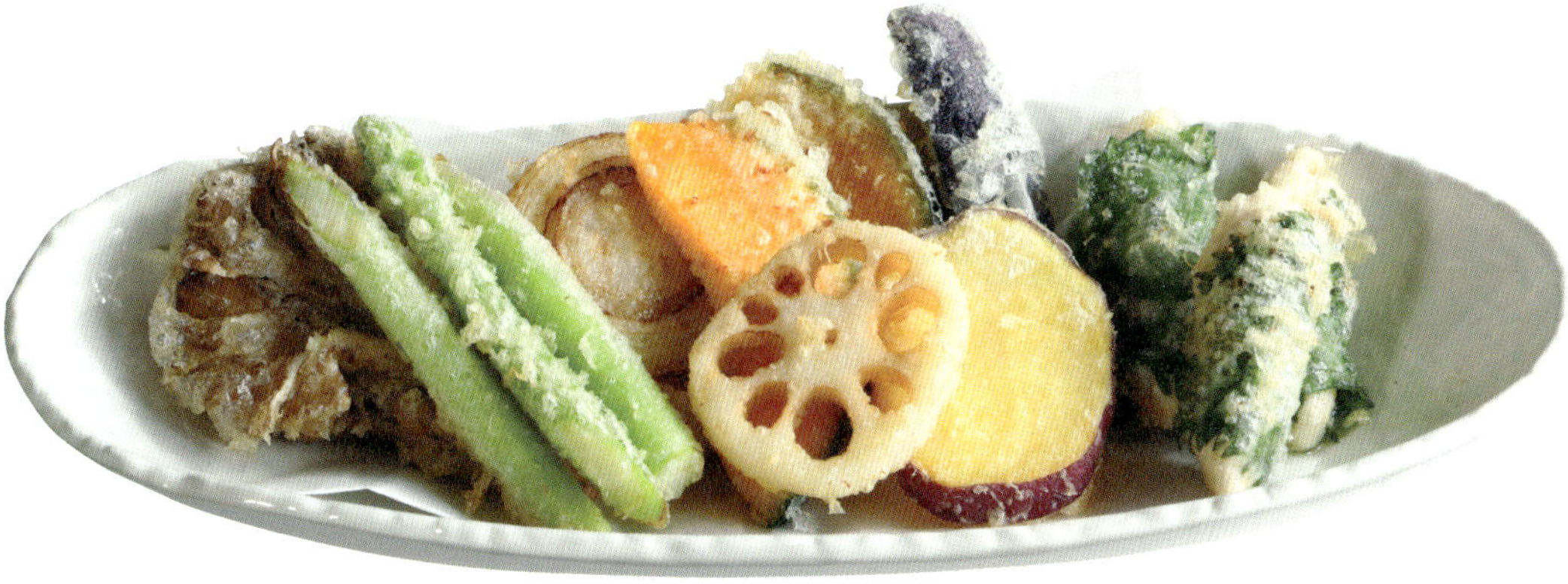

栄養価の高い旬の野菜を一度にたくさん食べられる

「野菜てんぷら」

材料（1人分）

まいたけ……1/4パック
さつまいも…1切れ
なす…………1/4本
かぼちゃ……40g（2切れ）
れんこん……20g（1切れ）
たまねぎ……1/4個
アスパラ……1本
青じそ………3枚
鶏ささみ……1本
揚げ油………適量

〈衣〉
卵………1/2個
冷水……適量
小麦粉…適量

〈天つゆ〉
大根……… 90g
みりん……小さじ1
減塩醤油…小さじ1

作り方

❶まいたけは小房に分け、さつまいもは皮の付いたまま斜めに切り、なすは縦4つ割りにして切り目を入れ、かぼちゃは薄くスライス、れんこん・たまねぎは皮をむいて輪切り、アスパラは斜め3等分にする。
❷鶏ささみは3等分し、青じそで巻く。
❸ボウルに卵・冷水・小麦粉を入れて混ぜる。
❹揚げ油を温め、①・②を③にくぐらせて揚げる。
❺大根は皮をむいてすりおろし、みりん・減塩醤油を混ぜて天つゆをつくる。

254kcal 脂質：7.3g／塩分：0.4g

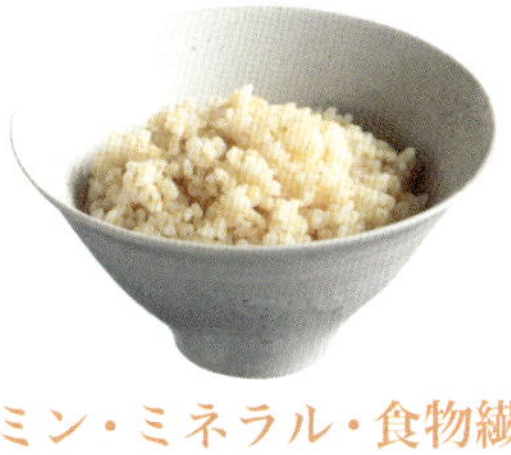

ビタミン・ミネラル・食物繊維が
玄米より豊富

「発芽玄米ごはん」

材料（1人分）

発芽玄米……50g
水……………75ml

作り方

❶発芽玄米を洗う。
❷①・水を炊飯器に入れて炊く。

175kcal 脂質：1.4g／塩分：0.0g

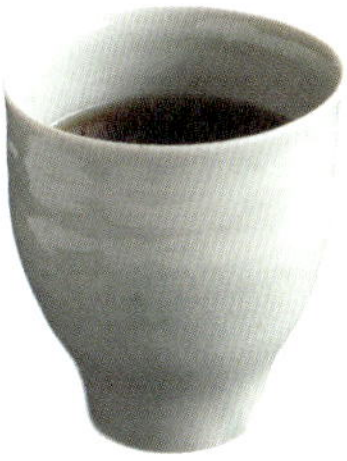

苦味成分タンニンには
抗がん作用も期待できる

「ほうじ茶」

材料（1人分）

ほうじ茶……150ml

0kcal 脂質：0.0g／塩分：0.0g

肺転移 広範リンパ節を伴う進行食道がん

肺やリンパ節への転移もみられたステージⅣの食道がんが化学治療と食事療法で消滅

K.Mさん　大学講師・68歳

健康診断で精密検査を進められ

お酒が好きで、毎晩３５０mlの缶ビールを3本、焼酎を1合くらい、仕上げにコニャックを1杯飲むという生活を30年以上続けていました。食事もトンカツや唐揚げといった油っこいものを好んで食べていました。それでもテニスなどの運動もして体力には自信があったので、自分は絶対がんにならないと思い込んでいました。

しかし、２０１０年6月の健康診断で医師から精密検査を受けるように指示され、女子医大で検査をすると、食道がんと診断されました。しかも、リンパ節や肺にも転移しているステージⅣ。食道がんの大きさは4㎝で、さらなる転移の恐れから手術は不可能とのことでした。

すぐに入院し、抗がん剤治療を受けることになりましたが、医師でもある義理の弟の勧めもあって済陽先生の食事療法をはじめることにしたのです。

がんとわかった翌々日から野菜ジュースを飲み始め、お酒も止めました。

抗がん剤治療は、5日間入院して5ＦＵ、ドセタキセル、シスプラチンを投与。退院後、約一ヶ月おいて再入院して薬を投与するということを6回行いました。

入院中は、医師の許可を得て、病院食ではなく妻が毎日届けてくれる絞りたての果物と野菜のジュースをなるべくたくさん飲むようにして、家から運んでもらったそう麺や湯豆腐、煮物など食べていました。

食事療法と化学療法の併用でわずか半年で治癒

中部食道内腔に直径3cmの進行がんがあり、肺転移、広範リンパ節転移をともなっていたが、ジュースと主体とした食事療法と抗がん剤治療の併用で完治した。

治療後 2010年9月　治療前 2010年7月

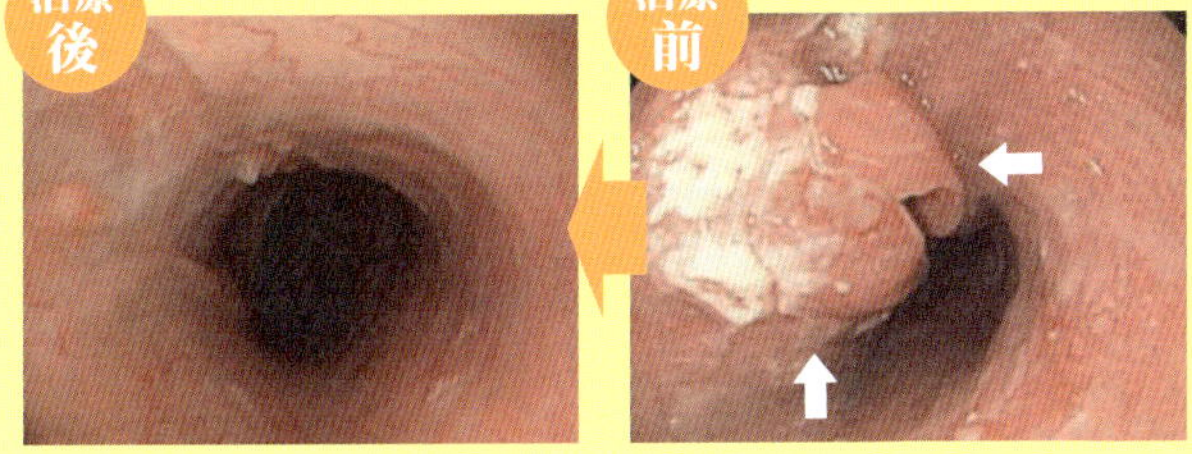

軽減されていく副作用

最初は抗がん剤の副作用がひどく、一回目に退院した後一週間ほどは食欲がなくなり、熱と食欲不振に悩まされました。

　２０１０年9月、済陽先生の病院を訪ね、直接食事指導を受けた際には野菜に含まれるポリフェノールの解毒作用によって、抗がん剤の副作用が軽減されることがあると伺い、どんなに食欲がなくても、野菜ジュースだけは毎日飲むことを心がけました。すると本当に、2回目、3回目と抗がん剤の副作用が軽くなっていくのがわかり、食事療法の効果を実感しました。減塩については、妻が出汁をしっかりとってくれたり、手作りのポン酢を作ってくれたりと、いろいろ工夫してくれたおかげで、味気ないと感じることはほとんどありませんでした。

　そして２０１１年3月に6回目の抗がん剤治療を終え、その3ヶ月後に改めて検査をすることになったのですが、ＣＴと内視鏡検査をを受けてみると、驚くべきことにがんがすっかり消えていたのです。これには主治医も目を丸くして「神様からプレゼントをもらったと思いなさい」と言われました。

　実は最初にがんが見つかったときに、何もしなければ持って半年の命と宣告されていたのです。抗がん剤がよく効いてくれたことも要因かもしれませんが、食事療法を行っていなければ、ここまで回復することはなかったと思います。毎日のジュース作りが今では日課になっています。

実例4 食道がん
4日間のメニュー表

1日目

	献立名	カロリー(kal)	塩分(g)
朝	全粒粉ライ麦クルミパン	242	0.0
	生野菜ジュース	257	0.1
	ナチュラルチーズ	57	0.3
	アボカド	65	0.0
	紅茶	6	0.0
	バナナ	26	0.0
	キャベツエッグ	90	0.4
昼	生野菜ジュース	257	0.1
	野菜たっぷりざるそば	409	2.3
	野菜のお煮しめ	143	0.6
夜	生野菜ジュース	257	0.1
	玄米ごはん	175	0.0
	納豆のオクラ和え	35	0.0
	粕汁	254	0.9
	茎わかめの煮物	6	0.3
	ひじき・にんじん・油揚げの煮物	95	0.7
間食	ヨーグルト	62	0.1
	果物(文旦)	48	0.0
合計		2484	5.9

2日目

	献立名	カロリー(kal)	塩分(g)
朝	全粒粉ライ麦クルミパン	242	0.0
	生野菜ジュース	257	0.1
	ナチュラルチーズ	57	0.3
	アボカド	65	0.0
	紅茶	6	0.0
	バナナ	26	0.0
	キャベツエッグ	90	0.4
昼	生野菜ジュース	257	0.1
	タンメン	495	2.8
夜	生野菜ジュース	257	0.1
	玄米ごはん	175	0.0
	納豆のオクラ和え	35	0.0
	鉄板焼き(手づくりポン酢)	353	0.7
	豆腐の味噌汁	52	1.2
	アスパラガスのおひたし	23	0.2
間食	ヨーグルト	62	0.1
	果物(いちご)	15	0.0
合計		2467	6.0

済陽先生からみた、K.Mさん改善ポイント

朝昼晩の野菜ジュースとしっかり出汁をとった食事がポイント

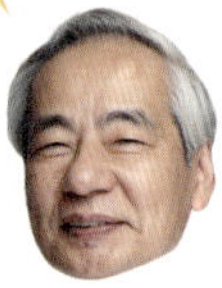

真っ先に通過するところだけに、胃がんと同じく食べ物の影響を受けやすいのが食道がんの特徴です。特に飲酒と喫煙は、食道がんの最大の危険因子です。

フランスの統計では、通常の人に比べ喫煙者が3倍、お酒を飲む人は4倍、飲酒と喫煙両方だと14倍も食道がんになる確率が高くなるというデータもあるほどです。

食事の影響を受けやすいことから、食道がんには絞りたての野菜・果物ジュースが有効です。私がこれまで食事指導を

K.Mさんの4日間のメニュー表

黄色地が敷いてある献立は定番メニューです

3日目

	献立名	カロリー(kal)	塩分(g)
朝	全粒粉ライ麦クルミパン	242	0.0
	生野菜ジュース	257	0.1
	ナチュラルチーズ	57	0.3
	アボカド	65	0.0
	紅茶	6	0.0
	バナナ	26	0.0
	キャベツエッグ	90	0.4
昼	生野菜ジュース	257	0.1
	坦々麺	453	2.2
夜	生野菜ジュース	257	0.1
	玄米ごはん	175	0.0
	納豆のオクラ和え	35	0.0
	鶏団子の酢豚風	347	0.9
	パリパリサラダ	171	0.4
間食	ヨーグルト	62	0.1
	果物(バナナ)	26	0.0
合計		2526	4.6

4日目

	献立名	カロリー(kal)	塩分(g)
朝	全粒粉ライ麦クルミパン	242	0.0
	生野菜ジュース	257	0.1
	ナチュラルチーズ	57	0.3
	アボカド	65	0.0
	紅茶	6	0.0
	バナナ	26	0.0
	キャベツエッグ	90	0.4
昼	生野菜ジュース	257	0.1
	きつねうどん	334	2.4
夜	生野菜ジュース	257	0.1
	玄米ごはん	175	0.0
	納豆のオクラ和え	35	0.0
	生野菜の肉みそ巻き	324	1.2
	蒸し野菜の2色ディップ	230	1.2
間食	ヨーグルト	62	0.1
	果物(いちご)	15	0.0
合計		2432	5.9

行ってきた食道がんの患者さんの中でも、成功している人は朝昼晩と野菜ジュースをまんべんなく飲んでいます。

K・Mさんもしっかり飲んでいますね。それから納豆も毎日食べています。

納豆に含まれる大豆イソフラボンは乳がんと前立腺がんに効果のある食材なのですが、それ以外も発酵食品は毒性物質を分解して悪玉菌を抑制する働きがあり、免疫力をあげるにはとても良い食材です。

アボカドも毎日食べていますが、ビタミンEが豊富で抗酸化活性が高く、血液をサラサラにする効果のある食材です。

食事療法では塩分を厳しく制限するため、どうしても薄味になりがちですが、K・Mさんの場合、昆布とかつお節でしっかり出汁をとっておられますね。そうすることで減塩しながらも美味しく食べられますし、食事療法を長く続ける秘訣だと思います。

K.Mさんが

毎日食べ続けた！ 常食リスト

朝 生野菜ジュース	昼 生野菜ジュース	夜 生野菜ジュース
朝 ナチュラルチーズ		夜 玄米ごはん
朝 全粒粉ライ麦クルミパン		夜 納豆のオクラ和え
朝 アボカド		
朝 バナナ		
朝 紅茶		
朝 キャベツエッグ		
間食 ヨーグルト	間食 果物	

朝 小麦より栄養価の高い

「全粒粉ライ麦のクルミ入りパン」

材料(1斤6枚分)

強力粉………125g　スキムミルク…大さじ1
全粒粉………65g　水…………200ml
ライ麦粉……60g　きび砂糖…大さじ1
クルミ………60g　イースト…小さじ1
オリーブ油…大さじ1

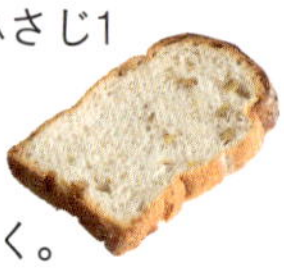

作り方

❶材料をパン焼き器にセットして焼く。
❷焼きあがったパンを6等分する。

242kcal 脂質:9.9g／塩分:0.0g
※6枚切り1枚分

朝 植物性の脂肪をバターの代用に

「アボカド」

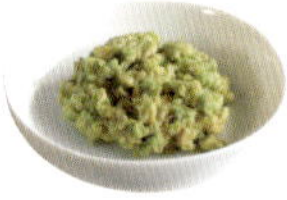

材料と作り方(1人分)

アボカド……1/4個
アボカド1/4個は種とり、皮をむいてつぶしてパンにぬる。

65kcal 脂質:6.5g／塩分:0.0g

朝 手軽な栄養補給に最適なフルーツ

「バナナ」

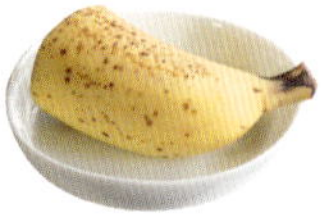

材料(1人分)

バナナ……1/2本

26kcal 脂質:0.1g／塩分:0.0g

朝 昼 夜

11種類の果物野菜をミックス

「生野菜ジュース」

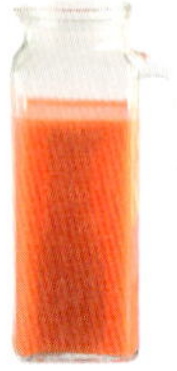

材料(1人分)

キャベツ………1/4個　ピーマン………1個
にんじん………2本　レモン…………2個
セロリ…………3本　グレープフルーツ…1/2個
ブロッコリー…1/8個　オレンジ………1個
小松菜…………2株　パイナップル…1/8個
りんご…………1/2個　はちみつ…………小さじ1

作り方

❶キャベツ・にんじん・セロリ・ブロッコリー・小松菜・りんごは洗ってジューサーのサイズに合わせて切る。
❷ピーマンは洗って半分に切り、種をとる。
❸レモン・グレープフルーツ・オレンジ・パイナップルは洗って皮をむき、ジューサーのサイズに合わせて切る。
❹①・②・③をジューサーにかける。
❺④にはちみつを混ぜる。

257kcal 脂質:1.2g／塩分:0.1g

朝 発酵食品で腸内を活性化

「ナチュラルチーズ」

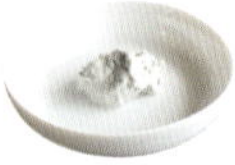

材料と作り方(1人分)

ナチュラルチーズ小さじ1をパンにぬる。
※ナチュラルチーズ(仏製Saint Agur)

57kcal 脂質:4.3g／塩分:0.3g

間食 カロリーが低くビタミンが豊富

「果物」

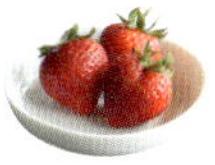

選び方

文旦・いちごなど旬の果物や、バナナを食べる。

間食 オリゴ糖が腸内で善玉菌を増やす

「ヨーグルト」

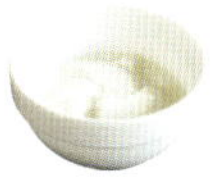

材料と作り方(1人分)

ヨーグルト100gを器に盛る。

62kcal 脂質:3.0g／塩分:0.1g

手づくりだし

天然の塩分と旨みを上手に活用

「一番だし」

材料

昆布………40g　水………1800ml

かつお節…50g　さし水…150ml

作り方

❶鍋に水・昆布を入れて火にかけ、45℃の温度を保ち弱火にかける。

❷20分たったら沸騰直前まで温度をあげ、昆布を取り出す。

❸②にさし水を入れて弱火にし、かつお節を入れる。

❹沸騰したらすぐに布でこす。

料理に合わせて使い分ける

「二番だし」

材料

Ⓐ一番だしに使用した昆布とかつお節

いりこ…ひとつかみ

昆布……20g　かつお節…40g

水………1800ml　さし水……200ml

作り方

❶鍋にⒶ・いりこ・昆布・水の材料を加えて20分間煮立たせる。

❷さし水を加え、温度を下げたところに、かつお節を入れて再沸騰させてすぐ布でこす。

朝 ポリフェノールが中性脂肪を抑制

「紅茶」

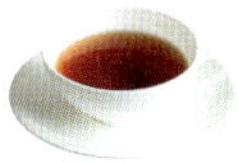

材料と作り方(1人分)

❶ティーポットに小さじ1の紅茶葉、200mlの熱湯を入れてふたをして蒸らす。

❷ティーカップに①を注ぐ。

＊紅茶はアールグレイやアップルティー

6kcal 脂質:0.1g／塩分:0.0g

朝 ビタミンUが抗腫瘍作用に効果

「キャベツエッグ」

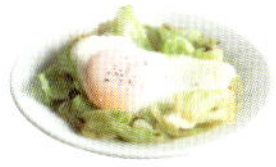

材料と作り方(1人分)

❶キャベツの葉2枚をちぎって、フライパンで炒める。

❷キャベツがしんなりしたら、卵1個を割り入れてふたをして蒸し焼きにする。

❸減塩醤油小さじ1/3、こしょう少々をかける。

90kcal 脂質:4.6g／塩分:0.4g

夜 フィチン酸が細胞の酸化を防ぐ

「玄米ごはん」

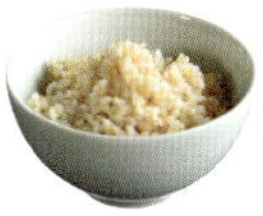

材料と作り方(1人分)

❶玄米50gを洗う。

❷①・水75mlを炊飯器に入れて炊く。

175kcal 脂質:1.4g／塩分:0.0g

夜 ネバリ成分ムチンが抗がんに働く

「納豆のオクラ和え」

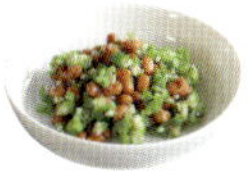

材料と作り方(1人分)

❶オクラ2本はゆでてみじん切りにする。

❷納豆1/3パックは粘りが出るまでよく混ぜ、①を加えてさらに混ぜる。

35kcal 脂質:1.5g／塩分:0.0g

K.Mさん

1日目 昼

「野菜たっぷりざるそば」
「野菜のお煮しめ」

昼の常食

「生野菜ジュース」

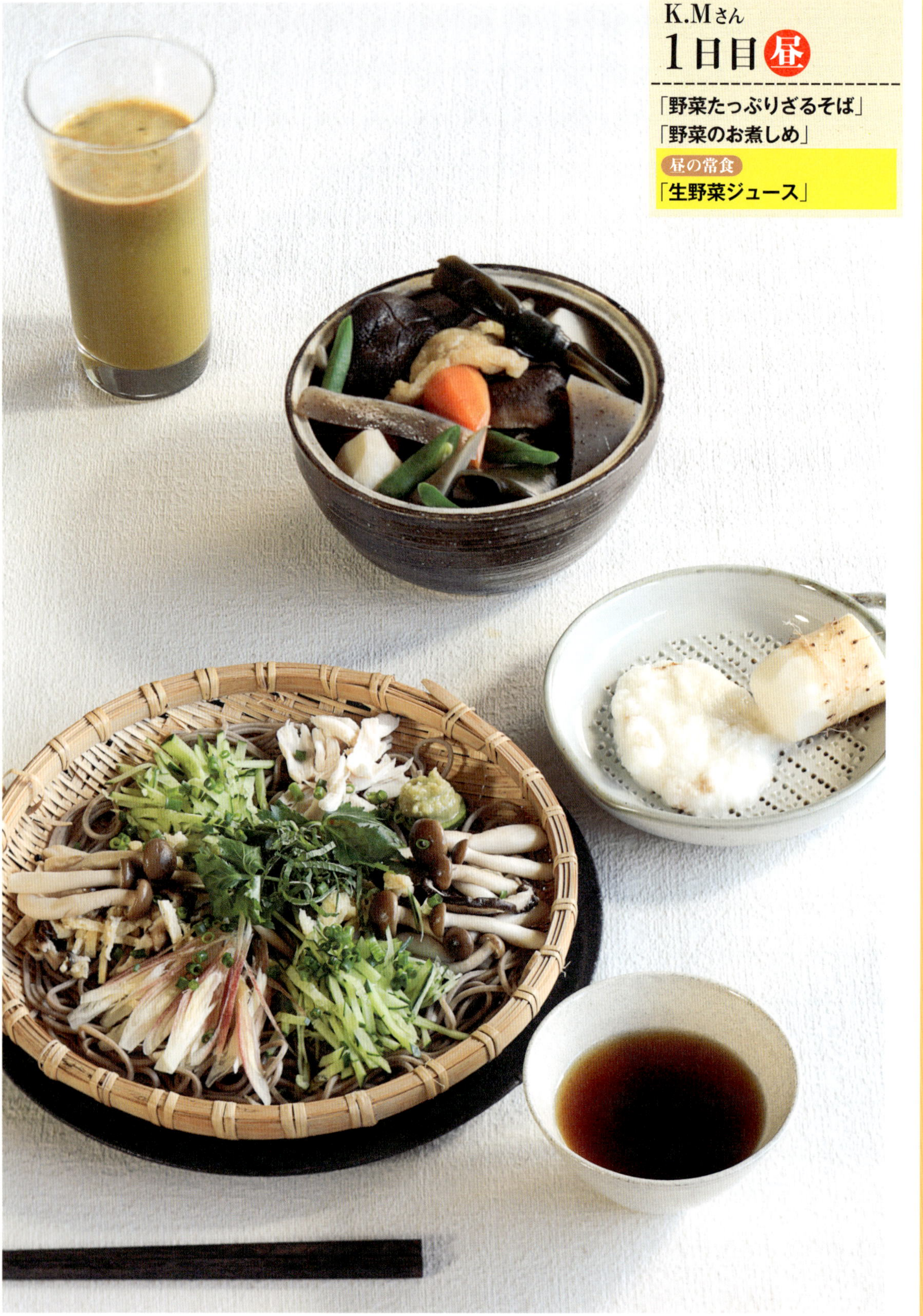

10種類の食材をふんだんに使って
ビタミン・ミネラルを補給する

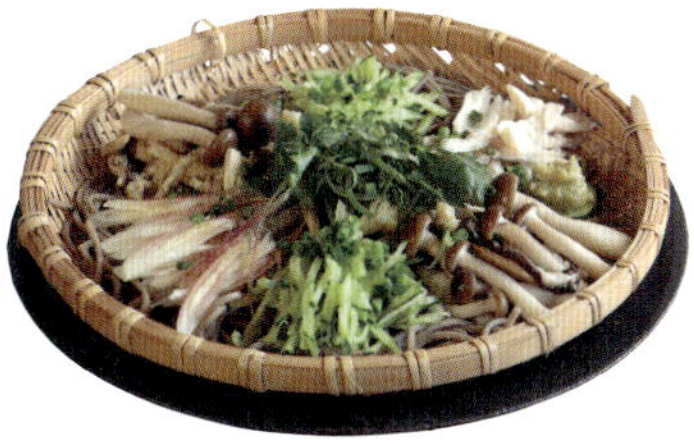

「野菜たっぷりざるそば」

材料（1人分）

十割そば……………80g
油揚げ………………1/2枚
しいたけ……………1枚
しめじ………………1/3パック
鶏ささみ……………1/2本
きゅうり……………1/3本
万能ねぎ……………3本
みょうが……………1個
青じそ………………2枚
みつば………………3本
長芋…………………60g
おろしわさび…適量
<だし>
一番だし……………200ml
減塩醤油……………小さじ1
みりん………………大さじ1/2

作り方

❶十割そばは熱湯でゆでてざるにあけ、水で洗って水気を切る。
❷油揚げは細切り、しいたけは石づきを取りスライス、しめじは根元を切り落として小房に分ける。
❸②を熱湯でさっとゆでて冷ます。
❹鶏ささみはゆでて、食べやすい大きさに裂く。
❺きゅうりは細切り、万能ねぎは小口切り、みょうがは半分に切ってから薄切り、青じそはせん切り、みつばは3cm長さに切る。
❻長芋は皮をむいてすりおろす。
❼一番だしに減塩醤油・みりんを混ぜてつけ汁を作り、器に盛り⑥を入れ、わさびを添える。
❽別の器に①を盛り、③・④・⑤を飾る。

409kcal 脂質：5.9g／塩分：2.3g
※汁は飲まない

根野菜を中心に食物繊維を
多くとって代謝を上げる

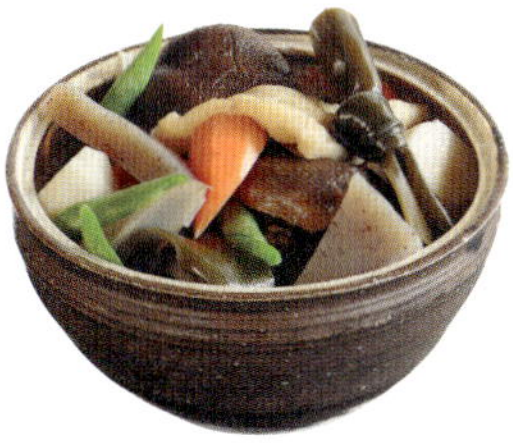

「野菜のお煮しめ」

材料（1人分）

にんじん……………1/4本
ごぼう………………1/4本
里芋…………………1個
干ししいたけ………2枚
こんにゃく…………1/4丁
油揚げ………………1/2枚
生昆布（結び昆布）…2個
いんげん……………2本
減塩醤油……………小さじ1
みりん………………小さじ2
<だし>
二番だし……………100ml
干ししいたけ戻し汁…200ml

作り方

❶干ししいたけを200mlの湯につけて戻し、石づきを切り落とす。
❷にんじん・ごぼう・里芋は皮をむき、食べやすい大きさに切り、里芋は下ゆでする。
❸こんにゃくは厚みを半分にして三角形に切り、油揚げも三角形に切る。
❹③を湯通しする。
❺鍋に①の干ししいたけ・干ししいたけの戻し汁・②・④・二番だしを入れて落しぶたをして煮る。
❻減塩醤油・みりんで調味し、食べやすい大きさに切ったいんげんを加えてひと煮立ちさせる。

143kcal 脂質：3.6g／塩分：0.6g
※煮汁は全て煮含めない

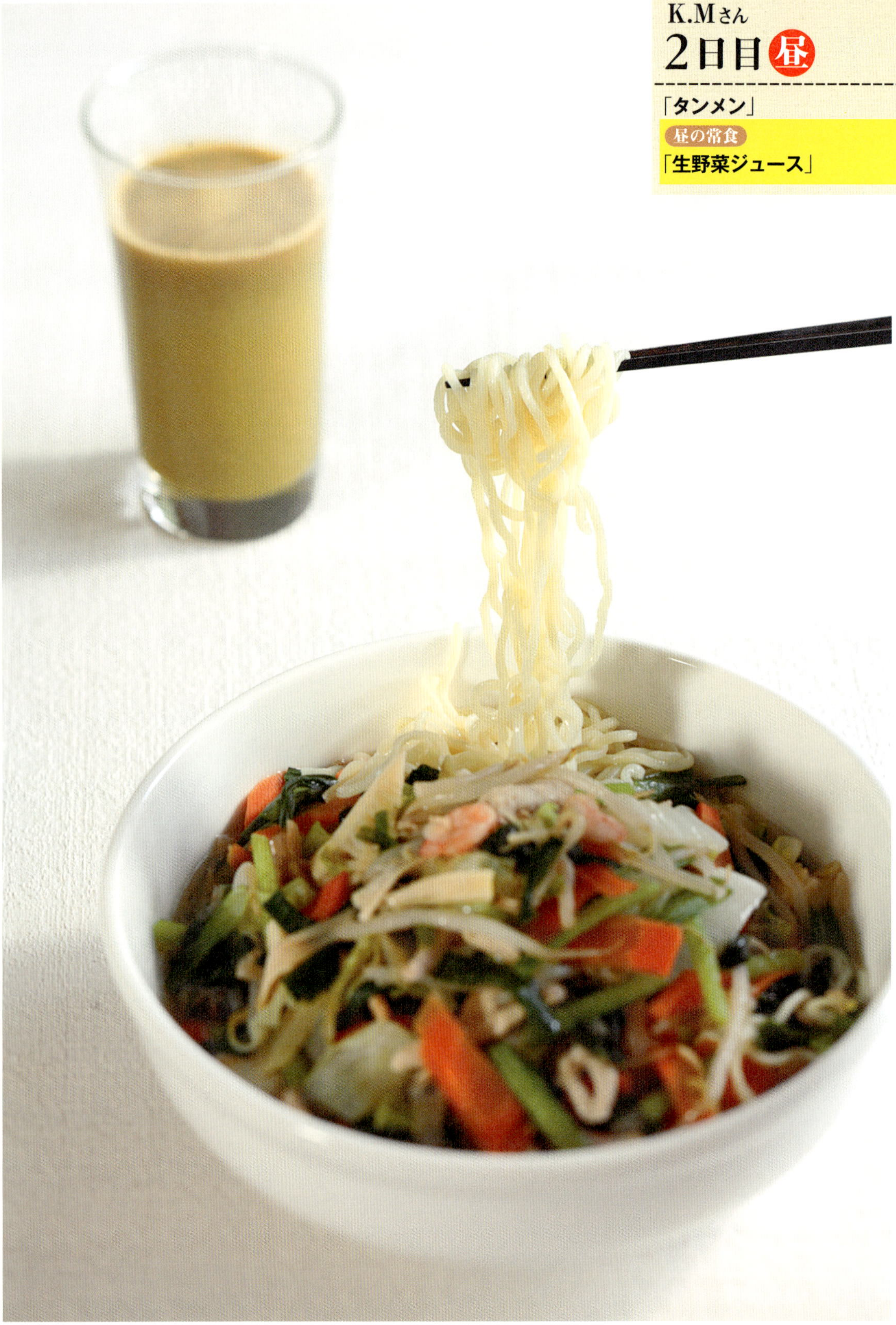

K.Mさん
2日目 昼

「タンメン」

昼の常食

「生野菜ジュース」

14種類の具材をバランスよく摂取して体力をつける

「タンメン」

材料(1人分)

中華麺……………………1玉
鶏むね肉…………………1/4枚
たけのこ(水煮)………1/5個
白菜………………………1枚
小松菜……………………2株
ニラ………………………5本
キャベツ…………………2枚
にんじん…………………1/2本
しめじ……………………1/4パック
ピーマン…………………1/2個
しょうが…………………1片
長ねぎ……………………1/4本
もやし……………………1/4袋
イカ………………………20g
むきエビ…………………2尾
ウェイパー………………小さじ2
ごま油……………………小さじ1
減塩醤油…………………小さじ1/2
減塩塩……………………0.5g

作り方

❶鍋に湯をわかし、中華麺を固めにゆでてざるにあげる。
❷鶏むね肉は薄くそぎ切りにして縦に細く切る。
❸たけのこはせん切りにする。
❹白菜・小松菜・ニラ・キャベツ食べやすい大きさに切り、にんじんは皮をむき、ピーマンは種をとり、食べやすい大きさに切る。
❺しょうが・長ねぎは細切りにする。
❻フライパンにごま油を熱して⑤を炒め、②を加えて炒める。
❼鶏むね肉に火が通ったら、③・④・もやし・イカ・むきエビを加えて炒める。
❽鍋に、ウェイパー・ごま油・減塩醤油・減塩塩・水(500ml)を入れて煮立たせる。
❾器に①を入れ、⑧をかけて⑦をのせる。

459kcal 脂質:9.3g／塩分:2.8g

※汁は飲まない

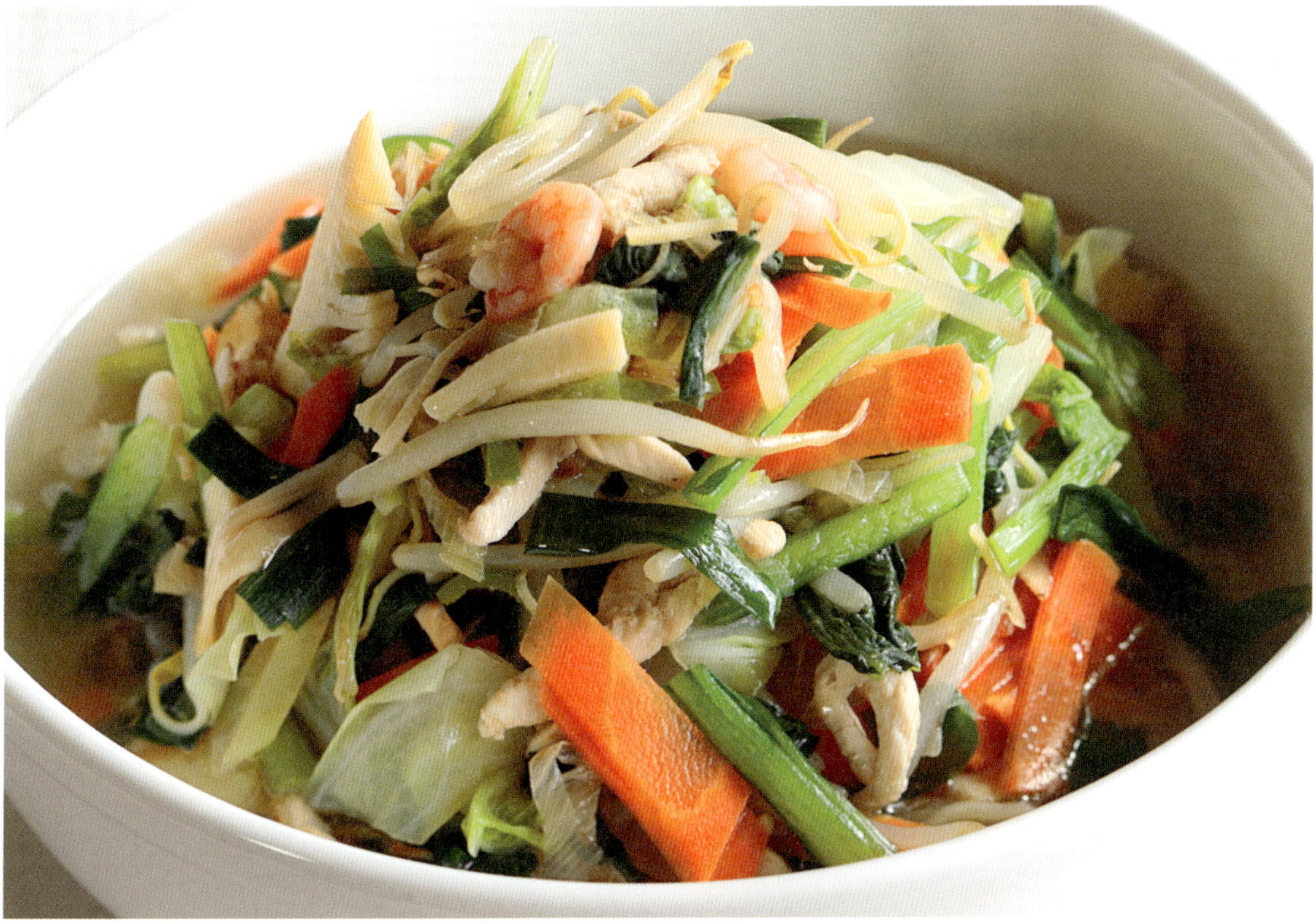

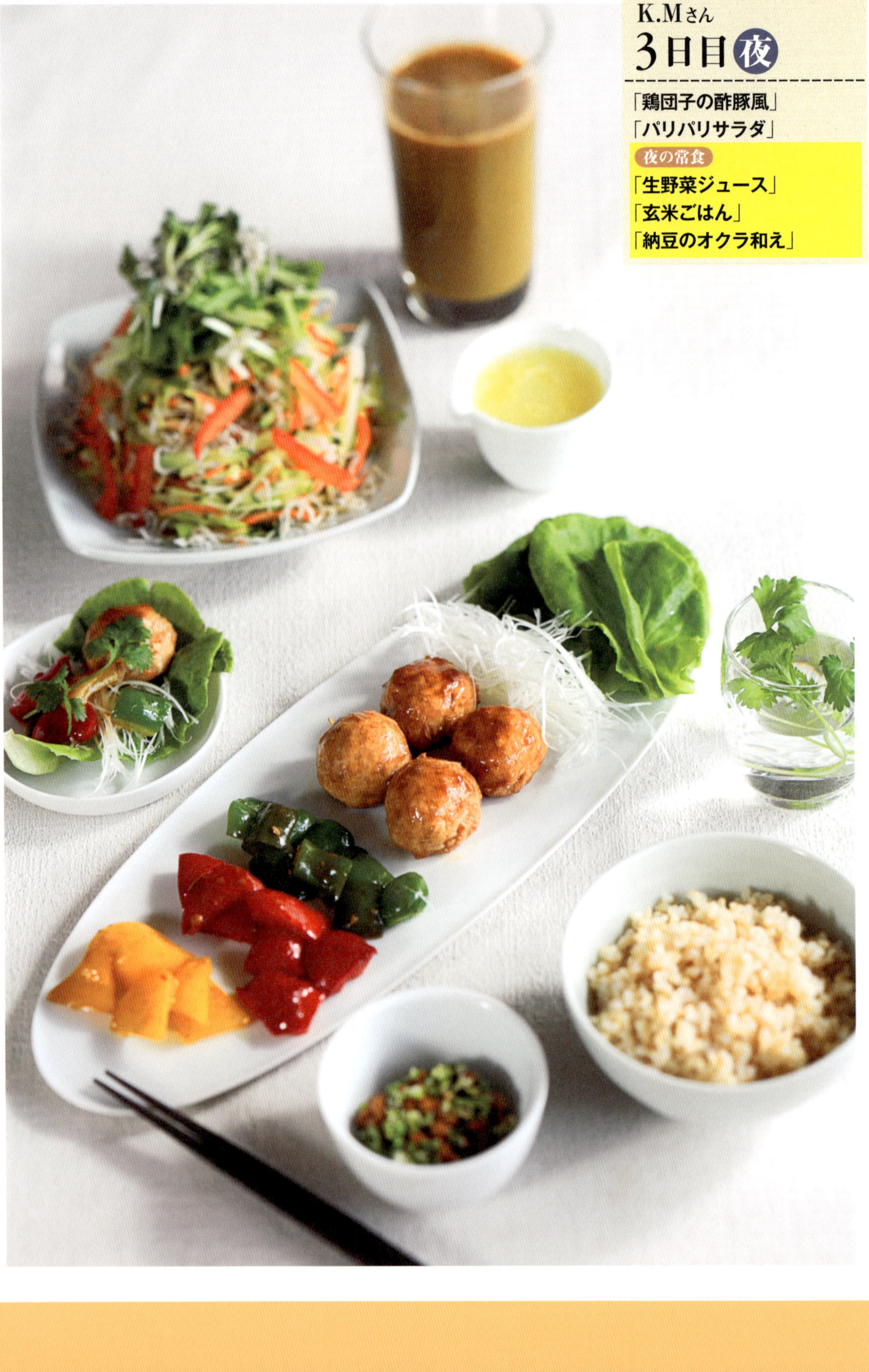

K.Mさん
3日目 夜

「鶏団子の酢豚風」
「パリパリサラダ」

夜の常食

「生野菜ジュース」
「玄米ごはん」
「納豆のオクラ和え」

ヘルシーなむね肉を使ってカロリーを抑える

「鶏団子の酢豚風」

材料(1人分)

鶏むねひき肉……50g
たけのこ(水煮)…1/4個
れんこん…………7.5g
にんにく…………1/2片
長ねぎ……………30g
ピーマン…………1/2個
赤パプリカ………1/2個
黄パプリカ………1/2個
サラダ菜…………5枚
香菜………………少々
唐辛子……………1/2本

ごま油……大さじ1
片栗粉……小さじ1/2
揚げ油……適量
＜甘酢あん＞
酢…………大さじ1/2
黒酢………小さじ1
砂糖………大さじ1/2
減塩醤油…大さじ1/2
水…………50ml
片栗粉……小さじ1/2

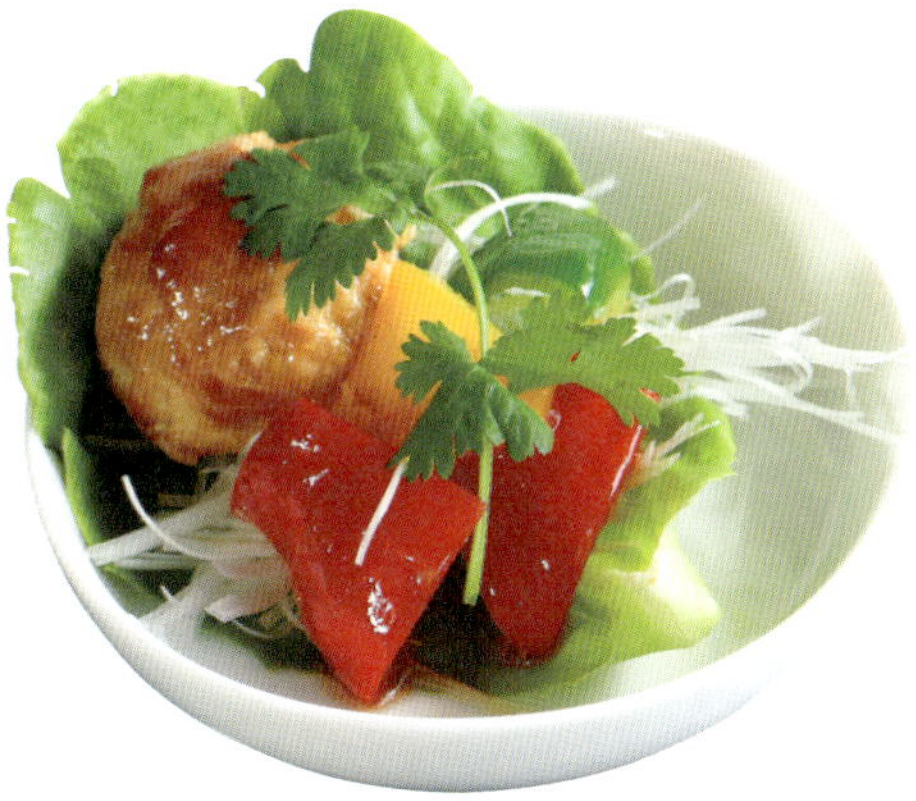

作り方

❶たけのこはみじん切り、れんこん・にんにくは皮をむいてみじん切りにする。
❷長ねぎは白髪ねぎにし、水でさらす。
❸ピーマン・赤パプリカ・黄パプリカはひと口大に切り、揚げ油を温めて素揚げする。
❹ボウルに①・鶏むねひき肉・片栗粉を入れて混ぜ合わせて、ひと口大に丸め、オーブントースターで焼く。
❺甘酢あんの調味料を合わせる。
❻フライパンにごま油を熱して、唐辛子・③・④を入れて炒める。
❼⑥に⑤を入れて炒めてとろみをつける。
❽サラダ菜に⑦・②・香菜を巻く。

347kcal 脂質:21.7g／塩分:0.9g

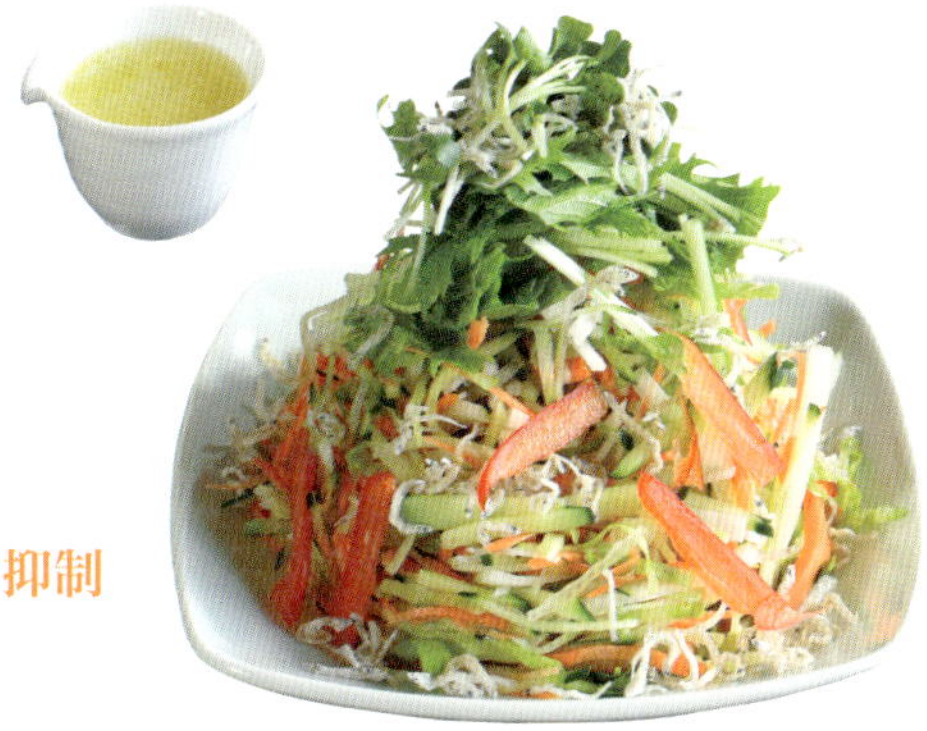

にんじんとセロリに含まれるβ-カロテンでがんを抑制

「パリパリサラダ」

材料(1人分)

セロリ…………1/3本
きゅうり………1/2本
レタス…………1枚
赤パプリカ……1/2個
大根……………1cm厚さ

にんじん………1/4本
水菜……………1/3株
貝割れ大根……1/4パック
ちりめんじゃこ…大さじ1強

〈**ドレッシング**〉

材料と作り方

❶たまねぎ(1/4個)は皮をむいてすりおろす。
❷ボウルに①・オリーブ油(小さじ2)、ワインビネガー(大さじ2)、こしょう(少々)を入れて混ぜ合わせる。

作り方

❶セロリ・きゅうり・レタス・赤パプリカ・大根・にんじんはせん切りにする。
❷水菜・貝割れ大根は3cm長さに切り、氷水の入ったボウルに入れて、パリッとさせる。
❸フライパンでちりめんじゃこ炒り、カリカリにする。
❹器に①・②の水気を切って盛り、③を散らしドレッシングをかける。

171kcal 脂質:8.6g／塩分:0.4g

K.Mさん
4日目 夜

「蒸し野菜の2色ディップ」
「生野菜の肉みそ巻き」

夜の常食
「生野菜ジュース」
「玄米ごはん」
「納豆のオクラ和え」

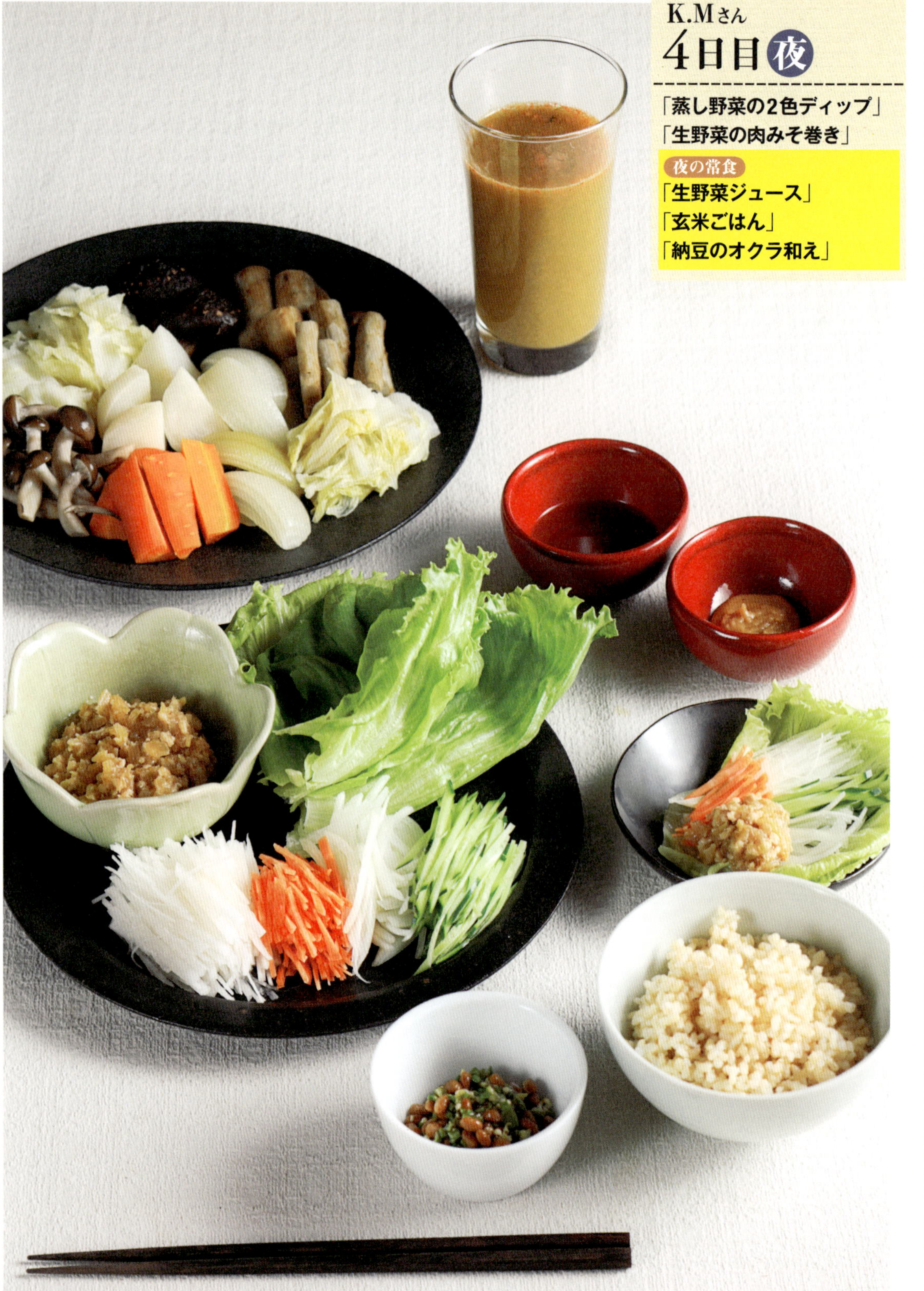

ファイトケミカルの栄養素が抗がんに働きかける

「蒸し野菜の2色ディップ」

材料（1人分）

キャベツ…2枚
白菜………1枚
ごぼう……1/2本
にんじん…1/3本
かぶ………1個
たまねぎ…1/2個
しめじ……1/3パック
しいたけ…2枚

〈**ポン酢**〉

材料と作り方

ゆず果汁（大さじ1）と減塩醤油（小さじ1/3）を混ぜる。

〈**白みそソース**〉

材料と作り方

鍋に低塩白みそ（10g）・練りごま（3g）・酒（小さじ1）・みりん（小さじ1/3）を入れて煮立てる。

作り方

❶キャベツ・白菜は食べやすい大きさに切る。
❷ごぼう・にんじん・かぶ・たまねぎは皮をむいて食べやすい大きさに切る。
❸しめじは根元を切り落として小房に分け、しいたけは石づきを取る。
❹蒸気の上がった蒸し器で①・②・③を蒸す。
❺器に④を盛り付け、ポン酢と白みそソースを添える。

230kcal 脂質：3.0g／塩分：1.2g

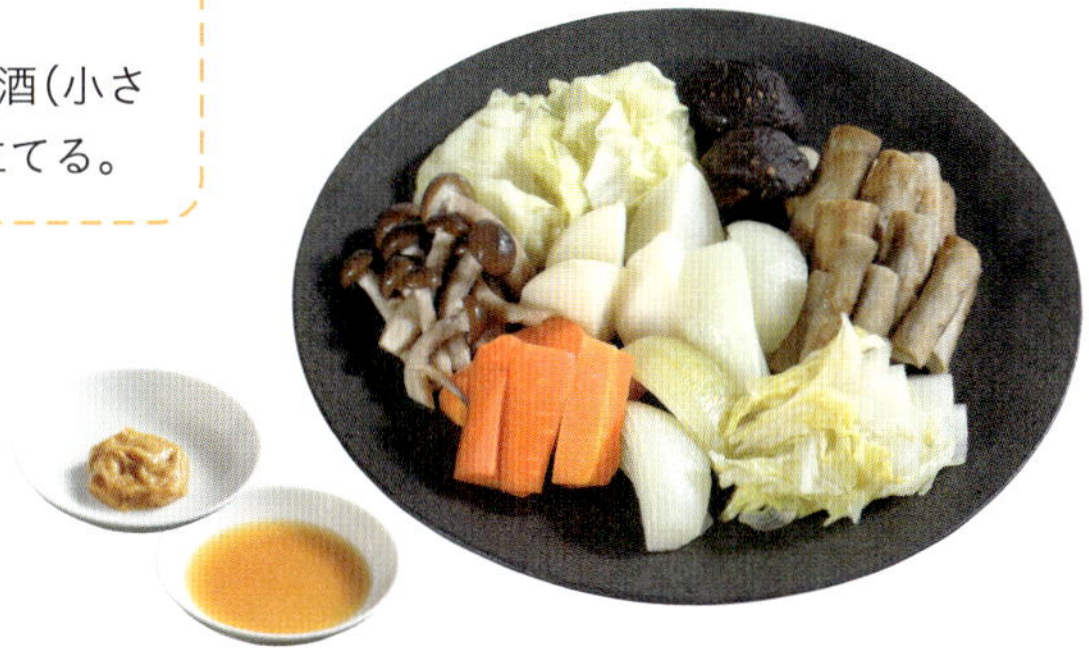

たまねぎに含まれる硫化アリルが免疫力を高める

「生野菜の肉みそ巻き」

材料（1人分）

たまねぎ………1/2個
にんじん………1/3本
大根……………1cm厚さ
きゅうり………1/2本
レタス…………2枚
サラダ菜………2枚
＜肉みそ＞
鶏むねひき肉…30g
長ねぎ…………1/2本
たまねぎ………1/2個
しょうが………1片
砂糖……………大さじ1
低塩みそ………小さじ2
酒………………大さじ1/2
みりん…………大さじ1/2
水………………大さじ2
サラダ油………小さじ1
ごま油…………小さじ1/2

作り方

❶たまねぎは皮をむいてスライス、にんじん・大根は皮をむいてせん切り、きゅうりはせん切りにする。
❷肉みそ用の長ねぎ・たまねぎ・しょうがをみじん切りにする。
❸中華鍋にサラダ油を熱し、②を炒め、鶏むねひき肉を加えてさらに炒める。
❹③に調味料を全て入れて、よく混ぜて炒め、水気をとばして最後にごま油を加えて照りと香りをだす。
❺レタス・サラダ菜に①をのせ、④を添える。

324kcal 脂質：9.7g／塩分：1.2g

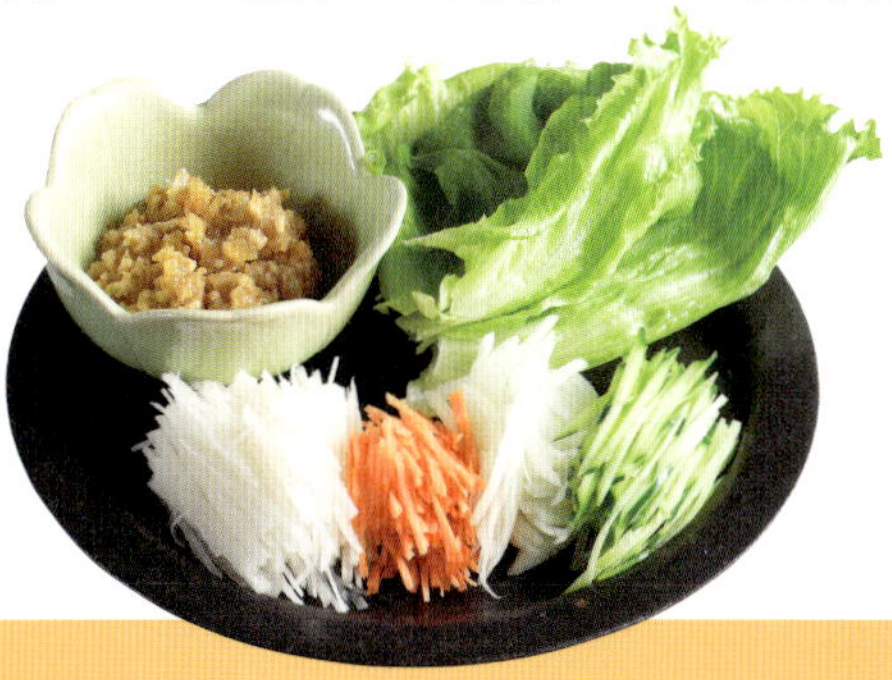

下行結腸がん
多発肝転移4カ所
亜腸閉塞

抗がん剤治療をしても生存率50%
ステージⅣの大腸がんが
食事療法の併用でみるみる縮小

C.Fさん　会社役員（専務取締役）・59歳

健康には人一倍気を配っていた私が

私は台湾人であり、父がベジタリアンだったこともあり、私も昔から肉料理は食べず、主に野菜や魚介類、果物を好んで食べていました。ただ、台北では自宅で料理するより、屋台などで買ってきたものを食べる習慣があるため、自然と味付けが濃く、塩分の多い食事になっていたと思います。仕事柄付き合いもあり、週に4回くらいは外食していました。甘い菓子が好きで、特に月餅は一週間に2箱（一箱6個入）くらい食べたりしていました。

でもそれ以外は煙草もお酒もやりませんし、朝7時に起床して夜23時には就寝するという規則正しい生活を心がけ、自分なりに健康には気をつけているつもりでした。

しかし今思えば、自分でも気づかないうちに仕事のストレスが蓄積されていたのかもしれません。

2009年9月に血便が出たので、病院で詳しく検査してもらったところ、大腸に5㎝大のがんが見つかり、腸閉塞を起こす一歩手前であることがわかったのです。肝臓にも転移したがんが4箇所あり、そのうちひとつは6㎝大になっていました。それらすべてを手術で取るのはあまりにもリスクが高いとのことで、抗がん剤治療（5FU、オキサロプラチン）を行いながら、がんが縮小するかどうか経過を見ることになりました。

薬が効いて良くなる可能性は50％だと医師から宣告されたときは、奈落の底へ突き落とされたような心境でした。

手術不可能といわれたがんが2ヶ月で縮小

腸閉塞を起こしかけていた大腸がんと、大きいもので6cmあった4カ所の肝臓がんが食事療法と抗がん剤治療開始から2ヶ月で縮小。根治手術が可能になった。

（CT画像）

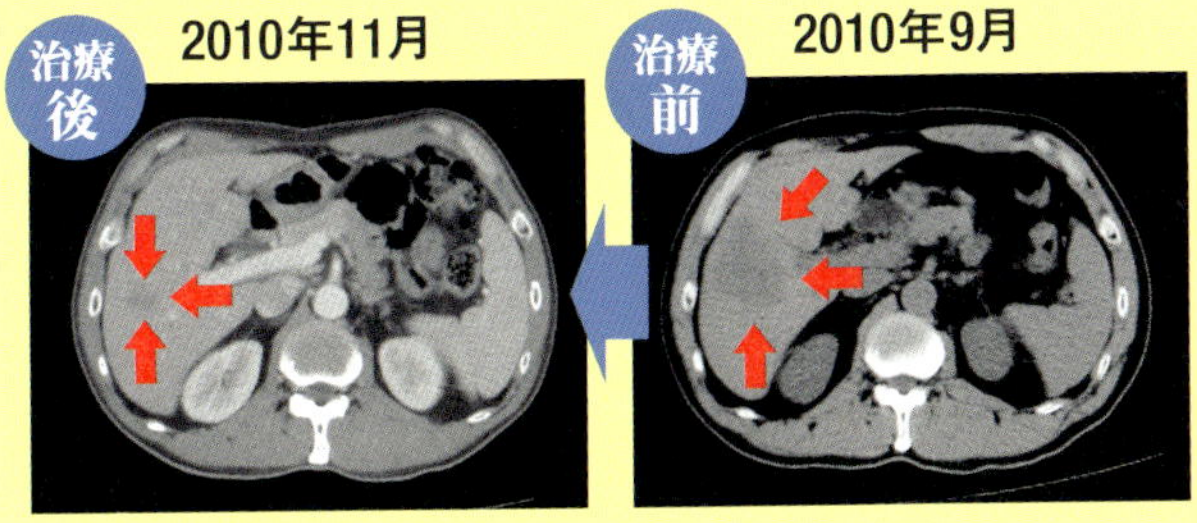

不可能といわれた手術が可能に

そんなときに娘が見つけてきてくれたのが、済陽先生の翻訳本でした。そしてすぐに食事療法をはじめてみることにしたのです。

それから毎日新鮮な野菜や果物を絞ったジュースを朝昼晩と５００ccずつ飲みました。塩分摂取も厳しく制限しました。他には、トマトに含まれるリコピンには強いがん抑制効果があるというので、プチトマトを毎日食べました。

食事療法をはじめて約二週間後、台湾の病院で抗がん剤治療を開始したのですが、娘が済陽先生から「食事療法をしていると、抗がん剤の副作用が軽減されることがある」といったアドバイスされていたとおり、副作用はそれほどありませんでした。3回目の抗がん剤投与を終えた２０１０年11月、日本へ来て済陽先生にＰＥＴ検査をしてもらうと、大腸がんが５cmから３cmに、肝臓のがんも２cmにまでそれぞれ縮小していることがわかったのです。

その後、再び台湾に戻って抗がん剤治療を続行。すると手術による摘出が可能なまでにがんは小さくなり、２０１１年1月に大腸と肝臓の両方のがんを摘出する手術を受けました。がんの腫瘍マーカーであるＣＥＡの数値も、当初の94・79から1・95にまで下がりました（正常値は5以下）。

まさかここまで回復するとは正直思っていませんでした。食事療法に出会えた私は、運が良かったのだと思います。

1日目

	献立名	カロリー(kal)	塩分(g)
朝	果物野菜ジュース	185	0.0
	大豆ジュース	69	0.0
	果物	39	0.0
	プチトマト	28	0.0
	自家製玄米パン	207	0.0
	根昆布汁	4	0.2
昼	果物野菜ジュース	185	0.0
	玄米ごはん	175	0.0
	納豆	90	0.0
	大根おろし	5	0.0
	魚のスープ	171	0.1
夜	果物野菜ジュース	185	0.0
	大根おろし	5	0.0
	豆腐	47	0.0
	ヘチマとアサリの炒め	73	1.6
	グリーン手巻き寿司	81	0.2
	大根スープ	122	0.2
	玄米きのこごはん	205	0.3
合計		1876	2.6

2日目

	献立名	カロリー(kal)	塩分(g)
朝	果物野菜ジュース	185	0.0
	大豆ジュース	69	0.0
	果物	39	0.0
	プチトマト	28	0.0
	自家製玄米パン	207	0.0
	根昆布汁	4	0.2
昼	果物野菜ジュース	185	0.0
	玄米ごはん	175	0.0
	納豆	90	0.0
	大根おろし	5	0.0
	魚のスープ	171	0.1
夜	果物野菜ジュース	185	0.0
	大根おろし	5	0.0
	豆腐	47	0.0
	アサリそば	212	2.1
	海鮮茶碗蒸し	177	0.6
	中華風わかめ	96	0.6
合計		1880	3.6

済陽先生からみた、C.Fさん改善ポイント

徹底した塩分制限でステージⅣ-bのがんを改善

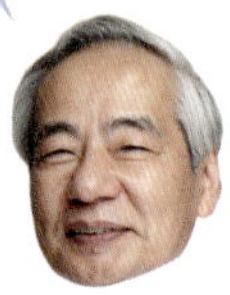

大腸がんはもともと「欧米型」といわれていたがんです。原因は肉料理を中心とした食事だといわれていて、それを証明するかのように日本の食事が欧米化するにともなって年々増えています。これは動物性たんぱく質・動物性脂肪を多く摂ることで消化のために胆汁や膵液が過剰に分泌され大腸粘膜を荒らすためです。

アメリカがん国立研究所のデザイナーフーズ計画では、食事によって70%の大腸がんが改善するというデータもあります。

C・Fさんが私の病院に来たときには、

C.Fさんの4日間のメニュー表

黄色地が敷いてある献立は定番メニューです

3日目

	献立名	カロリー (kal)	塩分 (g)
朝	果物野菜ジュース	185	0.0
	大豆ジュース	69	0.0
	果物	39	0.0
	プチトマト	28	0.0
	自家製玄米パン	207	0.0
	根昆布汁	4	0.2
昼	果物野菜ジュース	185	0.0
	玄米ごはん	175	0.0
	納豆	90	0.0
	大根おろし	5	0.0
	ゆでたまご	76	0.2
夜	果物野菜ジュース	185	0.0
	大根おろし	5	0.0
	豆腐	47	0.0
	海鮮スープビーフン	274	0.3
	鮭のオーブン焼き	236	0.1
	焼きなすのおろしがけ	73	0.2
合計		1883	1.0

4日目

	献立名	カロリー (kal)	塩分 (g)
朝	果物野菜ジュース	185	0.0
	大豆ジュース	69	0.0
	果物	39	0.0
	プチトマト	28	0.0
	自家製玄米パン	207	0.0
	根昆布汁	4	0.2
昼	果物野菜ジュース	185	0.0
	玄米ごはん	175	0.0
	納豆	90	0.0
	大根おろし	5	0.0
	ゆでたまご	76	0.2
夜	果物野菜ジュース(1/2量)	92	0.0
	大根おろし	5	0.0
	豆腐	47	0.0
	野菜カレー	204	0.1
	白菜のスープ	115	0.7
	平目のにんにく焼き	285	0.1
	玄米ごはん	88	0.0
合計		1899	1.3

大腸がんが肝臓に4カ所転移していて、腸閉塞を起こす一歩手前という段階でした。ステージは、最悪のⅣ-bです。

　そこから食事療法をはじめたのですが、腸閉塞になりかけているので、最初はジュースやスープといった通りのいいものを食べてもらいました。食材を刻んだり、玄米もおかゆにしたりといった工夫をしました。

　C・Fさんの食事で特徴的なのが、極限まで塩分が抑えられているということです。

　大腸がんを抑制するリコピンを含むトマトも毎日欠かさず食べています。その他、消化を助けるだけでなく、強力な殺菌作用とがん防止成分、イソチオシアネートを含む大根おろしを毎日食べているのもとてもいいと思います。こうした食事療法を続けた結果、手術ができるまでにがんが小さくなって、現在は完治に向かっておられます。

C.Fさんが

毎日食べ続けた！常食リスト

朝 果物野菜ジュース	昼 果物野菜ジュース	夜 果物野菜ジュース
朝 大豆ジュース	昼 大根おろし	夜 大根おろし
朝 果物	昼 納豆	夜 豆腐
朝 プチトマト	昼 玄米ごはん	
朝 自家製玄米パン		
朝 根昆布汁		

朝

ビタミンCをしっかり補充する

「果物」

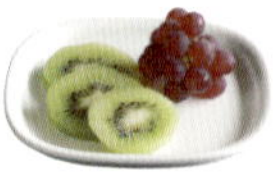

材料と作り方（1人分）

❶キウイ1/2個は皮をむき食べやすい大きさに切る。

❷ぶどう1/4房は洗って小房に分ける。

❸それぞれを器に盛る。

39kcal 脂質：0.1g／塩分：0.0g

朝

リコピンが活性酸素を除去

「プチトマト」

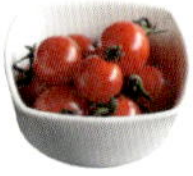

材料と作り方（1人分）

プチトマト10個を洗って器に盛る。

28kcal 脂質：0.1g／塩分：0.0g

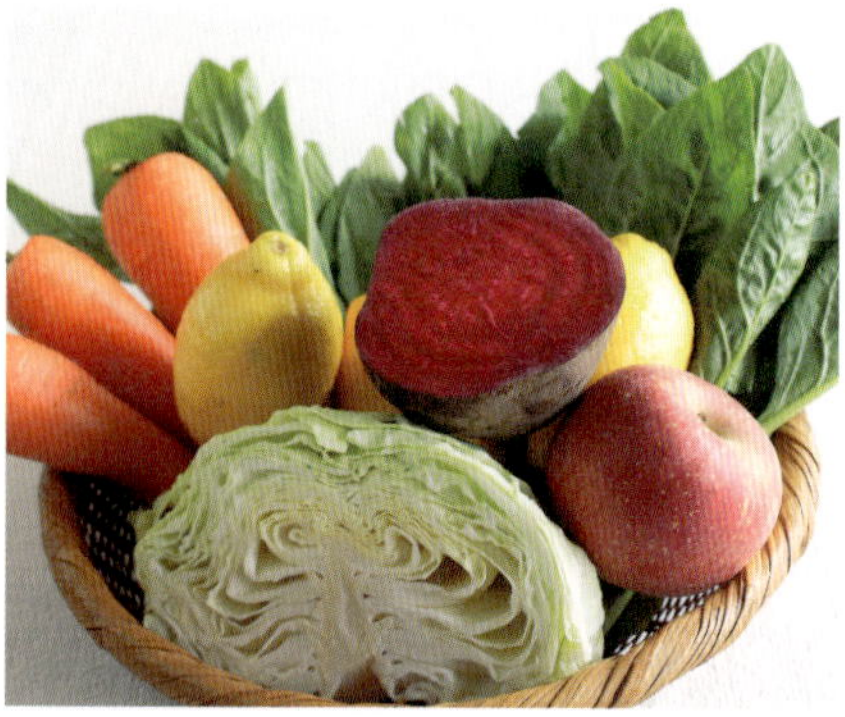

朝 昼 夜

生きた栄養素を逃さずキャッチ

「果物野菜ジュース」

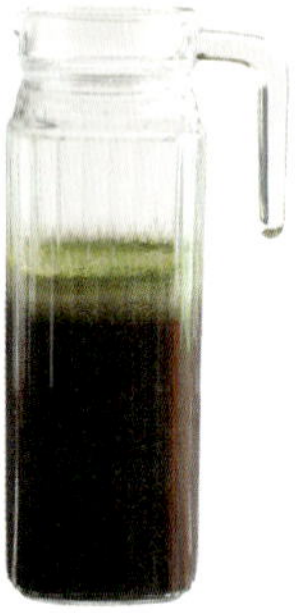

材料（1人分）

りんご…………1/2個
にんじん………1本
レモン…………1個
ビーツ…………1/4個
みかん…………1/2個
パイナップル…1/8個
小松菜…………1/2束
キャベツ………1/4個
ほうれん草……2束

作り方

❶りんご・にんじん・レモン・ビーツ・みかん・パイナップルは洗って皮をむき、ジューサーのサイズに合わせて切る。

❷小松菜・キャベツ・ほうれん草は洗ってジューサーのサイズに合わせて切る。

❸①・②をジューサーにかける。

185kcal 脂質：1.6g／塩分：0.0g

朝

大豆サポニンが、がん化を予防

「大豆ジュース」

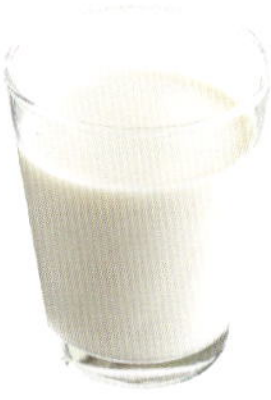

材料と作り方（1人分）

豆乳150mlをカップに注ぐ。

68kcal 脂質：3.0g／塩分：0.0g

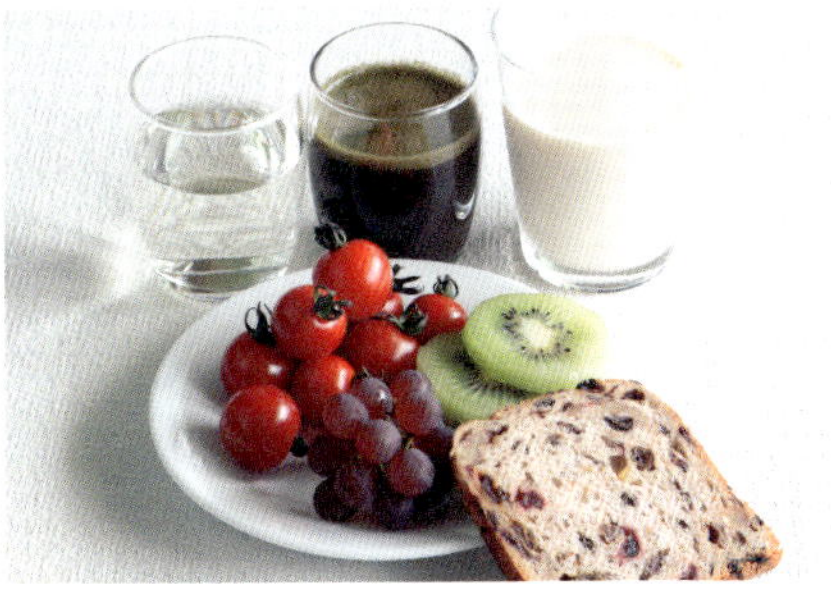

昼

殺菌作用のある青ジソを加える

「納豆」

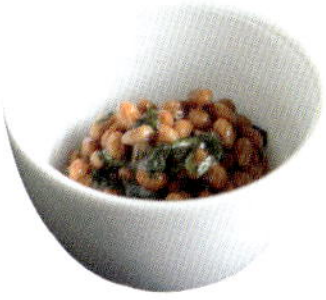

材料(1人分)

納豆……1パック

青じそ…1枚

作り方

❶青じそをせん切りにする。

❷納豆・①を粘りが出るまでよく混ぜる。

90kcal 脂質:4.5g/塩分:0.0g

昼 夜

消化酵素のオキシターゼが胃腸を整える

「大根おろし」

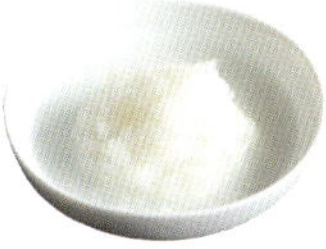

材料(1人分)

大根……1cm厚さ

作り方

❶大根は皮をむき、すりおろす。

❷器に①を盛る。

5kcal 脂質:0.0g/塩分:0.0g

昼 夜

大豆よりも消化吸収率が高い

「豆腐」

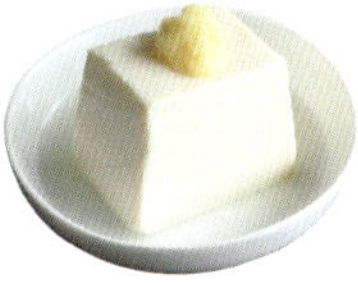

材料(1人分)

絹豆腐………………1/4丁

しょうが(すりおろし)…小さじ1

酢……………………大さじ1

作り方

❶絹豆腐を器に盛る。

❷①にしょうがを飾り、酢をかける。

47kcal 脂質:2.3g/塩分:0.0g

朝

酵母が腸内を活性化させる

「自家製玄米パン」

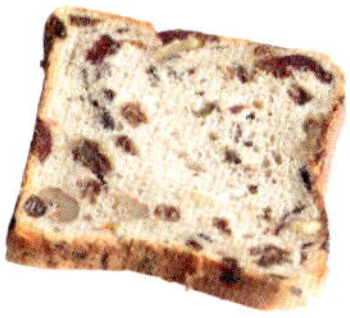

材料(一斤6枚分)

強力粉……………1カップ強

全粒粉……………1カップ強

スキムミルク……大さじ3

黒砂糖……………大さじ2・1/2

ドライイースト…小さじ1

ドライフルーツ…60g

水…………………190ml

オリーブ油………大さじ1・1/3

作り方

❶全ての材料をホームベーカリーに入れてスイッチを入れる。

❷焼きあがったら取り出し粗熱をとる。

❸②を6枚に切る。

207kcal 脂質:3.7g/塩分:0.0g

※6枚切り1枚分

朝

フコイダンが抗がん作用を発揮

「根昆布汁」

材料

根昆布……3×6cm 1枚

自然水……400ml

作り方

❶根昆布を自然水につける。

❷翌朝、コップに注ぐ。

4kcal 脂質:0.1g/塩分:0.2g

昼

フィチン酸がデトックスに有効

「玄米ごはん」

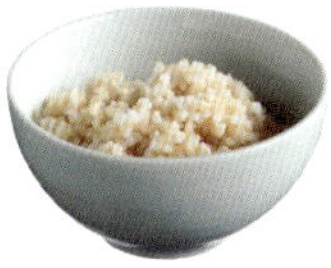

材料(1人分)

玄米……50g

水………75ml

作り方

❶玄米を洗う。

❷①・水を炊飯器に入れて炊く。

175kcal 脂質:1.4g/塩分:0.0g

C.Fさん
1日目 夜

「ヘチマとアサリ炒め」
「グリーン手巻き寿司」
「大根スープ」
「玄米きのこごはん」

夜の常食

「果物野菜ジュース」
「大根おろし」
「豆腐」

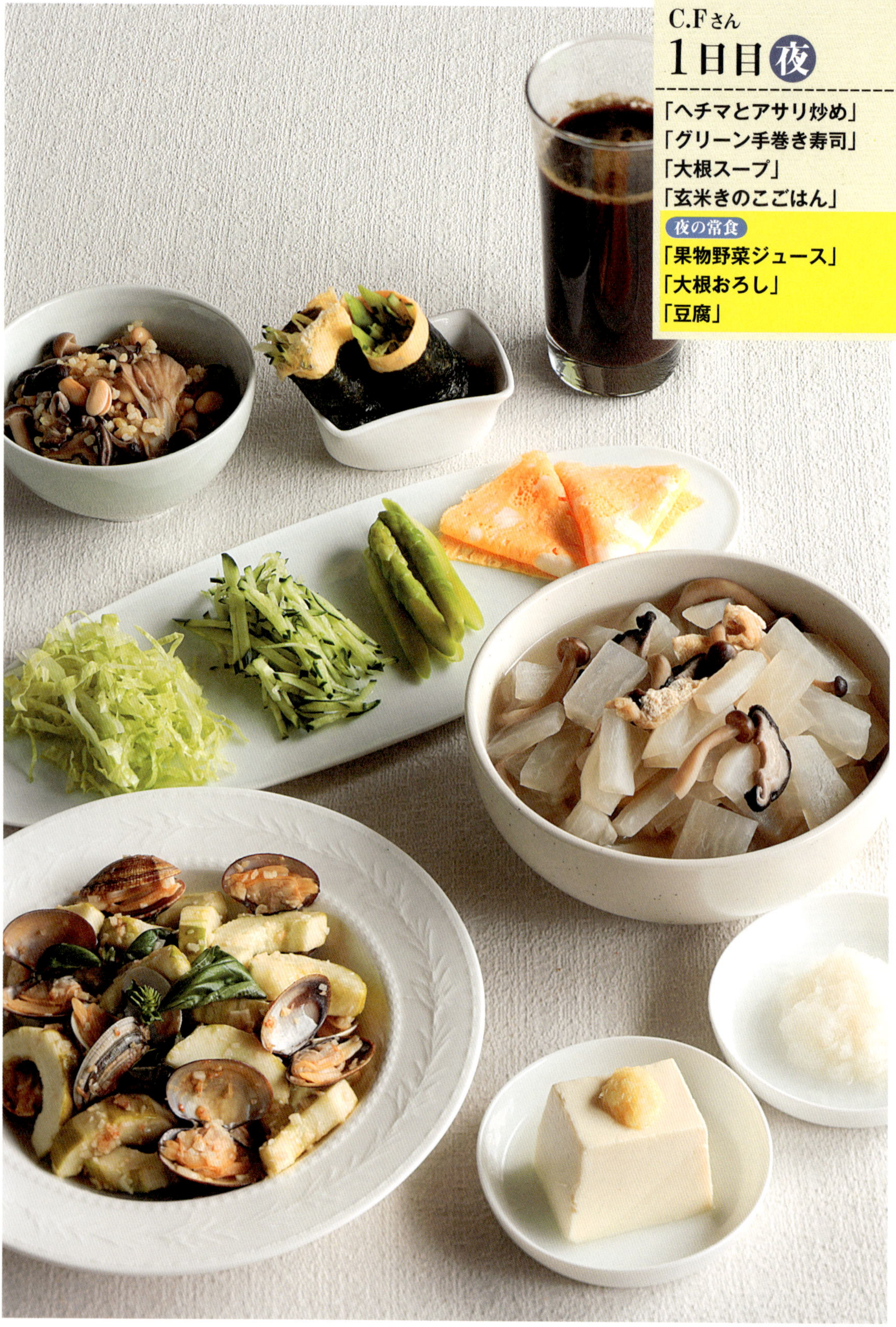

大根に含まれる辛味成分が
がん細胞の増殖を防ぐ

「大根スープ」

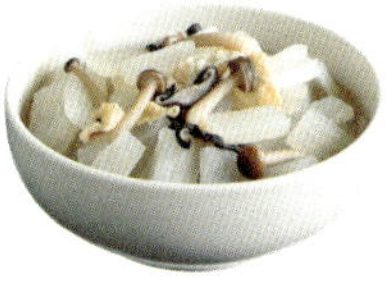

材料(1人分)
大根………1/2本
油揚げ……1/4枚
まいたけ…1/4パック
しめじ……1/4パック
しいたけ…2枚
減塩塩……0.3g
昆布………1g(3cm×12cm)
水…………400ml

作り方
❶鍋に水と昆布を入れて火にかけ、沸騰直前に昆布をとりだし、だし汁を作る。
❷大根は皮をむき5mm厚さの短冊切りにする。
❸油揚げは熱湯をかけて油抜きをして1cm幅に切る。
❹まいたけ・しめじは根元を切り落として小房に分け、しいたけは石づきを取り、細切りにする。
❺①に②・③・④を入れて大根が柔らかくなるまで煮て、減塩塩で調味する。

180kcal 脂質:7.5g／塩分:0.2g

きのこのβ-グルカンが
抗がん作用に働きかける

「玄米きのこごはん」

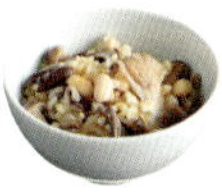

材料(1人分)

玄米………40g	大豆(ひと晩水に漬けたもの)…40g
まいたけ…10g	うこん………………小さじ1/2
しめじ……10g	減塩塩………………0.3g
しいたけ…1枚	水……………………60ml

作り方
❶玄米を洗う。
❷まいたけ・しめじは根元を切り落として小房に分け、しいたけは石づきを取り、細切りにする。
❸①・②・大豆・うこん・減塩塩・水を炊飯器に入れて炊く。

205kcal 脂質:4.0g／塩分:0.3g

アサリに含まれるグリコーゲンが
肝機能を促進する

「ヘチマとアサリの炒め」

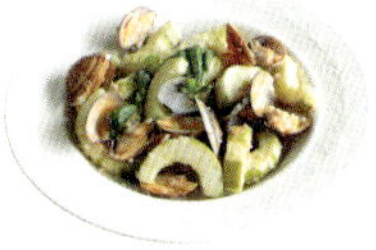

材料(1人分)
アサリ(殻つき)…1カップ
ヘチマ……………1/2本
にんにく…………5片
バジル……………1カップ

作り方
❶アサリは洗って砂抜きする。
❷ヘチマは食べやすい大きさに切って蒸す。
❸にんにくはみじん切りにする。
❹フライパンで③を炒め、①を加えてさらに炒める。
❺④に②とバジルを加えてさっと炒める。

183kcal 脂質:12.7g／塩分:1.6g

アスパラときゅうりに豊富な
カリウムが余分な塩分を排出

「グリーン手巻き寿司」

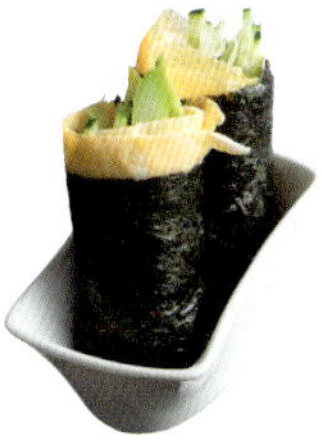

材料(1人分)
アスパラガス…2本
レタス…………2枚
きゅうり………1本
卵………………1/2個
焼きのり………大判2枚

作り方
❶アスパラガスは根元を切り落とし3cm長さの斜め切りにしさっとゆでて冷水にとり、水気を切る。
❷レタス・きゅうりはせん切りにする。
❸フライパンを温め、溶き卵を流しいれて薄焼き卵を作る。
❹焼きのりを半分に切り、手巻き寿司サイズにする。
❺④に①・②・③をのせて巻く。

119kcal 脂質:5.6g／塩分:0.3g

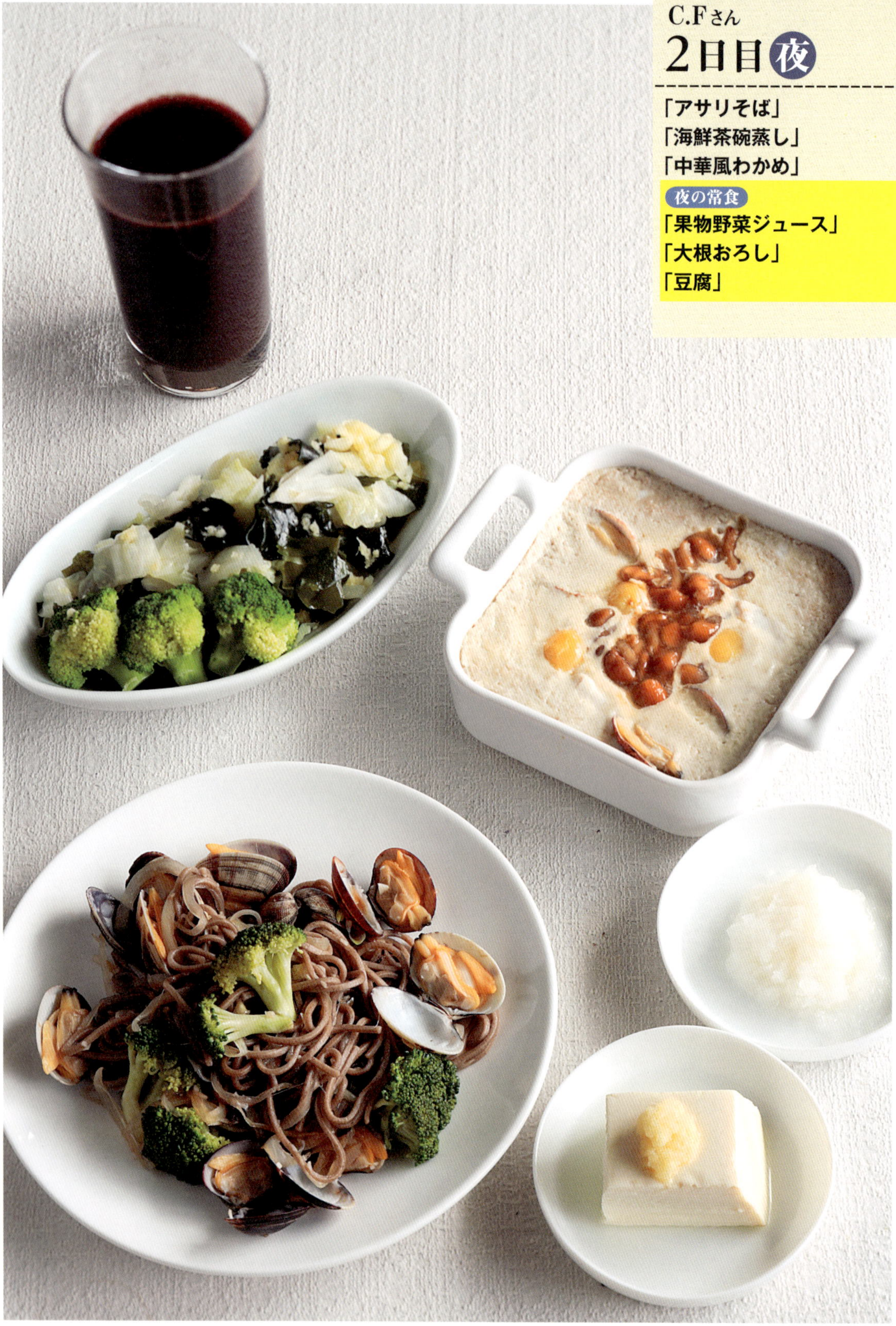

C.Fさん

2日目 夜

「アサリそば」
「海鮮茶碗蒸し」
「中華風わかめ」

夜の常食

「果物野菜ジュース」
「大根おろし」
「豆腐」

里芋のぬめりとなるガラクタンが
がんの進行を防ぐ

「海鮮茶碗蒸し」

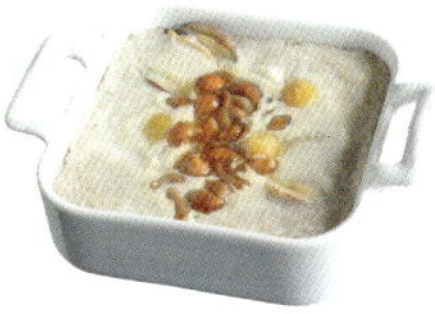

材料(1人分)
アサリ(殻つき)……3個
タイ(切り身)………15g
れんこん……………3cm
長芋…………………60g
なめこ………………1/2袋
ぎんなん(水煮)……3個
卵……………………1個
自家製昆布だし汁…100ml
※昆布をひと晩水につけたもの

作り方
❶アサリは洗って砂抜きし、タイはひと口大に切る。
❷れんこん・長芋は皮をむいてすりおろす。
❸卵を溶きほぐし、②・自家製昆布だし汁を加えてよく混ぜる。
❹器に①・なめこ・ぎんなんを入れて③を注ぐ。
❺蒸気の上がった蒸し器で20分程蒸す。

177kcal 脂質:7.2g/塩分:0.6g

わかめに含まれるヨウ素には
抗がん作用が期待できる

「中華風わかめ」

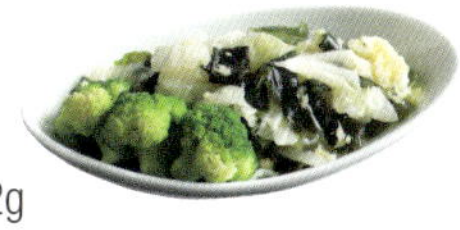

材料(1人分)
わかめ(乾燥)……………2g
キャベツ…………………1/4個
ブロッコリー……………3房
しょうが(すりおろし)…小さじ1
ごま油……………………少々

作り方
❶わかめは水戻しし、水気を切る。
❷キャベツは食べやすい大きさに切り、ブロッコリーは小房に分ける。
❸②を蒸気の上がった蒸し器で蒸す。
❹ボウルに①・③・しょうが・ごま油を入れて和える。

96kcal 脂質:1.5g/塩分:0.6g

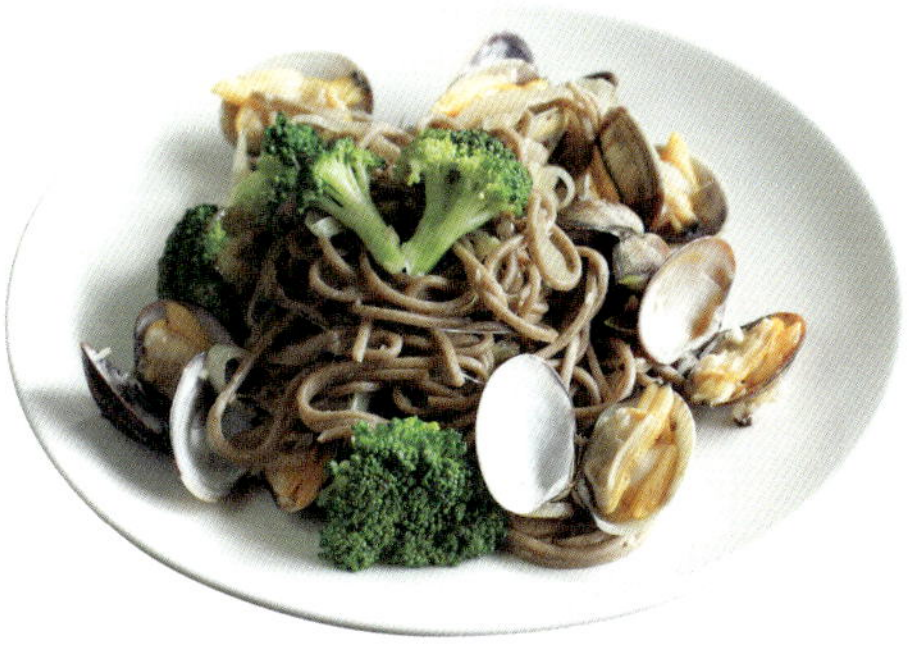

肝機能を高める
アサリがたっぷり

「アサリそば」

材料(1人分)
そば(乾燥)………20g
アサリ(殻つき)…1カップ
ブロッコリー……3房
にんにく…………5片
たまねぎ…………1/2個
しいたけ…………2枚
オリーブ油………小さじ1/2
こしょう…………少々

作り方
❶アサリは洗って砂抜きする。
❷そばを熱湯でゆでてざるにあける。
❸小房に分けたブロッコリーは熱湯でさっとゆでる。
❹にんにく・たまねぎは皮をむき、しいたけは石づきを切り落として薄くスライスする。
❺フライパンにオリーブ油を熱し、①・④を加えて炒める。
❻⑤に②・③加えて入れて炒め、こしょうで調味する

212kcal 脂質:3.6g/塩分:2.1g

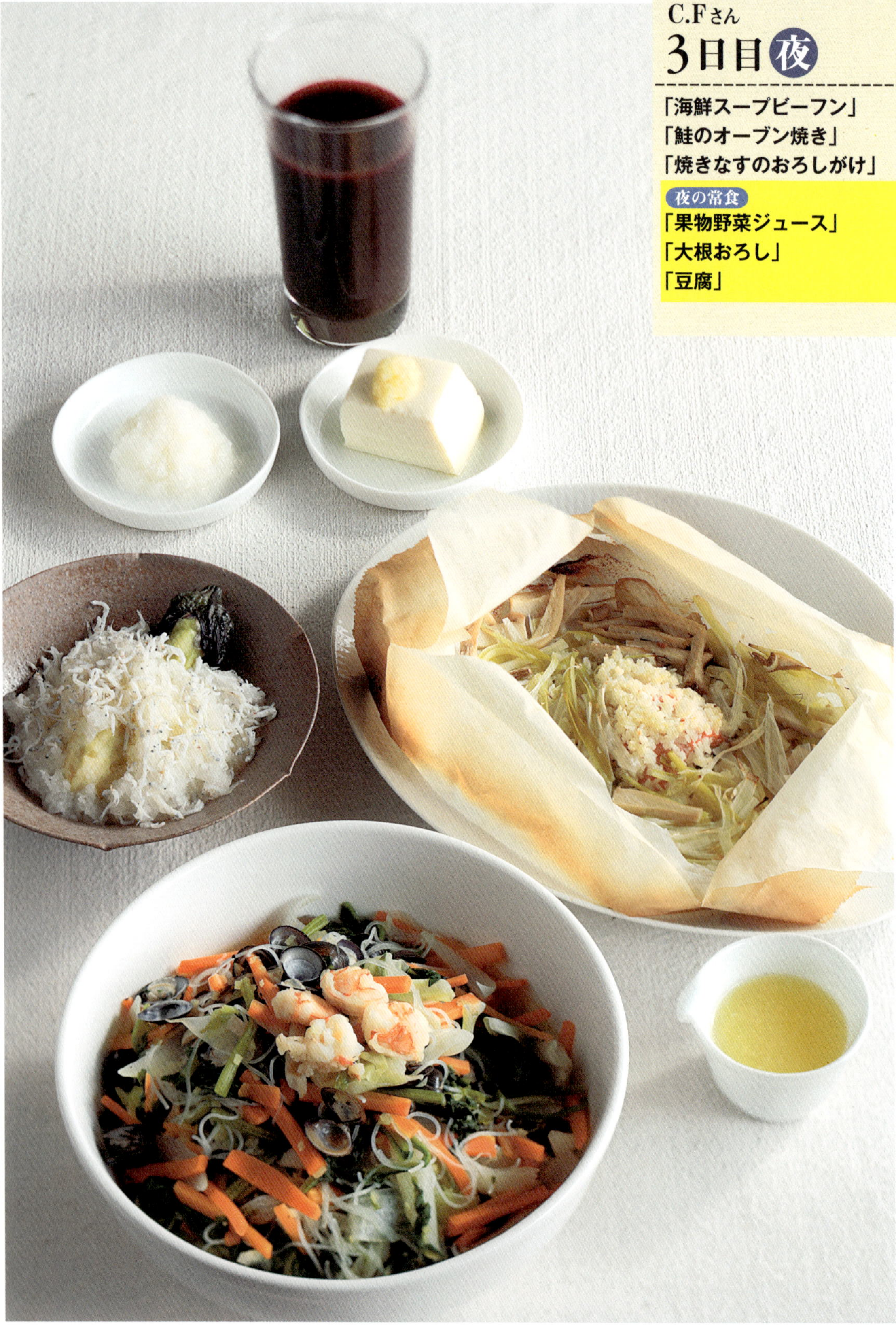

C.Fさん
3日目夜

「海鮮スープビーフン」
「鮭のオーブン焼き」
「焼きなすのおろしがけ」

夜の常食
「果物野菜ジュース」
「大根おろし」
「豆腐」

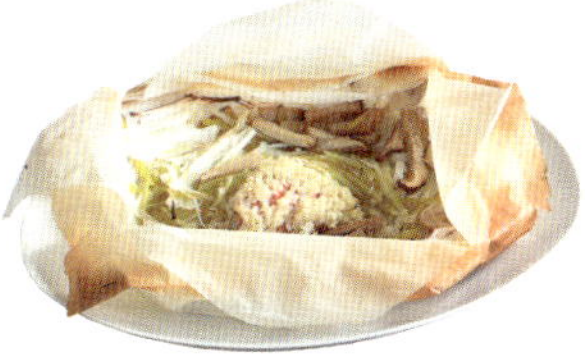

鮭の色素成分アスタキサンチンは
強力な抗酸化作用で、抗がん効果が

「鮭のオーブン焼き」

材料(1人分)

鮭(切り身)…1/2切れ　にんにく……10片
長ねぎ………1本　レモン………1個
エリンギ……2本

作り方

❶長ねぎ・エリンギは細切りにし、にんにくはみじん切りにする。
❷オーブンシートに鮭をのせ、①を上に散らして包む。
❸250℃のオーブンで約10分程焼く。
❹器に③を盛り付け、レモンをしぼる。

236kcal 脂質:3.9g/塩分:0.1g

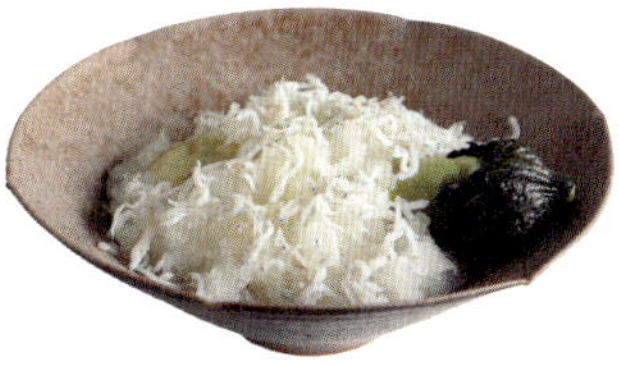

なすに含まれる食物繊維が
大腸がんの予防に効果を発揮

「焼きなすのおろしがけ」

材料(1人分)

なす……1本　しらす…大さじ2
大根……1/4本　レモン…1/2個

作り方

❶なすをは魚焼きグリルで焼いて皮をむき、器に盛る。
❷大根は皮をむいてすりおろす。
❸テフロン加工のフライパンでしらすを炒める。
❹①に②・③をのせ、レモンをしぼる。

73kcal 脂質:0.5g/塩分:0.2g

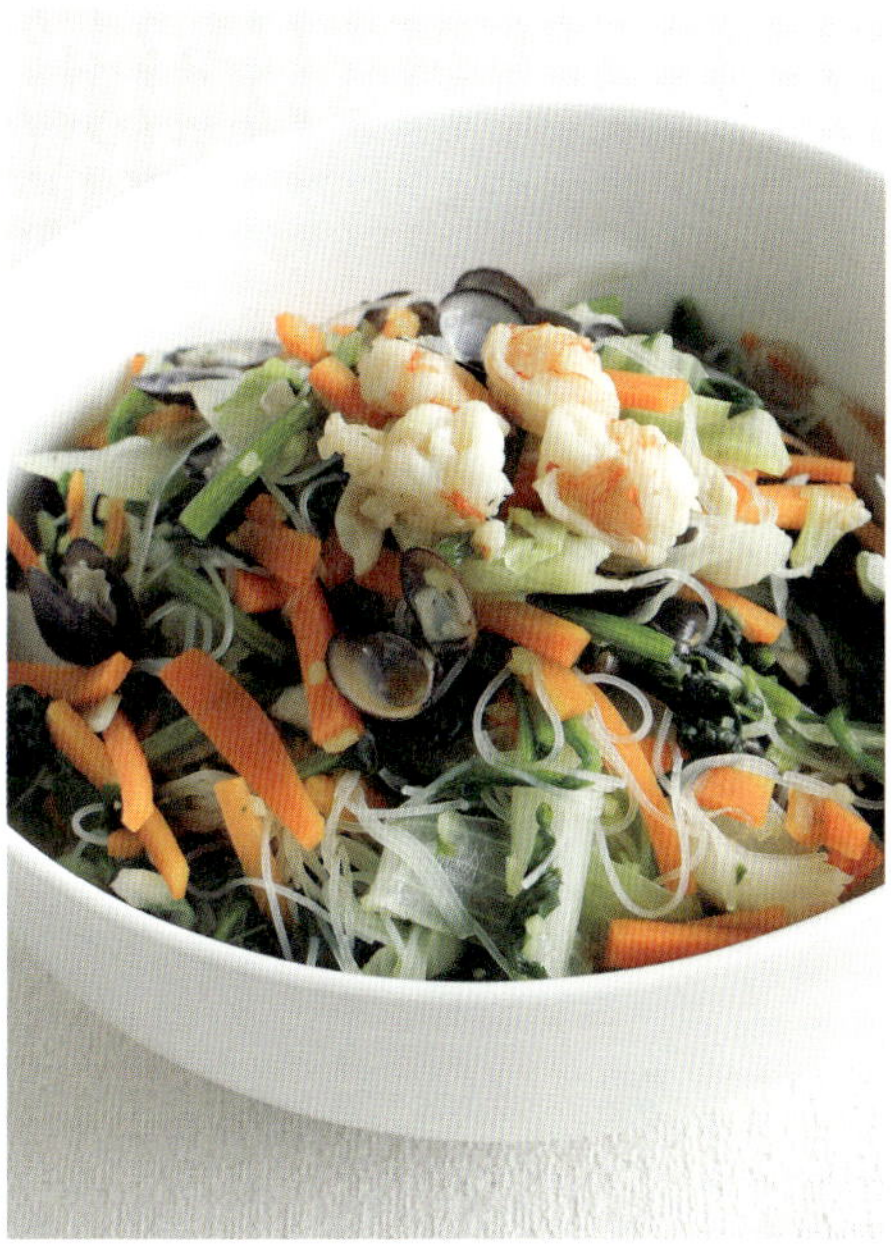

シジミに含まれるオルニチンが
細胞の代謝を活発にする

「海鮮スープビーフン」

材料(1人分)

シジミ(殻つき)…1カップ　しめじ………1/2パック
エビ…………1尾　しょうが……3片
キャベツ……2枚　ビーフン……20g
ほうれん草…1束　オリーブ油…小さじ1/2
にんじん……1/2本　こしょう……適量
たまねぎ……1/2個　水……………300ml

作り方

❶シジミは洗って砂抜きする。
❷エビは食べやすい大きさに切る。
❸キャベツ・ほうれん草は食べやすい大きさに切る。
❹にんじん・たまねぎは皮をむき、食べやすい大きさに切る。
❺しめじは根元を切り落とし、小房に分ける。
❻しょうがはみじん切りにする。
❼フライパンにオリーブ油を熱して⑥を炒め、①・②・③・④・⑤を加えてさらに炒める。
❽⑦に水を入れ、ビーフンを加えてひと煮立ちさせ、こしょうで調味する。

274kcal 脂質:4.5g/塩分:0.3g

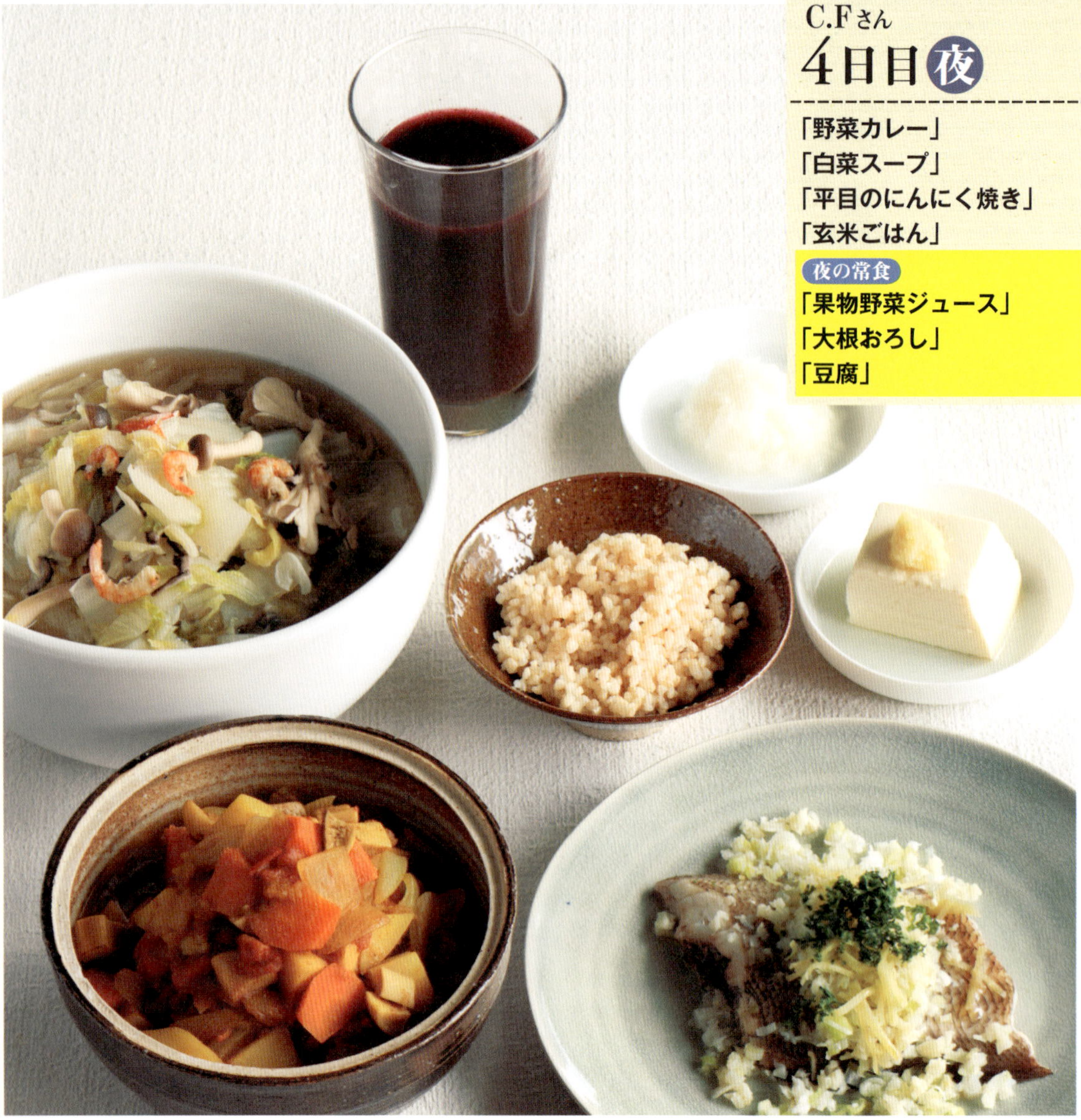
C.Fさん
4日目夜
「野菜カレー」
「白菜スープ」
「平目のにんにく焼き」
「玄米ごはん」
夜の常食
「果物野菜ジュース」
「大根おろし」
「豆腐」

がん予防に効果のある野菜をまとめて食べる

「野菜カレー」

材料（1人分）

たまねぎ……1個
にんじん……1本
じゃがいも…1/2個
トマト………1個
エリンギ……2本
りんご汁……1/4個分
カレー粉……少々

作り方

❶たまねぎ・にんじん・じゃがいもは皮をむき、食べやすい大きさに切る。
❷トマト・エリンギは食べやすい大きさに切る。
❸りんごは皮をむいてすりおろし、汁をしぼる。
❹フライパンで①・②を炒める。
❺④の具材がかぶる程度の水・③を加えて、カレー粉を入れ野菜が柔らかくなるまで煮込む。

204kcal 脂質：1.2g／塩分：0.1g

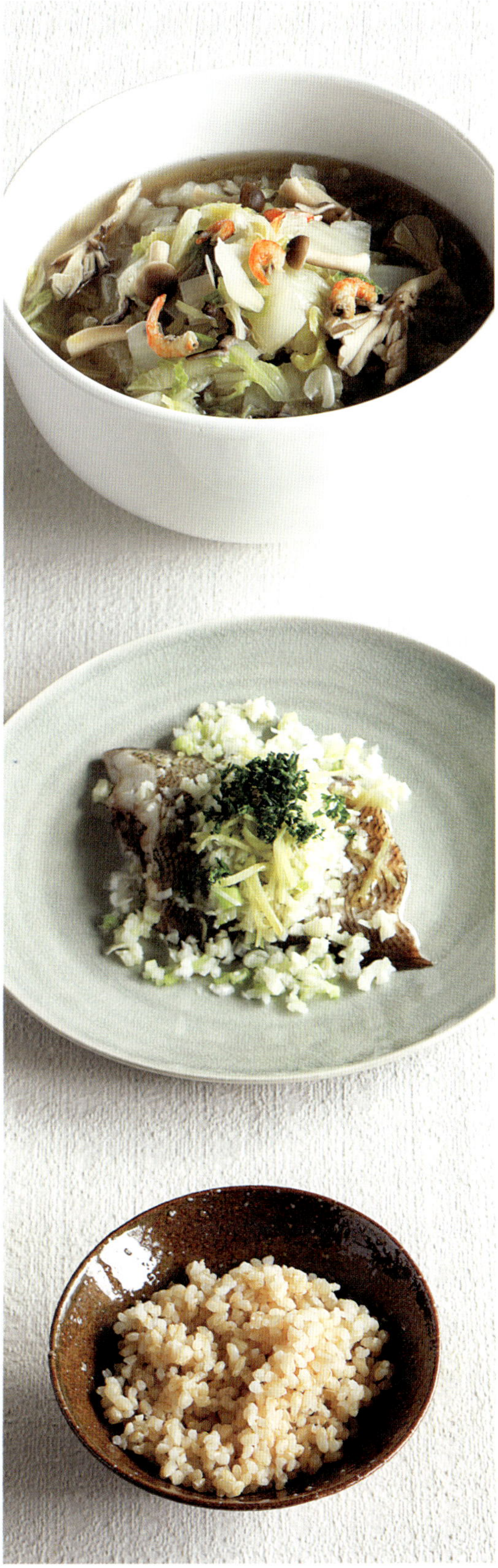

β-グルカン豊富なきのこを入れて
抗がん作用をアップ

「白菜のスープ」

材料(1人分)

白菜………1/4個	にんにく…5片
まいたけ…1/4パック	干しエビ…15g
しめじ……1/4パック	水…………400ml
しいたけ…2枚	減塩塩……少々

作り方

❶白菜は食べやすい大きさに切る。
❷まいたけ・しめじは根元を切り落として小房に分け、しいたけは石づきを取り、細切りにする。
❸にんにくは皮をむき、スライスする。
❹鍋に①・②・③・干しエビ・水を入れて、野菜が柔らかくなるまで煮て、減塩塩で調味する。

115kcal 脂質：1.4g／塩分：0.7g

デザイナーフーズの最上段に位置
するにんにくをふんだんに活用

「平目のにんにく焼き」

材料(1人分)

平目(エンガワ含む)……260g(1/3尾)

にんにく…10片	パセリ………少々
しょうが…2片	粒こしょう…適量
長ねぎ……1本	ごま油………少々

作り方

❶にんにくは皮をむいてみじん切り、しょうがは皮をむいてせん切り、長ねぎはみじん切りにする。
❷平目を蒸し器に入れ、上から①をかけて蒸す。
❸器に②を盛り、パセリと粒こしょうを散らしごま油をかける。

285kcal 脂質：7.1g／塩分：0.1g

セレンが細胞の酸化を予防

「玄米ごはん」

材料と作り方(1人分)

❶玄米25gを洗う。
❷①・水40mlを炊飯器に入れて炊く。

88kcal 脂質：0.7g／塩分：0.0g

乳がん
胸椎転移

ひどい副作用に耐えながらも食事療法で乳がんを跳ね返した約一年の闘病生活

K.Kさん　主婦・63歳

乳がんと診断され頭が真っ白に

若い頃は動物性たんぱく質をあまり摂っていなかったのですが、結婚後は主人に合わせて肉料理が多くなっていました。２００５年頃に腹痛で病院に担ぎ込まれて、慢性すい炎と診断されたので、食事には気をつけていたつもりが、次第におろそかになって、シュークリームや和菓子といった甘い物をたくさん食べるようになっていました。

55歳くらいから体重は増え始め、胸も大きくなりました。昔から両乳房にしこりのようなものがありましたが、30代の頃に組織の一部を採って調べる「生検」を受けたときにがんではないと診断されたため、そのままにしていました。

ところが２００９年6月に有明がん研究センター（以下：がん研）で定期的に受けていた子宮がんの検査の後、乳房が気になったので乳がんの検査を受けたところ、乳房に2・1㎝のがんが見つかったのです。医師からそのことを告げられた瞬間、頭が真っ白になったのを覚えています。

がん研で紹介状をもらい、埼玉県立伊奈がんセンターへ行きましたが、治療を開始するのが早くても二ヶ月先になると言われ、不安な日々を送っていました。ちょうどその頃、主人が新聞広告で済陽先生の本を見つけ、私に読むようにすすめてくれました。食事療法を勧めながらも化学治療を否定しない済陽先生のスタンスに強く感銘を受け、わらにもすがる思いで済陽先生に手紙を書いたのです。

胸椎に転移していたがんも最終的に消滅

食事療法と抗がん剤治療を併用し約半年で乳がんが縮小した時点で切除。胸椎転移していたがん（画像右）も、その半年後に消えた。

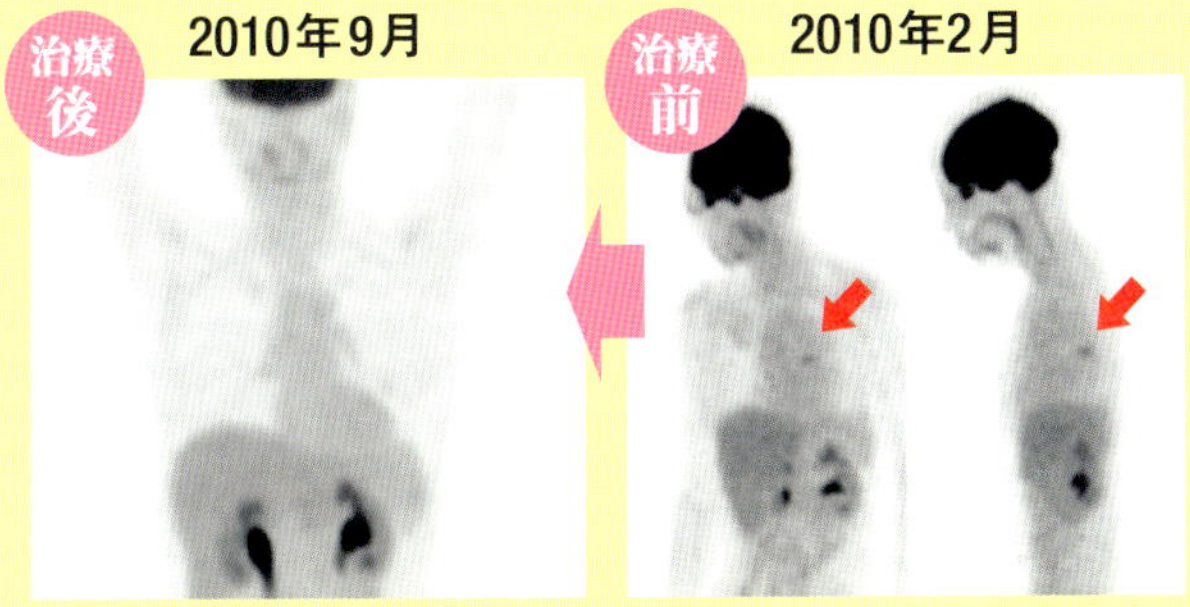

ひどい副作用に耐えながら

数日後に済陽先生からご連絡をいただき、ＰＥＴ検査をしてもらうことになりました。すると乳がんが右乳房の他に脇にも転移していることがわかりました。そこで済陽先生と相談した結果、食事療法を行いながら、がんセンターでの抗がん剤治療も受けることにしたのです。

今まで塩分のない食事などしたことがなかったので、最初はかなり辛く感じましたが、済陽先生から減塩醤油と酢を１：１で合わせることを教わって乗り切りました。その後次第に海産物などの自然な塩味を取り入れることを覚えました。有機野菜のジュースもはじめは、玉ねぎを大量に入れたりして苦くてひどい味でしたが、次第にトマトやレモンを加えて抗がん効果を落とさずに飲みやすくする割合もわかってきました。

食事療法と平行して２００９年８月から抗がん剤（パクリタキセル）の投与を開始したのですが、最初の副作用は相当なものでした。全身がだるく、手足もしびれ、髪も抜け落ちました。それでも、自分で買い物に行き、体のために歩くよう言われていたので毎日５０００歩前後歩いていました。

２０１０年2月の検査では、乳がんはほとんど消えていましたが、今度は脊椎に転移していました。その後、再発を防ぐために乳がんを切除。食事療法を続けたところ、２０１０年9月、脊椎の影は消えていました。このような大変な闘病生活でしたが、食事療法は今も続けています。

1日目

	献立名	カロリー(kal)	塩分(g)
朝	野菜ジュース	163	0.1
	全粒粉天然酵母パン	85	0.0
	種つきプルーン	56	0.0
	カスピ海ヨーグルト	50	0.3
	バナナ・キウイフルーツ	48	0.0
	グリーンサラダ	8	0.0
	焼きにんにく	12	0.0
10:00	青汁	32	0.0
昼	野菜ジュース	163	0.1
	焼きにんにく	12	0.0
	納豆	53	0.2
	ベジミートソース	323	1.1
	アサリの味噌汁	41	1.9
	サラダ	56	0.0
	ヨーグルトバナナ	33	0.1
14:00	青汁	32	0.0
夜	野菜ジュース	163	0.1
	焼きにんにく	12	0.0
	玄米ごはん	175	0.0
	湯豆腐	71	0.1
	カレーライス	257	1.8
	野菜サラダ	21	0.0
22:00	青汁	32	0.0
合計		1898	5.8

2日目

	献立名	カロリー(kal)	塩分(g)
朝	野菜ジュース	163	0.1
	全粒粉天然酵母パン	85	0.0
	種つきプルーン	56	0.0
	カスピ海ヨーグルト	50	0.3
	バナナ・キウイフルーツ	48	0.0
	グリーンサラダ	8	0.0
	焼きにんにく	12	0.0
10:00	青汁	32	0.0
昼	野菜ジュース	163	0.1
	焼きにんにく	12	0.0
	納豆	53	0.2
	大根蕎麦	153	1.9
	きのこ炒め	166	0.3
14:00	青汁	32	0.0
夜	野菜ジュース	163	0.1
	焼きにんにく	12	0.0
	玄米ごはん	175	0.0
	湯豆腐	71	0.1
	鮭のムニエル	228	0.8
	しじみの味噌汁	38	1.3
	大豆の煮物	101	0.1
22:00	青汁	32	0.0
合計		1853	5.3

済陽先生からみた、K.Kさん改善ポイント

抗酸化作用や抗がん作用のある食材を徹底して食べ続けた結果

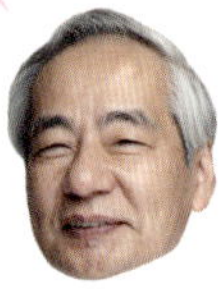

乳がんは、食生活の欧米化によって増えたがんのひとつです。

スウェーデンの研究では、脂肪とカロリーの摂取量がわずか10%あがっただけで、乳がん再発生率が4〜8倍に増えたという報告があります。そのため、乳がんの患者さんは低脂肪・低たんぱく食を心がけてください。

また、乳がんの抑制には大豆に含まれる大豆イソフラボンが有効であることもわかっています。

K・Kさんが私の病院へ来られた際には、乳がんも問題でしたが、それ以降に

K.Kさんの4日間のメニュー表

黄色地が敷いてある献立は定番メニューです

3日目

	献立名	カロリー(kal)	塩分(g)
朝	野菜ジュース	163	0.1
	全粒粉天然酵母パン	85	0.0
	種つきプルーン	56	0.0
	カスピ海ヨーグルト	50	0.3
	バナナ・キウイフルーツ	48	0.0
	グリーンサラダ	8	0.0
	焼きにんにく	12	0.0
10:00	青汁	32	0.0
昼	野菜ジュース	163	0.1
	焼きにんにく	12	0.0
	納豆	53	0.2
	玄米野菜粥	285	0.8
14:00	青汁	32	0.0
夜	野菜ジュース	163	0.1
	焼きにんにく	12	0.0
	玄米ごはん	175	0.0
	湯豆腐	71	0.1
	モロヘイヤスープ	51	0.7
	アジの焼き物	33	0.1
	カボチャ煮	49	0.0
	納豆	44	0.0
22:00	青汁	32	0.0
合計		1629	2.5

4日目

	献立名	カロリー(kal)	塩分(g)
朝	野菜ジュース	163	0.1
	全粒粉天然酵母パン	85	0.0
	種つきプルーン	56	0.0
	カスピ海ヨーグルト	50	0.3
	バナナ・キウイフルーツ	48	0.0
	グリーンサラダ	8	0.0
	焼きにんにく	12	0.0
10:00	青汁	32	0.0
昼	野菜ジュース	163	0.1
	焼きにんにく	12	0.0
	納豆	53	0.2
	野菜たっぷりおからの炒り煮	257	0.8
14:00	青汁	32	0.0
夜	野菜ジュース	163	0.1
	焼きにんにく	12	0.0
	玄米ごはん	175	0.0
	湯豆腐	71	0.1
	きんぴらごぼう	143	0.3
	小柱の炒め物	37	0.1
	厚揚げと玉ねぎの和え物	235	1.1
22:00	青汁	32	0.0
合計		1839	3.2

発覚した胸椎への転移が深刻でした。

脊椎は神経が集中しているので、手術の対象とならず、放射線治療も困難です。しかしそのまま放置すると神経が、がん細胞に侵され、下半身麻痺になる恐れがあるため、抗がん剤治療と食事療法を並行して行ってもらうことにしました。

K・Kさんの食事内容をみると、豆腐を毎日食べていますね。野菜や果物の中でもっとも抗酸化作用が強いといわれているプルーンも毎日食べています。抗がん作用の強いにんにくにいたっては、毎食食べています。乳がんには青汁が効果的なこともわかっていますが、それも欠かさず飲んでいます。

このような食事療法と抗がん剤治療を続けてもらったところ、懸念されていた胸椎のがんは徐々に小さくなり、約半年後に自然消滅しました。

食事によって体質が改善され、がんを克服した良い症例です。

K.Kさんが

毎日食べ続けた！常食リスト

朝 野菜ジュース	昼 野菜ジュース	夜 野菜ジュース
朝 焼きにんにく	昼 焼きにんにく	夜 焼きにんにく
朝 全粒粉天然酵母パン	昼 納豆	夜 玄米ごはん
朝 種つきプルーン		夜 湯豆腐
朝 カスピ海ヨーグルト		
朝 バナナ、キウイフルーツ		
朝 グリーンサラダ		
10:00 青汁	14:00 青汁	22:00 青汁

朝 昼 夜

アリシンが抗がんに効果を発揮

「焼きにんにく」

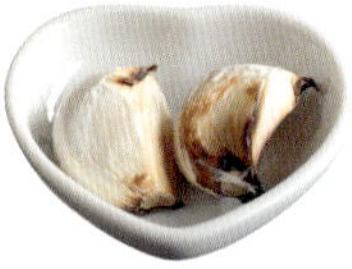

材料(1人分)

にんにく(国産)……2片

作り方

❶皮がついたまま、魚焼きグリルで焼く。

❷焦げ目がついたらひっくり返して弱火で焼く。

12kcal 脂質:0.1g／塩分:0.0g

朝

免疫力を高めるはちみつを加えて

「全粒粉天然酵母パン」

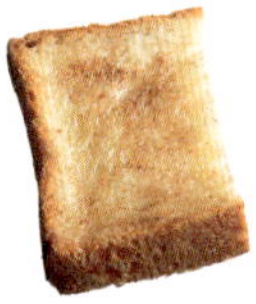

材料(1人分)

天然酵母パン……6枚切り1/2枚

マヌカはちみつ…小さじ1/3

有機シナモン……少々

作り方

天然酵母パンに、マヌカはちみつをぬり、有機シナモンをふる。

85kcal 脂質:0.5g／塩分:0.0g

朝

腸内バランスを整え有害物を除去

「種つきプルーン」

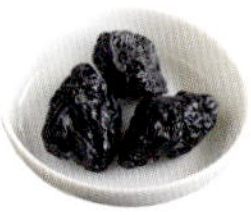

材料と作り方(1人分)

種つきプルーン3個を器に盛る。

56kcal 脂質:0.0g／塩分:0.0g

朝 昼 夜

1日3回の摂取でビタミン補給

「野菜ジュース」

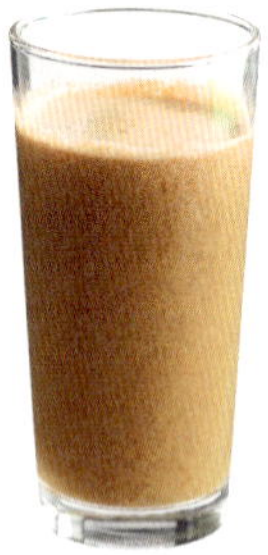

材料(1人分)

トマト………………1個

ブロッコリー………1/2株

小松菜………………1/2束

ヤーコン……………1/2本

大根…………………15g

にんじん……………1本

りんご………………1/2個

たまねぎ……………1/4個

レモン………………1個

グレープフルーツ…1/2個

ピーマン……………1個

作り方

❶トマト・ブロッコリー・小松菜は洗ってジューサーのサイズに合わせて切る。

❷ヤーコン・大根・にんじん・りんご・たまねぎ・レモン・グレープフルーツは洗って皮をむき、ジューサーのサイズに合わせて切る。

❸ピーマンは洗って半分に切り、種をとる。

❹①・②・③をジューサーにかける。

163kcal 脂質:0.9g／塩分:0.1g

夜

がんや生活習慣病を防ぐ

「玄米ごはん」

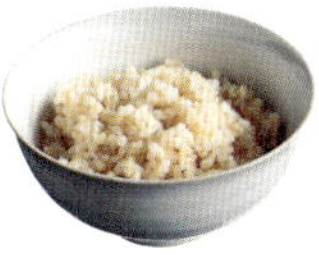

材料（1人分）

玄米…50g

水……75ml

作り方

❶玄米を洗う。

❷①・水を炊飯器に入れて炊く。

175kcal 脂質：1.4g／塩分：0.0g

夜

サポニンが脂質の酸化を抑制

「湯豆腐」

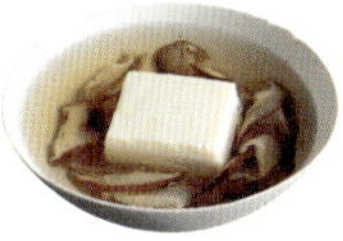

材料（1人分）

絹豆腐……………1/3丁

しいたけ（原木）…2枚

昆布………………2g（2cm角×3枚）

コーン（冷凍）……10g

作り方

❶しいたけは石づきを切り落とし、スライスする。

❷鍋に絹豆腐がかぶるくらいの自然水を入れる。

❸②に①・昆布、コーンを入れて温める。

71kcal 脂質：3.3g／塩分：0.1g

※湯豆腐は汁まで飲む

10:00 14:00 22:00

ビタミンやミネラルが豊富

「青汁」

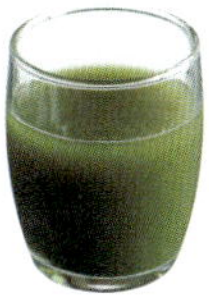

材料と作り方（1人分）

青汁100mlをコップに注ぐ。

32kcal 脂質：0.0g／塩分：0.0g

朝

乳酸球菌が免疫機能を強化する

「カスピ海ヨーグルト」

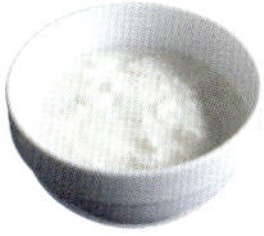

材料（1人分）

無脂肪牛乳…………………150ml

カスピ海ヨーグルトの菌…150ml分

作り方

無脂肪牛乳にカスピ海ヨーグルトの菌を入れて混ぜ、冷蔵庫に入れる。

50kcal 脂質：0.2g／塩分：0.3g

朝

ビタミンCで細胞の酸化を防ぐ

「キウイフルーツ、バナナ」

材料と作り方（1人分）

❶キウイ1/2個は洗って食べやすい大きさに切る。

❷器に①・バナナ1/2本を盛る。

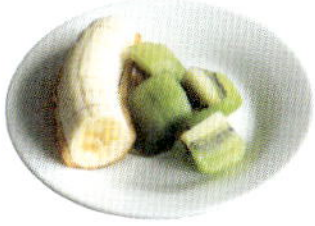

48kcal 脂質：0.1g／塩分：0.0g

朝

食物繊維が代謝をアップさせる

「グリーンサラダ」

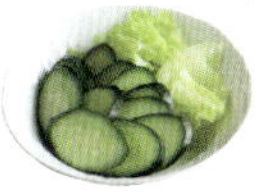

材料と作り方（1人分）

レタス1枚をちぎり、きゅうり1/2本を斜め輪切りにする。

8kcal 脂質：0.1g／塩分：0.0g

昼

ナットウキナーゼが血栓を予防

「納豆」

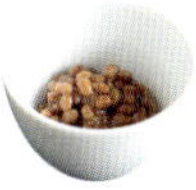

材料と作り方（1人分）

納豆1/2パックに練りからし3gを入れ、粘りが出るまでよく混ぜる。

53kcal 脂質：2.6g／塩分：0.2g

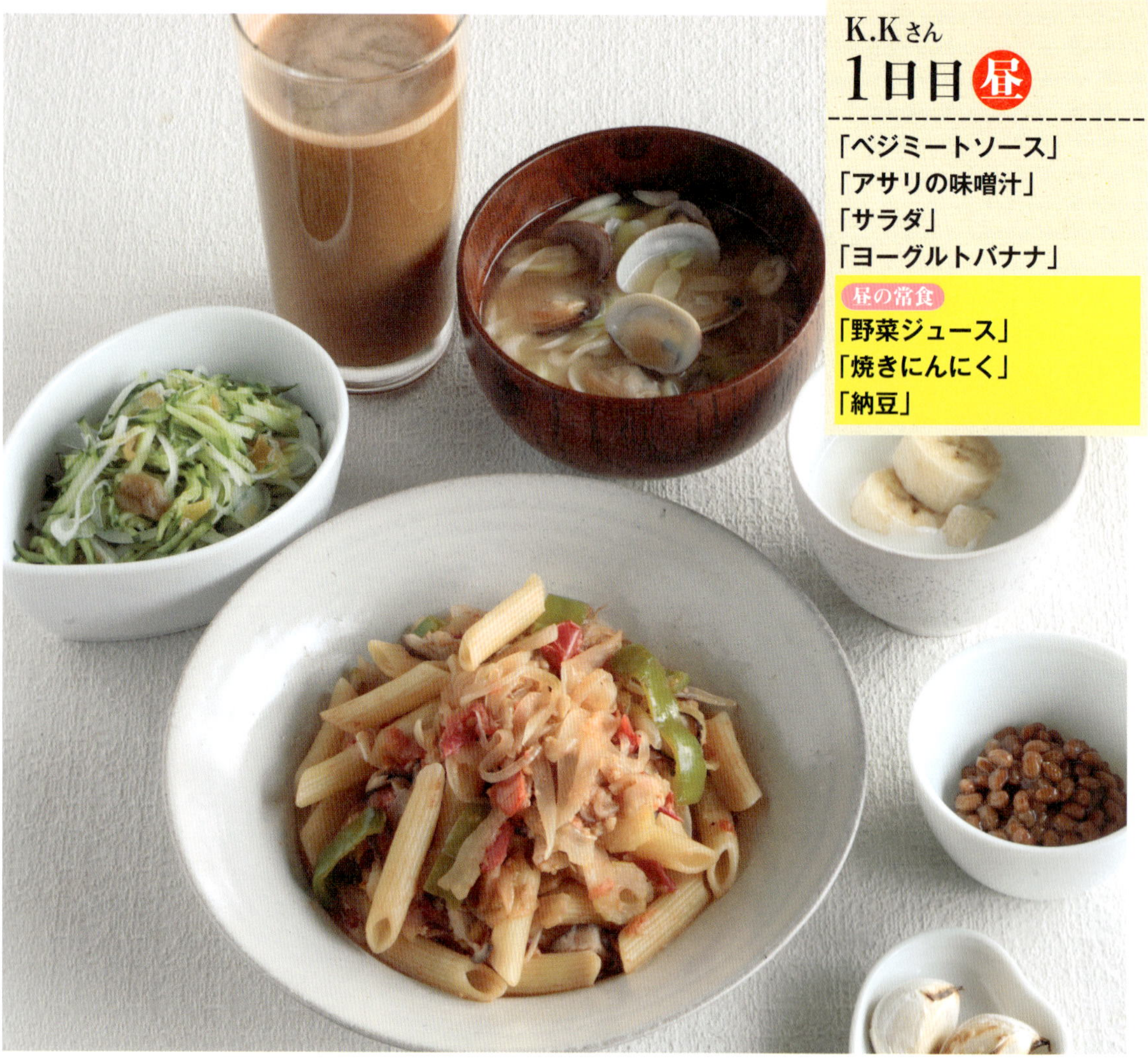
K.Kさん
1日目 昼
「ベジミートソース」
「アサリの味噌汁」
「サラダ」
「ヨーグルトバナナ」
昼の常食
「野菜ジュース」
「焼きにんにく」
「納豆」

セロリときゅうりのβ-カロテンが、がん抑制に効果的

「ベジミートソース」

材料(1人分)

全粒粉ペンネ(乾燥)……40g
にんにく…………………1片
ピーマン…………………1個
セロリ……………………1/2本
トマト……………………1個
たまねぎ…………………1/2個
しいたけ…………………2枚
ベジミート缶(ひき肉タイプ)…30g
野菜ブイヨン……………2g

作り方

❶鍋に湯を沸かして全粒粉ペンネをゆでてざるにあげる。
❷にんにくは皮をむきスライスする。
❸ピーマンは半分に切って種を取り1cm幅に切り、セロリは薄切り、トマトはヘタを取り角切り、たまねぎは皮をむいて薄くスライス、しいたけは石づきを取って薄くスライスする。
❹フライパンで②を炒め、③を加えてさらに炒める。
❺④にベジミート缶・野菜ブイヨンを加えて炒め、①を入れて絡める。

323kcal 脂質:1.7g/塩分:1.1g

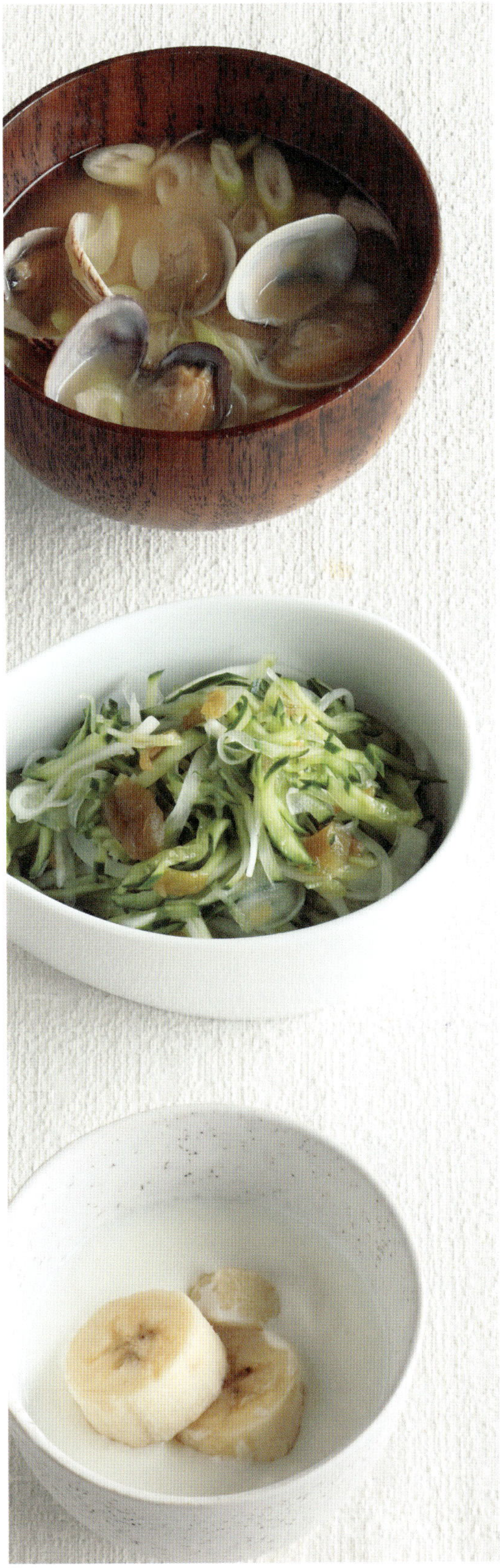

貝類の良質なたんぱく質を
効率よく摂る

「アサリの味噌汁」

材料(1人分)

アサリ……50g
だし汁……150ml
長ねぎ……1/3本
低塩みそ…大さじ1弱

作り方

❶アサリは洗って砂抜きする。
❷長ねぎは斜め薄切りにする。
❸鍋にだし汁・①・②を入れて火にかけ、アサリの口が開いたら低塩みそを溶き入れる。

41kcal 脂質:0.6g/塩分:1.9g

たまねぎに含まれるアリシンを
摂るには生が最適

「サラダ」

材料(1人分)

きゅうり …………1本
たまねぎ…………1/4個
自家製梅ジャム…大さじ1/2
※梅のみを煮つめたもの

作り方

❶きゅうりはせん切り、たまねぎは皮をむいて薄くスライスする。
❷ボウルで①・自家製梅ジャムを和える。
❸器に②を盛る。

56kcal 脂質:0.2g/塩分:0.0g

免疫力を高める乳酸菌に
カロリーの高いバナナを加えて

「ヨーグルトバナナ」

材料(1人分)

自家製ヨーグルト…60g
バナナ…………………1/4本

作り方

❶バナナは皮をむき、輪切りにする。
❷器に①を入れ、自家製ヨーグルトをかける。

33kcal 脂質:0.1g/塩分:0.1g

K.Kさん

2日目 昼

「大根蕎麦」
「きのこ炒め」

昼の常食

「野菜ジュース」
「焼きにんにく」
「納豆」

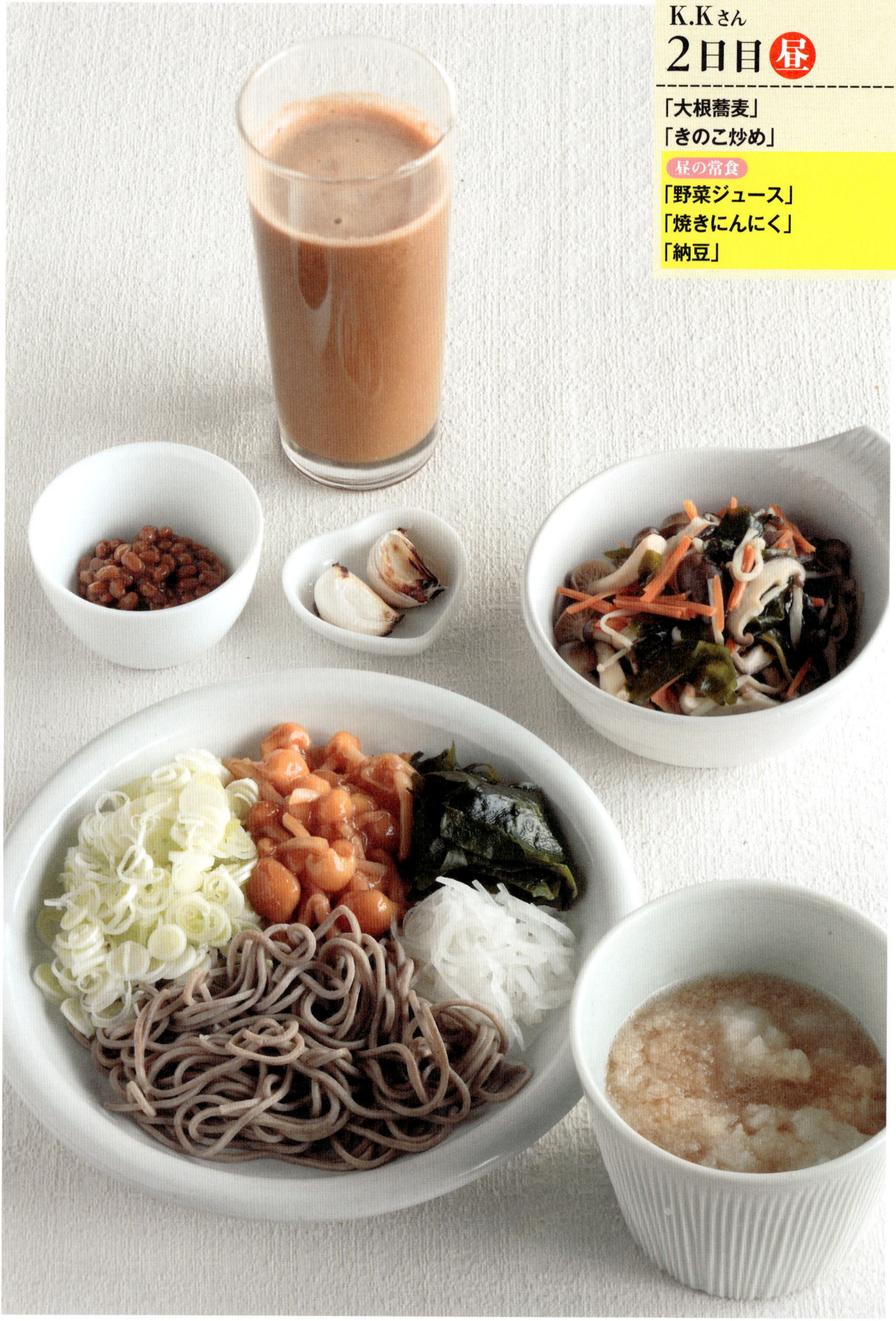

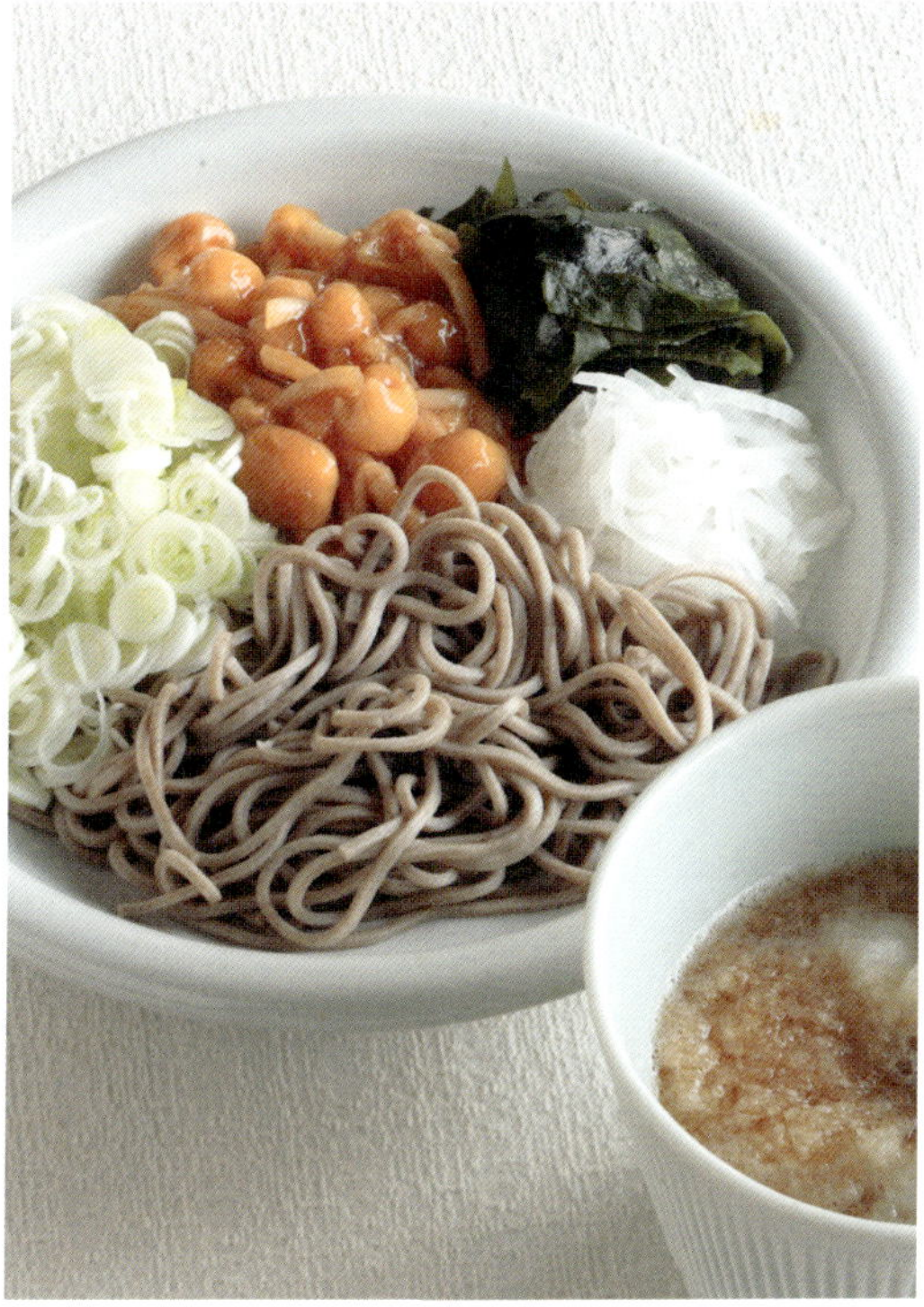

イソチオシアネートを含む
大根・長ねぎの組み合わせ

「大根蕎麦」

材料(1人分)
十割そば(乾燥)…25g
大根………………1cm厚さ
長ねぎ……………1/2本
わかめ(乾燥)……1g
なめこ……………1袋
大根おろし………1カップ
そばつゆ…………50ml

作り方
❶十割そばを熱湯でゆでてざるにあける。
❷大根は皮をむいてせん切りにし、さっとゆでる。
❸長ねぎは小口切り、わかめは水で戻す。
❹器に①・②を盛り、なめこ・③を飾る。
❺別の器に、大根おろし・そばつゆを入れてつけ汁を作る。

153kcal 脂質:0.9g／塩分:1.9g

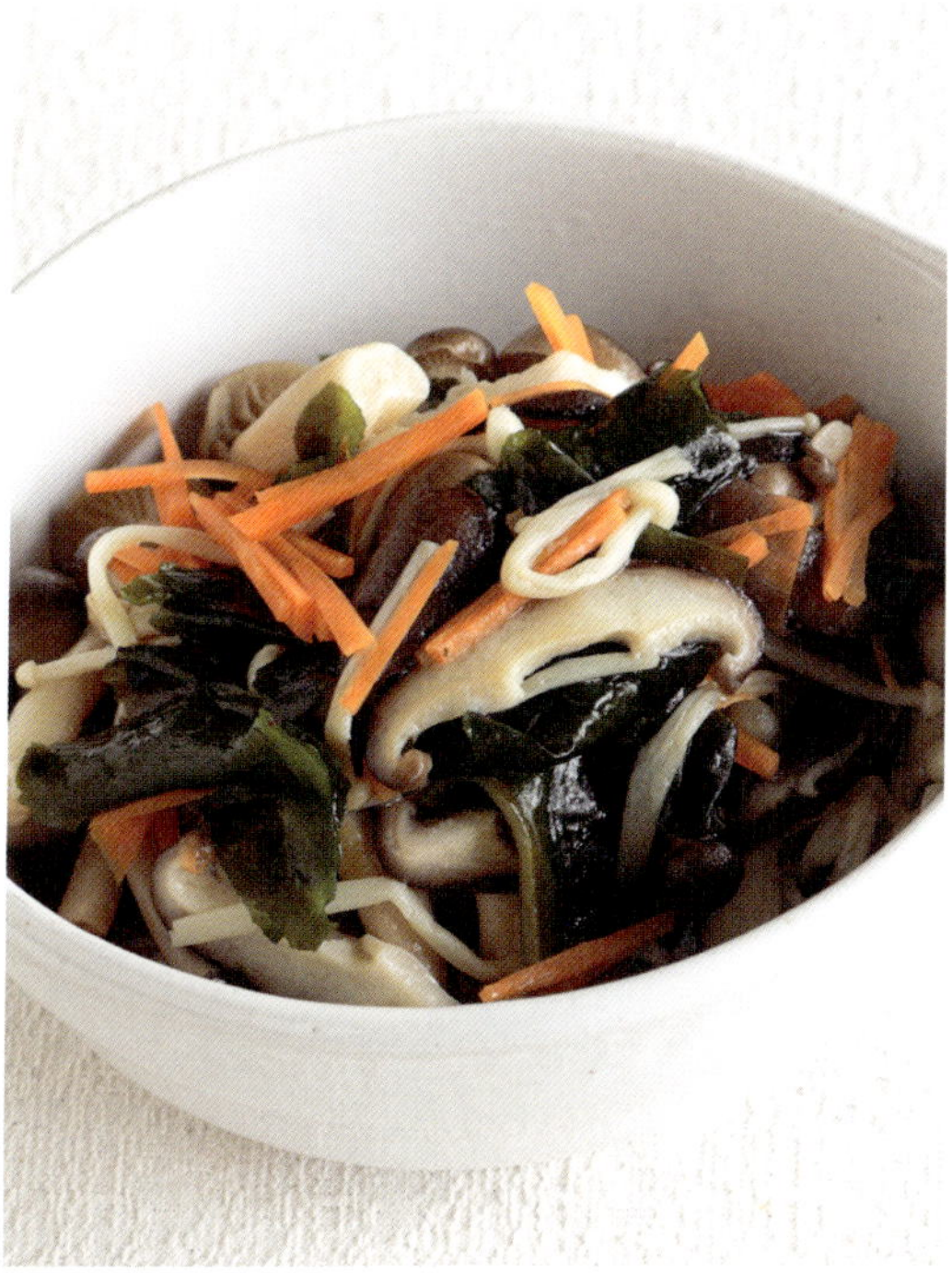

β−グルカンを含む
きのこには血圧を下げる効果が

「きのこ炒め」

材料(1人分)
しいたけ………3枚
えのきだけ……1/2袋
しめじ…………1/2パック
にんじん………3cm
オリーブ油……大さじ1
わかめ(乾燥)…ひとつまみ

作り方
❶しいたけは石づきを取ってスライスしにんじんは皮をむいてせん切り、しめじ・えのきだけは根元を切り落として小房に分ける。
❷わかめは水で戻す。
❸フライパンにオリーブ油を熱して、①・②を入れて軽く炒めて蓋をし、蒸し焼きにする。

166kcal 脂質:13.6g／塩分:0.3g

K.Kさん
3日目 夜

「モロヘイヤスープ」
「アジの焼き物」
「カボチャ煮」
「納豆」

夜の常食
「野菜ジュース」
「焼きにんにく」
「玄米ごはん」
「湯豆腐」

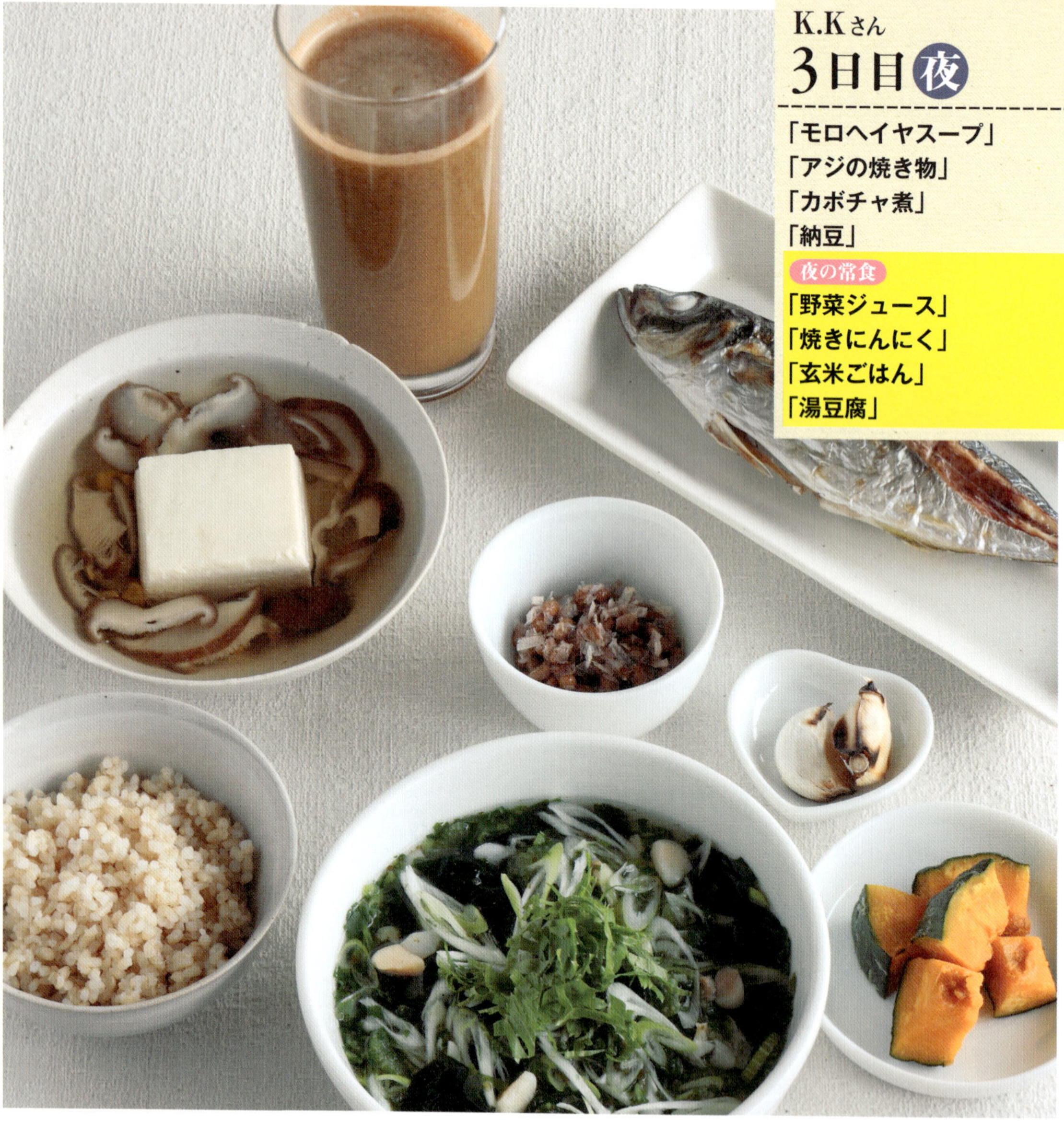

ほうれん草を上回るモロヘイヤの栄養素を丸ごと摂取

「モロヘイヤスープ」

材料(1人分)

モロヘイヤ……5本
わかめ(乾燥)…1g
長ねぎ…………1本
セロリ…………1/2本
セロリの葉……少々
小柱……………40g
粉末昆布………小さじ1
こしょう………少々
水………………200ml

作り方

❶モロヘイヤはゆでて刻み、わかめは水で戻す。
❷長ねぎは斜め薄切り、セロリは薄切りにする。
❸セロリの葉はせん切りにする。
❹鍋に①・②・小柱・粉末昆布を入れて煮る。
❺小柱に火が通ったらこしょうで調味し、器に盛って③を散らす。

51kcal 脂質:0.5g／塩分:0.7g

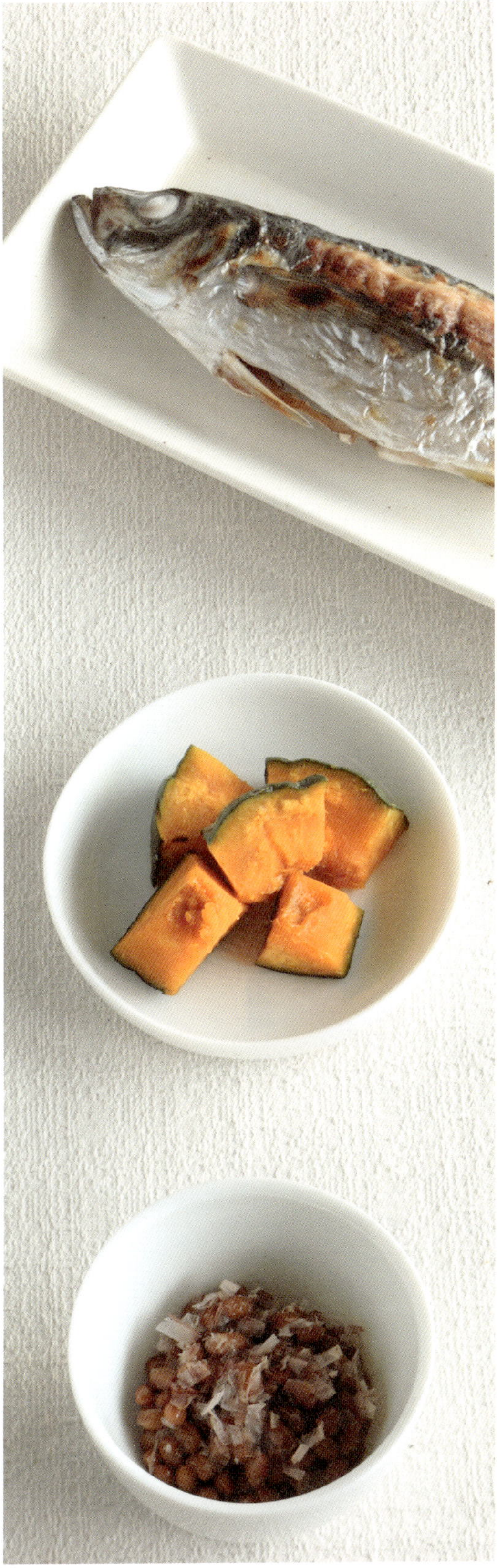

DHAとEPAで血液サラサラ効果
悪玉コレステロールも減らす

「アジの焼き物」

材料(1人分)
アジ(生)……小1尾

作り方
アジはうろこと内臓を除いて水洗いし、魚焼きグリルで焼く。

33kcal 脂質:0.9g/塩分:0.1g

豊富なビタミンC・Eが
過酸化脂質の生成を抑制

「カボチャ煮」

材料(1人分)
かぼちゃ……60g

作り方
❶かぼちゃをひと口大に切り、ラップに包む。
❷①を電子レンジで柔らかくなるまで加熱する。

49kcal 脂質:0.2g/塩分:0.0g

ネバネバ成分ムチンが
ウイルスを撃退

「納豆」

材料(1人分)
納豆…………1/2パック
かつお節……少々

作り方
納豆にかつお節を入れ、粘りが出るまでよく混ぜる。

44kcal 脂質:2.0g/塩分:0.0g

K.Kさん
4日目 夜

「厚揚げと玉ねぎの和え物」
「きんぴらごぼう」
「小柱の炒めもの」

夜の常食
「生ジュース」
「焼きにんにく」
「玄米ごはん（玄米50g）」
「湯豆腐」

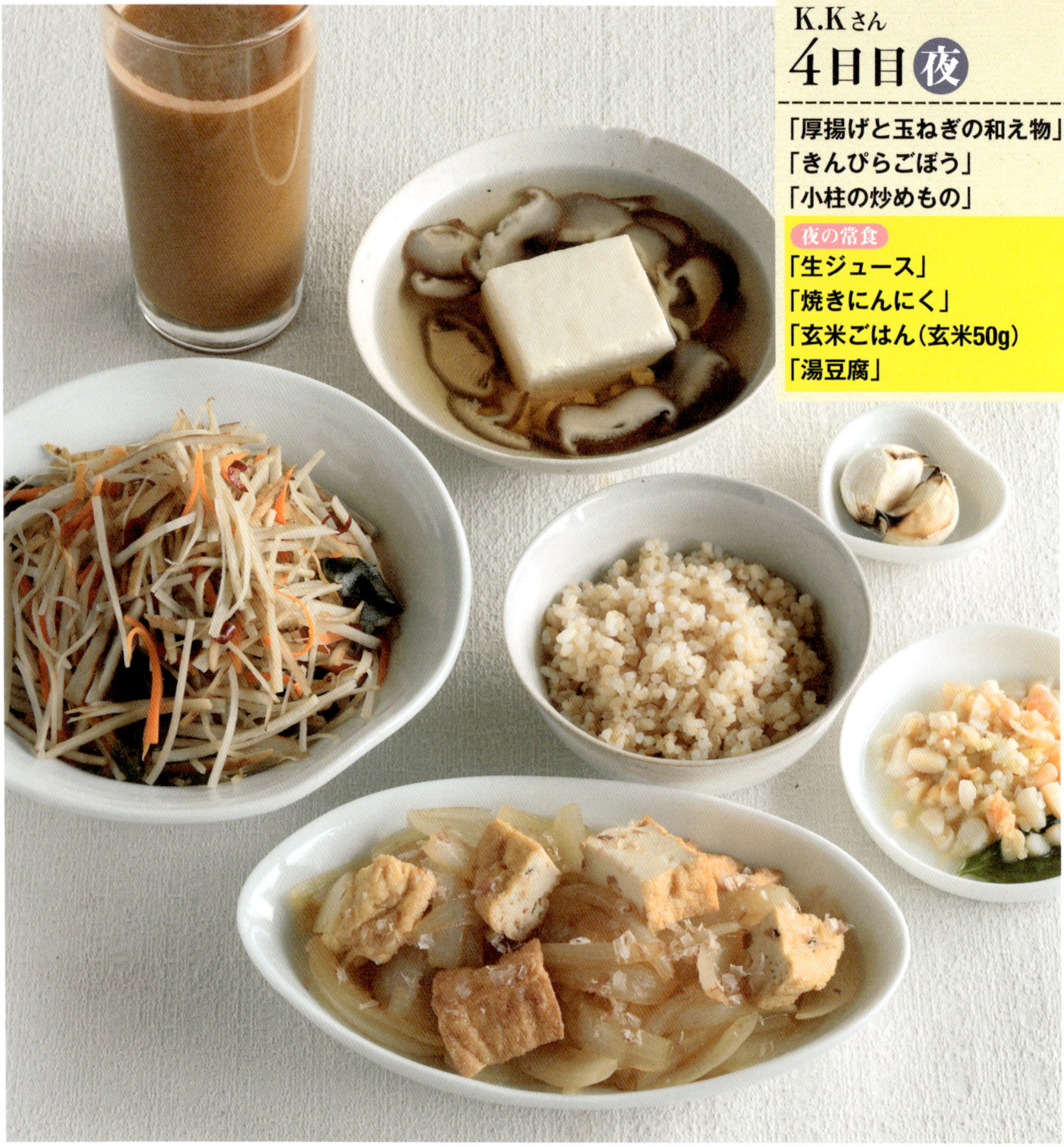

大豆製品でたんぱく質をしっかり補給

「厚揚げと玉ねぎの和え物」

材料（1人分）

厚揚げ……………………1/4枚
たまねぎがんもどき…1個
たまねぎ………………1個
粉末昆布………………小さじ1
酢………………………小さじ1
減塩醤油………………小さじ1
かつお節………………少々

作り方

❶厚揚げ・たまねぎがんもどきは3回湯通しして、油抜きをし、ひと口大に切る。
❷たまねぎはくし切りにして、耐熱容器に入れてラップをし、電子レンジで約5分加熱する。
❸ボウルに①・②・粉末昆布・酢・減塩醤油・かつお節を入れて和える。

235kcal 脂質：11.4g／塩分：1.1g

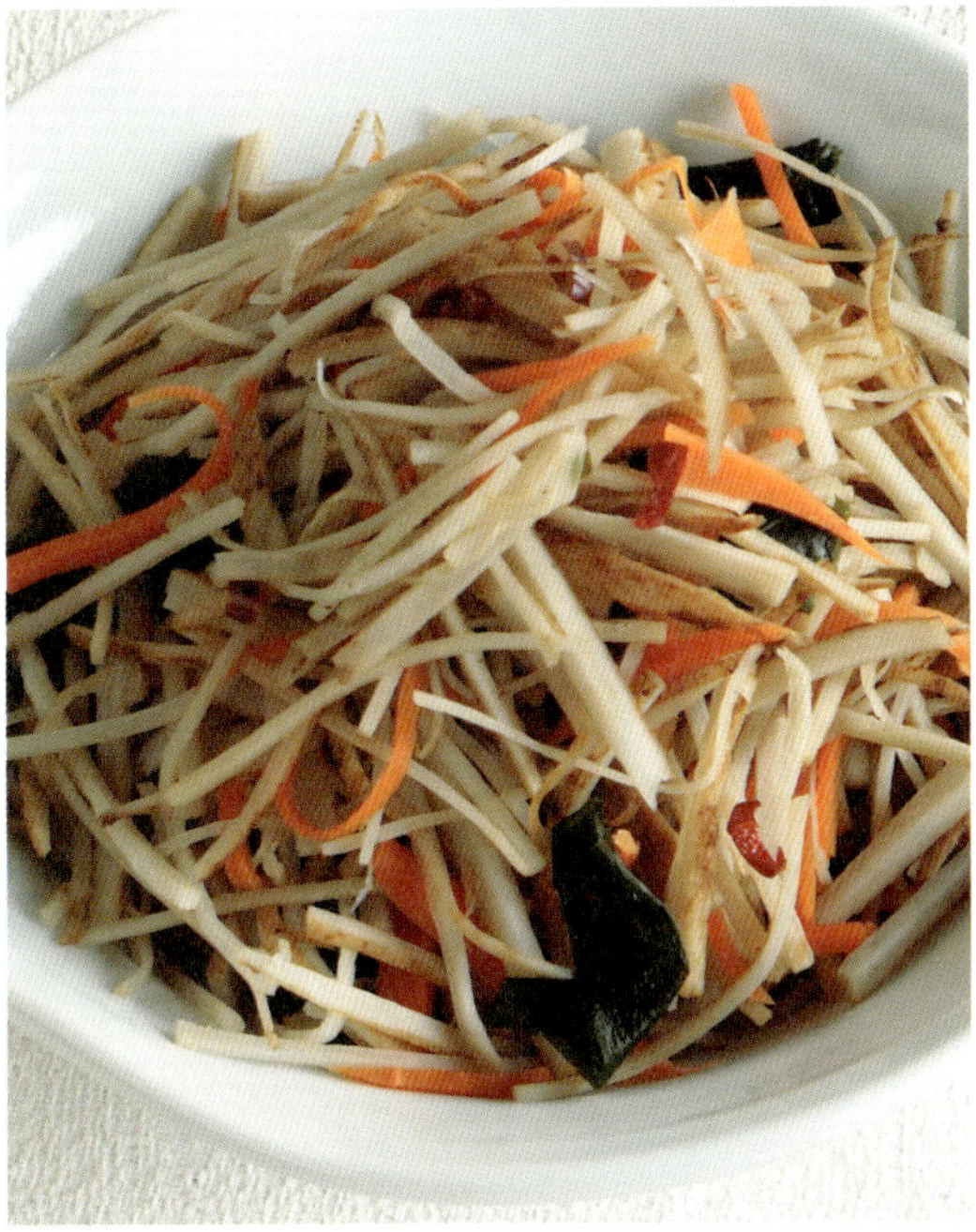

唐辛子の辛み成分カプサイシン
を加えてエネルギー代謝を活発に

「きんぴらごぼう」

材料(1人分)
にんじん……………1/2本
ごぼう………………1本
わかめ(乾燥)………0.5g
赤唐辛子……………少々
かつお節(粉末)……小さじ1
だし汁………………100ml

作り方

❶にんじん・ごぼうは皮をむき、5cm長さのせん切りにする。
❷わかめは水で戻す。
❸フライパンで①・②を炒め、だし汁を加える。
❹水分がなくなったら、かつお節を和える。

143kcal 脂質:0.3g/塩分:0.3g

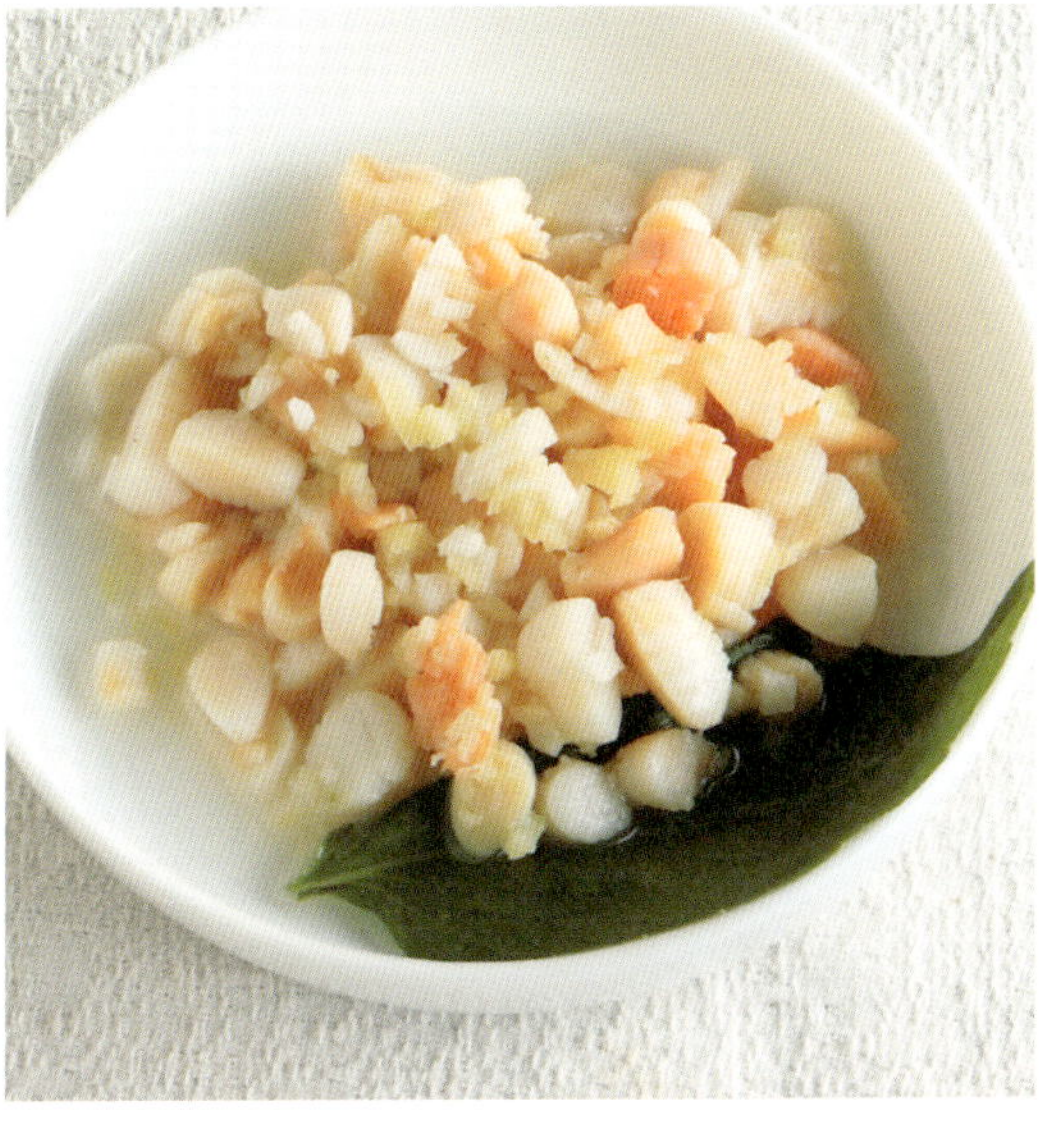

ミネラル豊富な貝類と
しょうがとにんにくで新陳代謝アップ

「小柱の炒め物」

材料(1人分)
小柱…………30g
しょうが……1片
にんにく……1片
バジル(生)…1枚

作り方

❶しょうが・にんにくは皮をむきみじん切りにする。
❷フライパンで小柱・①を炒め、最後にバジルを散らす。

37kcal 脂質:0.1g/塩分:0.1g

肺がん術後再発
両側肺門部リンパ節転移
第3腰椎転移

骨にまで転移していた肺がんが
抗がん剤治療と食事療法で
腫瘍マーカー正常値に

鈴木 辿さん　無職・63歳

再発したがんが全身に転移して

32歳から地方公務員として働いてきた私は、定期検診に引っかかることもなく、人並みに健康だと思っていました。夕食時には日本酒一合くらいを晩酌していたため、つまみになる塩辛い味付けのものを好んで食べていました。

50代半ばに20年以上働いていた職場が異動になり、慣れない環境への不安と緊張で2年間ほどかなり悩みました。そうしたストレスが影響したのかもしれません。２００７年、定年退職を迎える半年前の定期検診で肺がんが見つかりました。神奈川県の大学病院で手術を受け、肺の3分の1を切除。半年に一回のペースで経過観察することになりました。

２００９年8月頃から腰や背中が痛くなったので、詳しく調べてもらったところ、がんが再発していることがわかったのです。がんは両肺つけ根のリンパ節や背骨にまで転移していました。手術は不可能とのことですぐに入院し、抗がん剤治療（カルボプラチン・パクリタキセル）を開始しました。

入退院を繰り返していたその年の12月頃に、友人が済陽先生の本を薦めてくれたのをきっかけに、済陽先生のクリニックに通いはじめました。

後で知ったことですが、このとき私のレントゲン写真を見た済陽先生も「これはひどい」と驚いたそうです。それほど絶望的な状況だったのでしょう。とにかく私は、これで駄目なら仕方ないという気持ちで食事療法をはじめることにしたのです

腰椎と両肺門に多発転移していたがんがすべて消えた

肺がん根治手術後3年で、腰椎と両肺門リンパ節に多発転移したがん（7カ所）の影が、食事療法と抗がん剤治療開始から約8ヶ月ですべて消失。

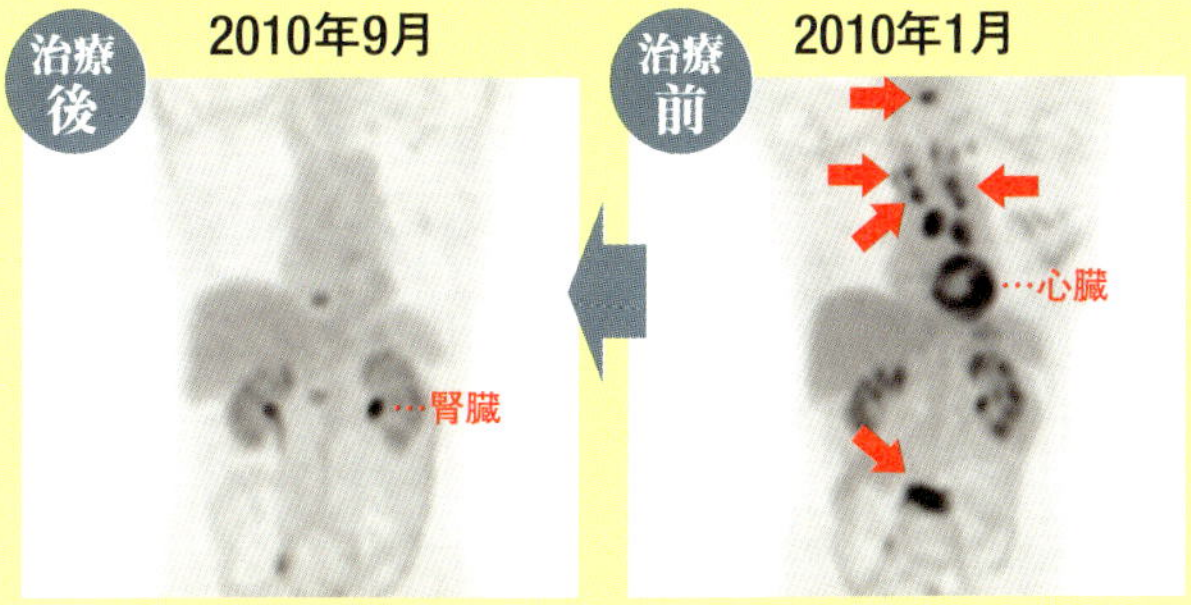

下降していく腫瘍マーカーの数値

何より命に関わることなので、塩分を抑えた味のない食事や大量の野菜ジュースを飲むことは、なんとも思いませんでした。むしろジュースは噛まずに飲めて楽なので、栄養剤だと捉えていました。食事療法を続ける中でひとつだけ苦労したのは、動物性たんぱく質を摂らないと、体に力が入らないように感じることでした。

そのあたりは済陽先生に相談して、毎朝飲むジュースの中にヨーグルトを多めに入れたり、バナナや大豆製品といったカロリーの高いものをなるべく摂ることで、少しずつ改善されていきました。

食事療法と抗がん剤治療を一年続けた結果、当初24・3だった腫瘍マーカー（ＣＥＡ）の数値が徐々に下がっていき、遂には正常値に近い10にまで下がりました。

抗がん剤の副作用も、治療をはじめた当初は下痢などに苦しめられましたが、次第に和らいでいき、食事療法の効果を実感しました。

その後の検査で、私はイレッサという薬に対して副作用が少ない体質であることがわかったため、今でもその薬を服用しながら経過を見ているところです。２０１１年6月に受けた検査ではＣＥＡの数値は3・2になりました。あれだけあったレントゲンの影も、今ではほとんどありません。抗がん剤の力だけでなく、ここまで回復できたのは食事療法をしっかりやったことが大きかったと思っています。

1日目

	献立名	カロリー(kal)	塩分(g)
朝	野菜ジュース	150	0.0
	玄米ごはん	175	0.0
	納豆	47	0.0
	長いもの大根おろし和え	44	0.0
	小魚(めざし)	77	0.8
昼	野菜ジュース	150	0.0
	焼き芋	178	0.0
	野菜サンドイッチ	220	1.1
夜	野菜ジュース	150	0.0
	玄米ごはん	175	0.0
	豆腐(豆腐野菜サラダ)	126	0.3
	野菜豆乳クリームシチュー	285	2.1
	アコウダイの粕漬け	114	0.2
合計		1891	4.5

2日目

	献立名	カロリー(kal)	塩分(g)
朝	野菜ジュース	150	0.0
	玄米ごはん	175	0.0
	納豆	47	0.0
	長いもの大根おろし和え	44	0.0
	小魚(めざし)	77	0.8
昼	野菜ジュース	150	0.0
	焼き芋	178	0.0
	おろし蕎麦	221	0.7
夜	野菜ジュース	150	0.0
	玄米ごはん	175	0.0
	豆腐(豆乳鍋)	246	1.0
	ひじきの煮物	168	0.8
	焼き鮭の大根おろし添え	138	0.2
合計		1882	3.5

済陽先生からみた、鈴木さん改善ポイント

絶望的な状況から徹底した食事療法で驚異的に回復

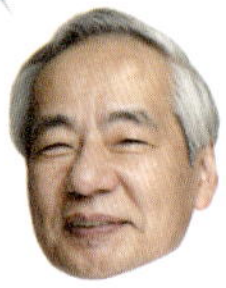

20世紀後半になって、全世界で急増したのが肺がんです。平成22年データで日本男性でもっとも多いのも肺がんです（女性は2位）。

鈴木さんは神奈川県の大学病院で「余命3ヶ月」と宣告されて、私のところに助けを求めて来られました。レントゲンを見たときは、正直驚きました。肺全体にがんが広がって、脊髄にも転移していたからです。

統計的に見て、肺がん、胆嚢がん、膵臓がんには食事療法が効きにくいため、改善するかどうか私にもわからないと正

鈴木さんの4日間のメニュー表

黄色地が敷いてある献立は定番メニューです

3日目

	献立名	カロリー(kal)	塩分(g)
朝	野菜ジュース	150	0.0
	玄米ごはん	175	0.0
	納豆	47	0.0
	長いもの大根おろし和え	44	0.0
	小魚(めざし)	77	0.8
昼	野菜ジュース	150	0.0
	焼き芋	178	0.0
	野菜サンドイッチ	220	1.1
夜	野菜ジュース	150	0.0
	玄米ごはん	175	0.0
	豆腐(冷奴)	67	0.6
	野菜炒め	138	0.6
	コーンスープ	134	1.9
	鮭の粕漬け	161	0.2
合計		1866	5.2

4日目

	献立名	カロリー(kal)	塩分(g)
朝	野菜ジュース	150	0.0
	玄米ごはん	175	0.0
	納豆	47	0.0
	長いもの大根おろし和え	44	0.0
	小魚(めざし)	77	0.8
昼	野菜ジュース	150	0.0
	焼き芋	178	0.0
	おろし蕎麦	221	0.7
夜	野菜ジュース	150	0.0
	玄米ごはん	175	0.0
	豆腐(冷奴)	74	0.6
	野菜のスープカレー煮	158	2.0
	野菜のコールスローサラダ	85	0.2
	タラの粕漬け	119	0.2
合計		1803	4.5

直に伝えたのを覚えています。

鈴木さんは、食事療法を徹底的に行って、驚異的に回復された症例です。

メニュー表を見ると、朝昼晩と一日3回の野菜ジュースを飲んでいますね。その材料も、細胞の酸化を防ぐグルタチオンを含んだ小松菜や、ポリフェノールが豊富なりんご、腸内環境を整えるはちみつやヨーグルトなどよく考えられていると思います。

毎日摂っているめざしも、丸ごと食べることで代謝酵素を補給できますし、鮭に含まれるアスタキサンチンにも強い抗酸化作用があります。

このままの食事を続けていけば、完治に向かうでしょう。

この他、肺がんの抑制に効果がある食材としては、抗酸化力のあるイソリクエチゲニンを含む、らっきょうなどがあります（ただし、食べる前に塩出しすることを忘れずに）。

鈴木池さんが
毎日食べ続けた！常食リスト

朝 野菜ジュース	昼 野菜ジュース	夜 野菜ジュース
朝 玄米ごはん	昼 焼き芋	夜 玄米ごはん
朝 納豆		夜 豆腐
朝 長いも大根おろし和え		
朝 小魚（めざし）野菜		

朝

納豆菌が血栓を予防する

「納豆」

材料（1人分）

納豆………1/2パック

万能ねぎ…2本

作り方

❶万能ねぎは小口切りにする。

❷納豆に粘りが出るまでよく混ぜ、①を加えてさらに混ぜる。

47kcal 脂質：2.2g／塩分：0.0g

朝

ペルオキシダーゼが活性酸素を抑制

「長いも大根おろし和え」

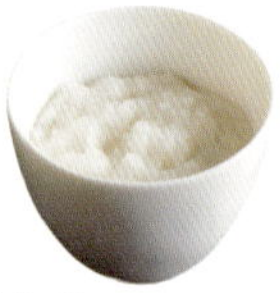

材料（1人分）

長芋……60g

大根……60g

作り方

長芋・大根は皮をむいてすりおろす。

44kcal 脂質：0.2g／塩分：0.0g

朝

DHAが脳の機能を活性化させる

「小魚（めざし）」

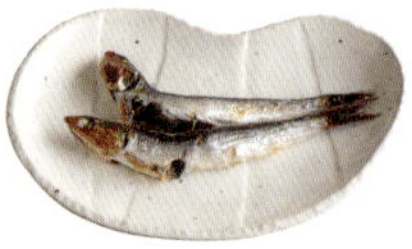

材料（1人分）

小魚（めざし）……30g（2本）

作り方

めざしは魚焼きグリルで焼く。

77kcal 脂質：5.7g／塩分：0.8g

朝 昼 夜

新鮮野菜の摂取は食事療法の基本

「野菜ジュース」

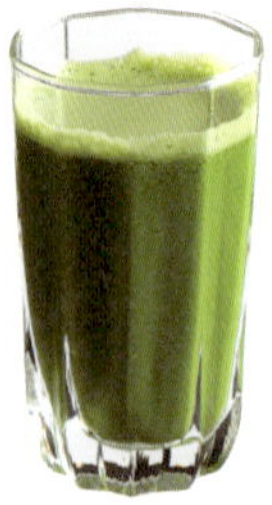

材料（1人分）

りんご………1/4個

バナナ………1本

ほうれん草…2束

小松菜………1株

はちみつ……小さじ2

ヨーグルト…大さじ2

作り方

❶りんご・バナナは皮をむき、ジューサーのサイズに合わせて切る。

❷ほうれん草・小松菜は洗ってジューサーのサイズに合わせて切る。

❸①・②をジューサーにかける。

❹器にはちみつ・ヨーグルトを入れ、③を注ぐ。

150kcal 脂質：1.8g／塩分：0.0g

朝 夜

豊富なビタミンB群を主食で摂る

「玄米ごはん」

材料（1人分）

玄米…50g

水……75ml

作り方

❶玄米を洗う。

❷①・水を炊飯器に入れて炊く。

175kcal 脂質：1.4g／塩分：0.0g

夜

体を温めるしょうがを添えて

「豆腐（冷奴）」

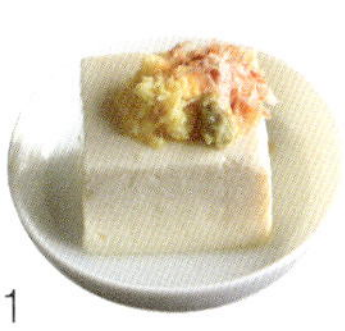

材料（1人分）

豆腐…………………………1/3丁

しょうが（すりおろし）…小さじ1

わさび………………………少々

かつお節……………………少々

レモン………………………1/4個

減塩醤油……………………小さじ1

作り方

❶器に豆腐を盛り、しょうが・わさび・かつお節を飾る。

❷レモンをしぼり、減塩醤油を混ぜて①にかける。

67kcal 脂質：3.1g／塩分：0.6g

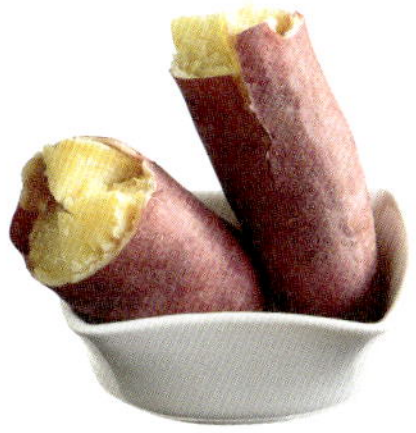

昼

主食代わりにもなる健康食材

「焼き芋」

材料（1人分）

さつまいも……1本

作り方

❶さつまいもは洗って皮付きのままアルミホイルに包む。

❷①をオーブントースターで焼く。

178kcal 脂質：0.3g／塩分：0.0g

済陽式食事療法の

実践ランチ

大根おろしが消化を助ける

「おろしそば」

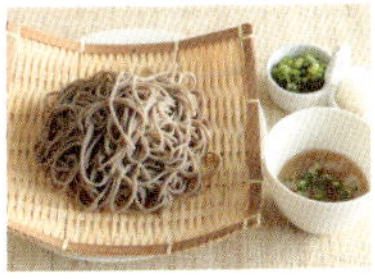

材料（1人分）

無塩そば……150g（1玉）

大根…………2cm厚さ

万能ねぎ……2本

減塩つゆ……小さじ2

水……………20g

作り方

❶鍋に湯をわかし、無塩そばをゆでて水を切る。

❷大根は皮をむいてすりおろし、万能ねぎは小口切りにする。

❸減塩つゆ・水を混ぜる。

❹器に①・②を盛り、③をかける。

221kcal 脂質：1.6g／塩分：0.7g

食物繊維をバランスよく

「野菜サンドイッチ」

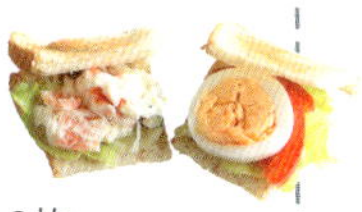

材料（1人分）

全粒粉パン……………12枚切り2枚

トマト……………………1/4個

レタス……………………1/2枚

ゆで卵……………………1/2個

ポテトサラダ（市販）…10g

ドレッシング…………小さじ1

作り方

❶全粒粉パンはオーブントースターで両面焼き、半分に切る。

❷トマトはヘタをとり薄くスライスし、レタスはパンの大きさに合わせてちぎり、ゆで卵はスライスする。

❸①の1枚に②をのせてドレッシングをかけ、パンではさむ。

❹①のもう1枚にレタス・ポテトサラダをのせ、パンではさむ。

220kcal 脂質：6.1g／塩分：1.1g

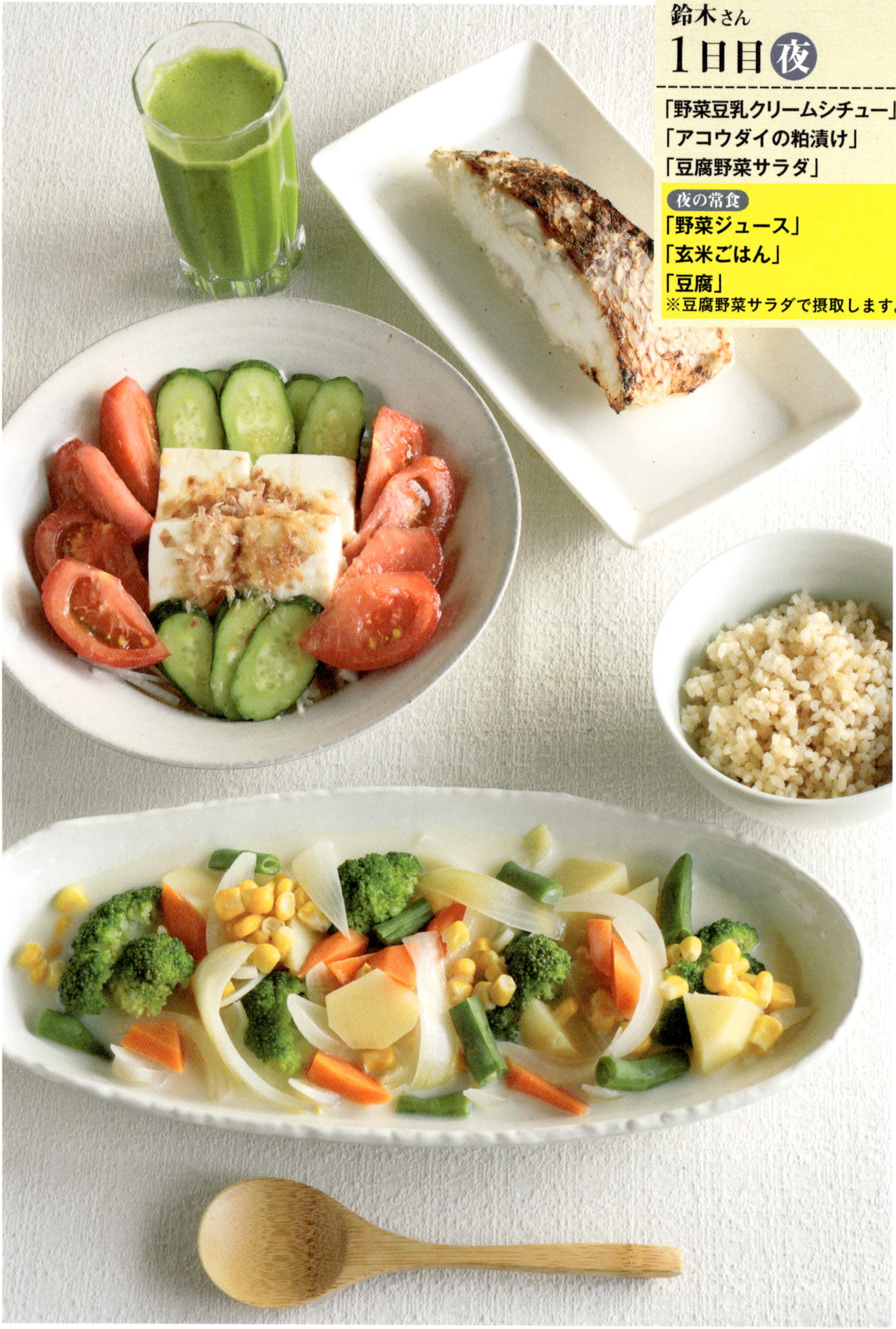

鈴木さん
1日目 夜

「野菜豆乳クリームシチュー」
「アコウダイの粕漬け」
「豆腐野菜サラダ」

夜の常食

「野菜ジュース」
「玄米ごはん」
「豆腐」
※豆腐野菜サラダで摂取します。

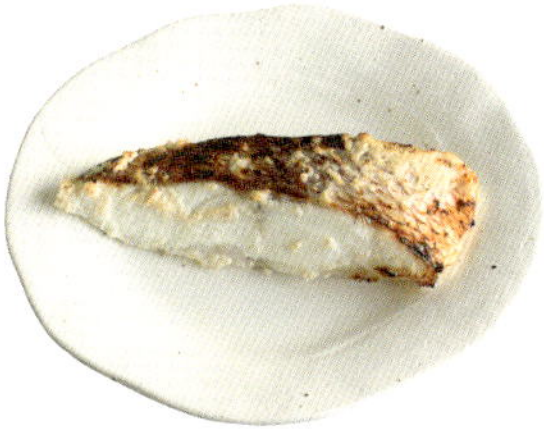

脂質が少なく高たんぱくな魚に
発酵食品「酒粕」のコクをプラス

「アコウダイの粕漬け」

材料(1人分)
アコウダイの粕漬け……1切れ

作り方
アコウダイの粕漬けを魚焼きグリルで焼く。

114kcal 脂質:2.5g/塩分:0.0g

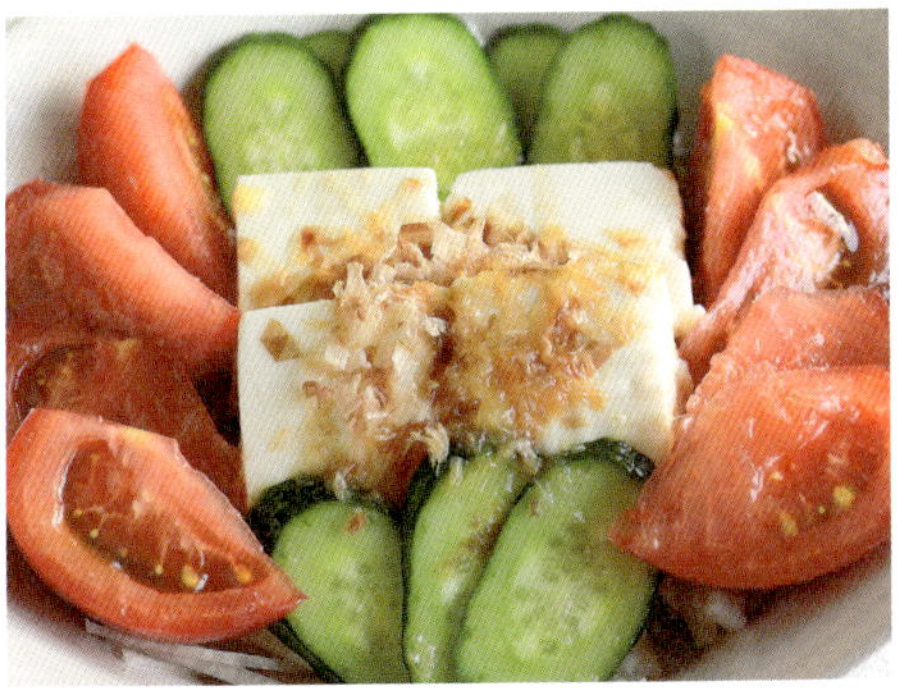

クエン酸が豊富なレモン汁を
たっぷりかける

「豆腐野菜サラダ」

材料(1人分)
きゅうり…1/2本
トマト……1個
大根………2cm厚さ
豆腐………1/3丁
レモン……1個
かつお節…ひとつまみ
減塩醤油…小さじ1/2

作り方
❶きゅうりは斜め薄切り、トマトはくし切り、大根は皮をむいてせん切り、豆腐は４等分する。
❷レモンをしぼり、減塩醤油と混ぜ合わせてドレッシングを作る。
❸器に①を盛り、②をかけてかつお節をのせる。

126kcal 脂質:8.6g/塩分:0.3g

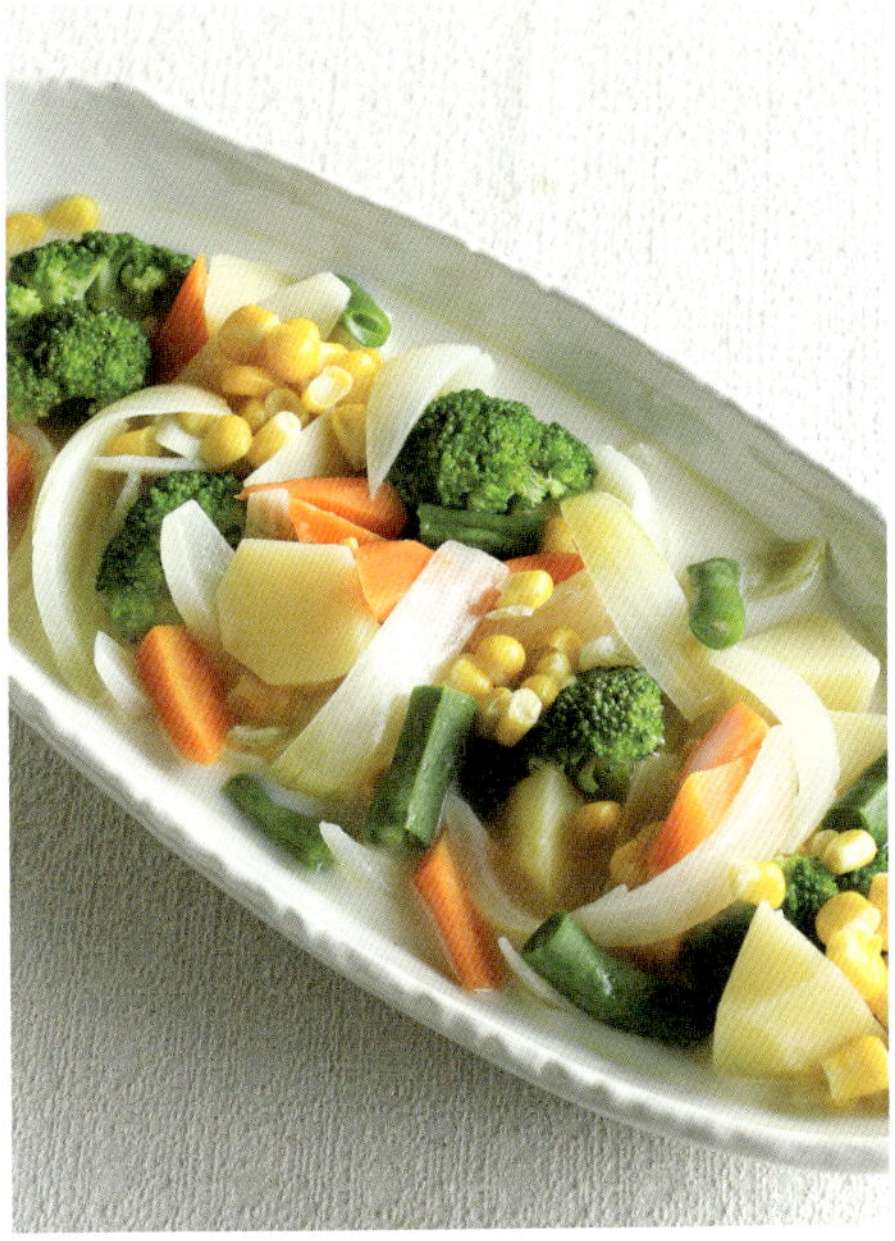

野菜の栄養素と
旨みを凝縮させた

「野菜豆乳クリームシチュー」

材料(1人分)
にんじん………1/2本
たまねぎ………1/2個
じゃがいも……1/2個
いんげん………2本
ブロッコリー…120g
コーン(冷凍)…1/4袋
野菜ブイヨン…1本
豆乳……………100ml
米粉……………大さじ1

作り方
❶にんじん・たまねぎ・じゃがいもは皮をむいてひと口大の乱切りにする。
❷いんげんは2cm長さに切り、ブロッコリーは小房に分け、さっとゆでる。
❸鍋に①・コーンを入れて炒めたら、野菜ブイヨン・野菜がかぶるくらいの水を入れて野菜が柔らかくなるまで煮る。
❹③に豆乳を加え、温まったら米粉を加える。
❺器に④を盛り、②を飾る。

285kcal 脂質:3.7g/塩分:2.1g

鈴木さん
2日目 夜

「豆乳なべ」
「ひじきの煮物」
「焼き鮭の大根おろし添え」

夜の常食
「野菜ジュース」
「玄米ごはん」
「豆腐」
※豆乳なべで摂取します。

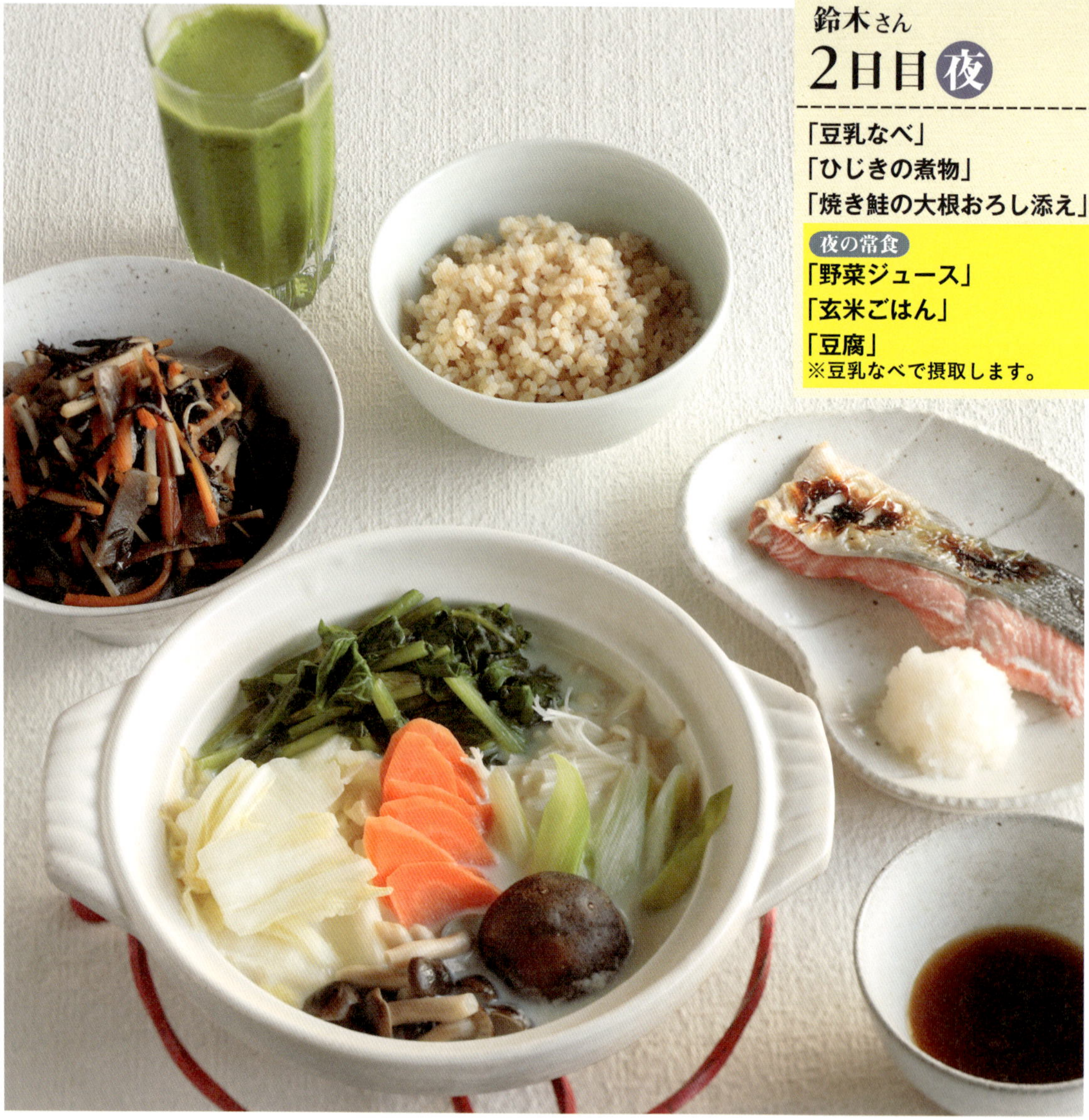

野菜をふんだんに入れたヘルシーメニュー

「豆乳なべ」

材料(1人分)

白菜…………3枚
長ねぎ………1/2本
ほうれん草…3株
大根…………3cm厚さ
にんじん……1/3本
豆腐…………1/2丁
えのきだけ…1/3袋
しめじ………1/3パック
しいたけ……2枚
豆乳…………150ml
水……………50ml
昆布…………1枚
〈ポン酢〉
かぼす………2個
減塩醤油……小さじ1

作り方

❶白菜・長ねぎ・ほうれん草・大根・にんじん・豆腐は食べやすい大きさに切る。
❷えのきだけ・しめじは根元を切り落として小房に分け、しいたけは石づきを取る。
❸土鍋に豆乳・水・昆布を入れ、①・②を並べて火にかける。
❹かぼすをしぼり、減塩醤油を加えてポン酢を作る。

246kcal 脂質:7.1g/塩分:1.0g

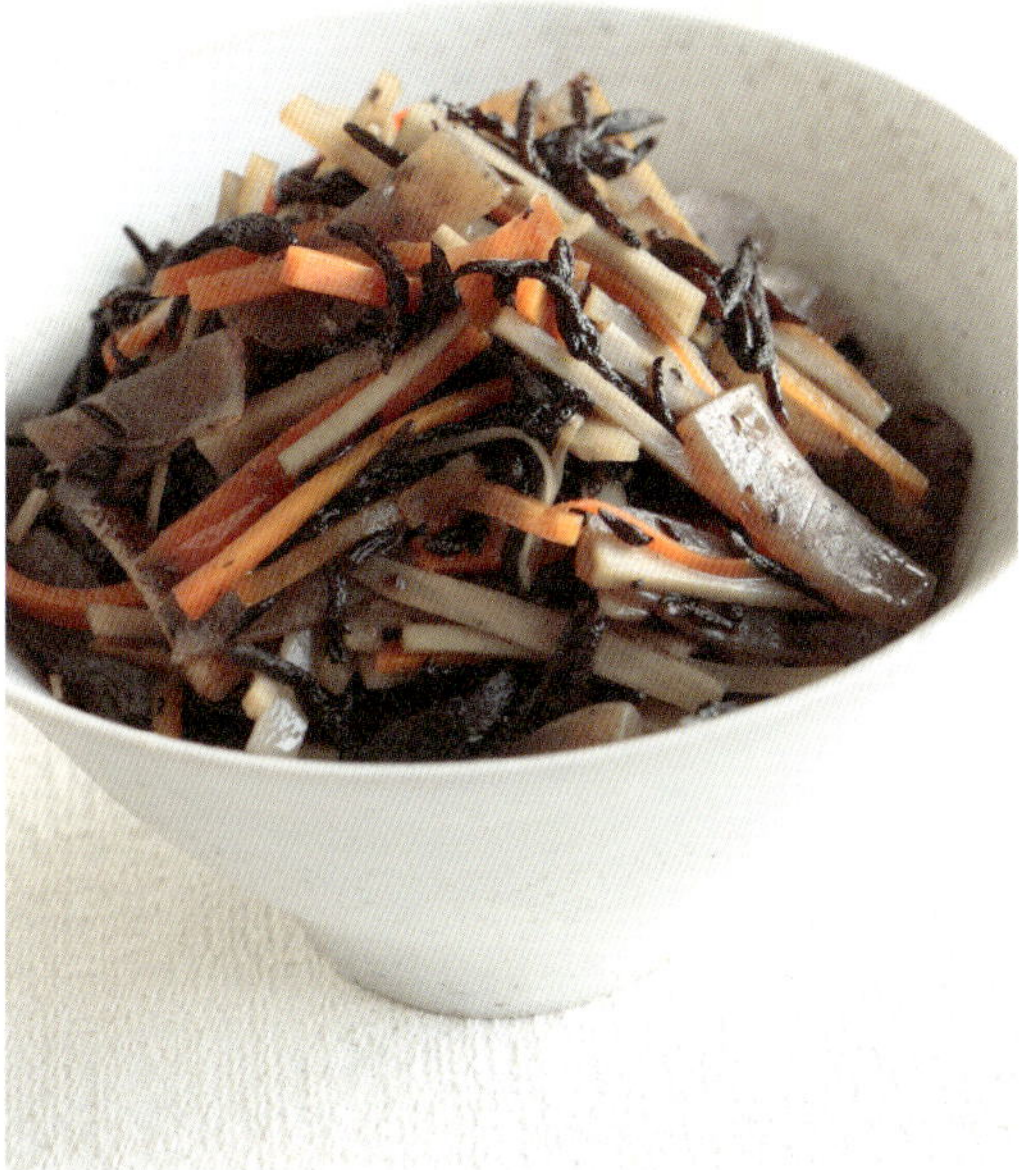

ミネラル豊富なひじきには
便秘解消の効果も

「ひじきの煮物」

材料（1人分）

ひじき（乾燥）…6g	こんにゃく…1/4丁
にんじん……1/3本	砂糖…………大さじ1
ごぼう………1/3本	減塩醤油……小さじ1
油揚げ………1/3枚	水……………100ml

作り方

❶ひじきは水で戻す。
❷にんじん・ごぼうは皮をむいて食べやすい大きさに切り、油揚げ・こんにゃくも食べやすい大きさに切る。
❸鍋に①・②を入れて炒める。
❹③に砂糖・減塩醤油・水を加えて煮る。

131kcal 脂質：2.2g／塩分：0.8g

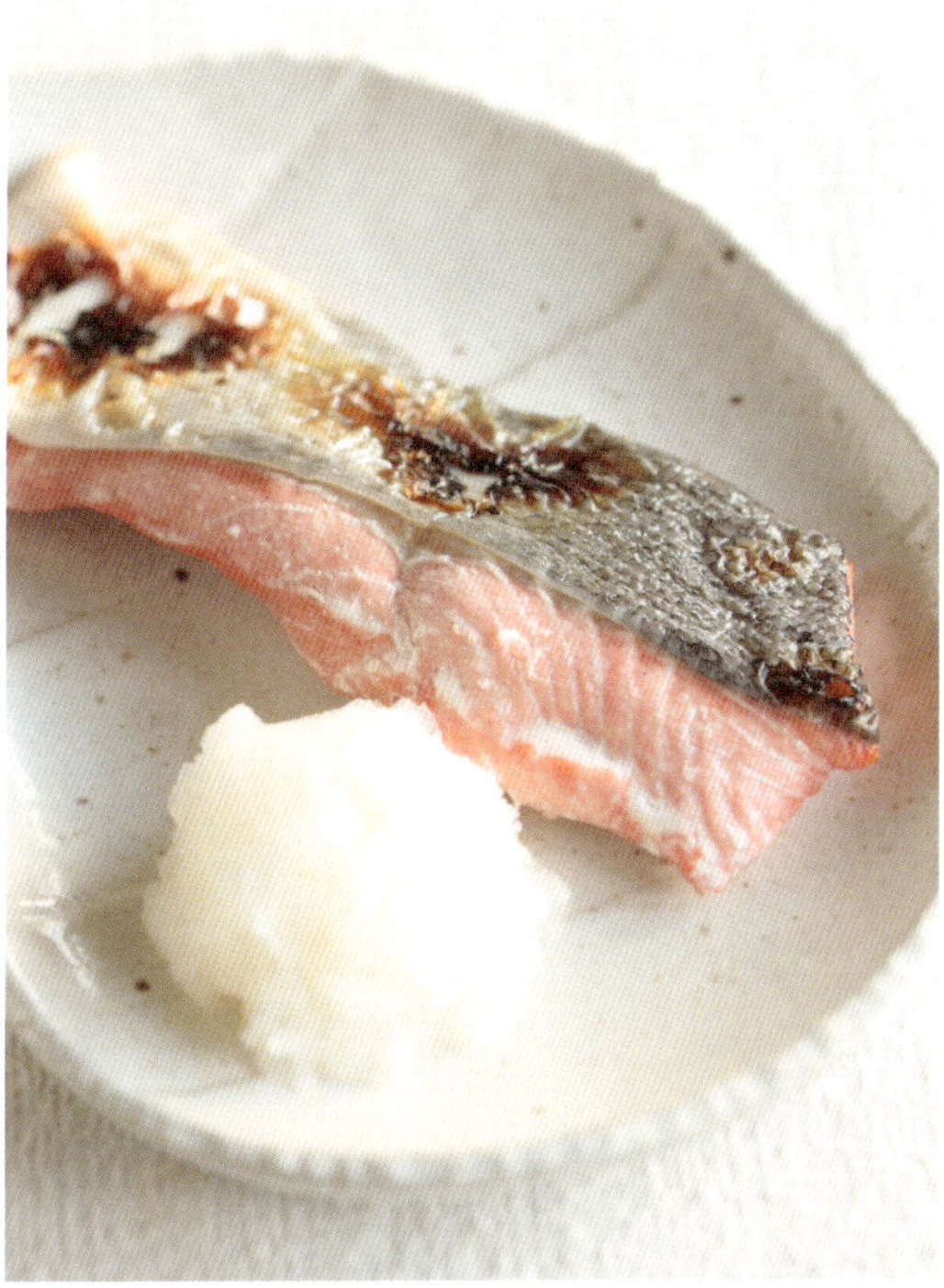

鮭の身には、抗酸化作用の高い
アスタキサンチンが豊富

「焼き鮭の大根おろし添え」

材料（1人分）
鮭………100g（1切れ）
大根……30g

作り方

❶鮭は魚焼きグリルで両面焼く。
❷大根は皮をむいてすりおろし、水気をしぼる。
❸器に①を盛り、②を添える。

138kcal 脂質：4.1g／塩分：0.2g

鈴木さん
3日目 夜

「野菜炒め」
「コーンスープ」
「鮭の粕漬け」

夜の常食
「野菜ジュース」
「玄米ごはん」
「豆腐（冷奴）」

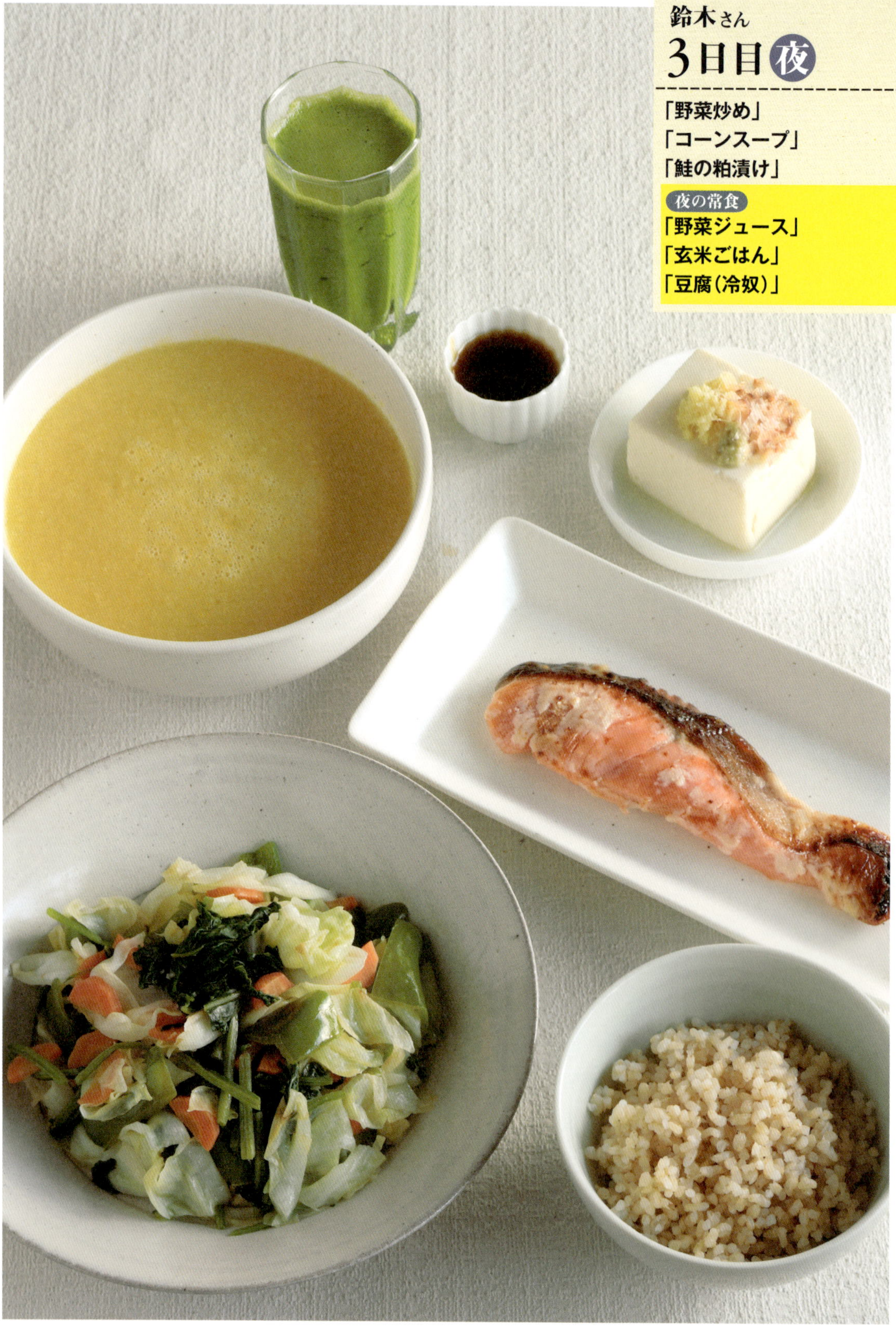

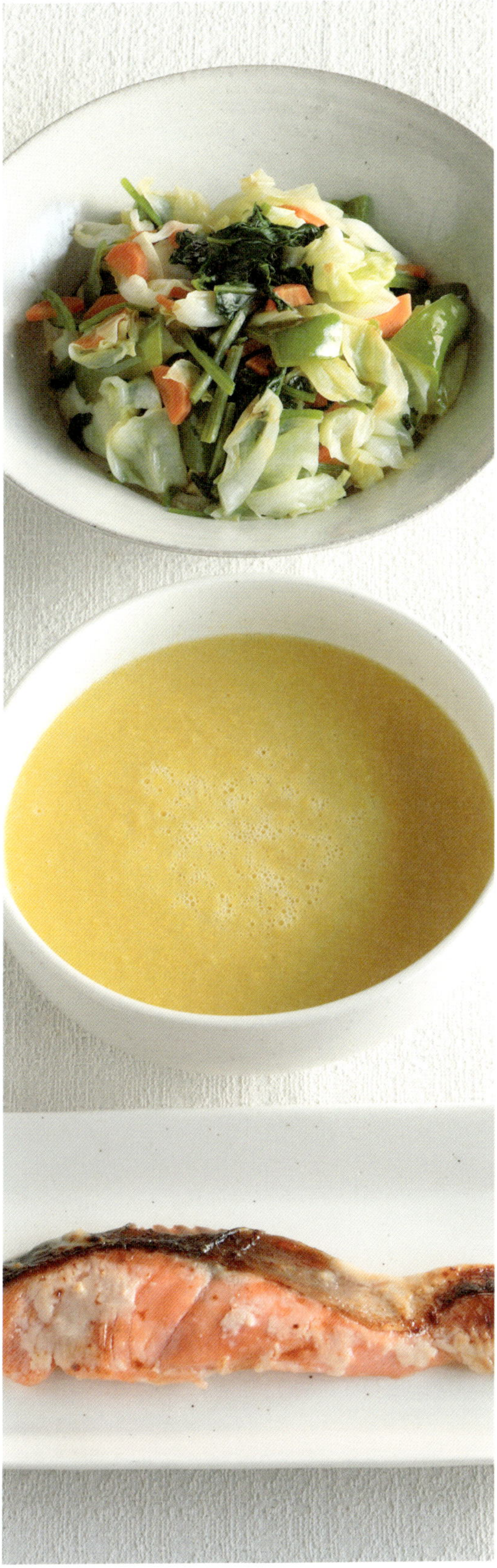

ビタミンCの多い野菜は
手早く炒めるのがポイント

「野菜炒め」

材料(1人分)

キャベツ……200g
にんじん……1/3本
ピーマン……1個
ほうれん草…1束
もやし………1/2袋
減塩醤油……小さじ1
こしょう……少々

作り方

❶キャベツ・にんじん・ピーマン・ほうれん草は食べやすい大きさに切る。
❷フライパンで①を炒め、野菜に火が通ったら、減塩醤油・こしょうで調味する。

138kcal 脂質:2.5g/塩分:0.6g

コーンの糖質は消化吸収が速く
エネルギー補給・疲労回復に効果的

「コーンスープ」

材料(1人分)

コーン(冷凍)…75g(1/4袋)
たまねぎ………3/4個
野菜ブイヨン…4g

作り方

❶たまねぎは皮をむいて薄切りにする。
❷鍋に①・コーン・具材がかぶるくらいの水を入れ、たまねぎが柔らかくなるまで煮る。
❸②をミキサーにかけ、鍋に戻す。
❹③を野菜ブイヨンで調味する。

134kcal 脂質:1.3g/塩分:1.9g

鮭に含まれるEPAが
脳卒中や高血圧を予防する

「鮭の粕漬け」

材料(1人分)

鮭の粕漬け……1切れ

作り方

鮭の粕漬けを魚焼きグリルで焼く。

161kcal 脂質:3.4g/塩分:0.2g

鈴木さん
4日目 夜

「野菜のスープカレー煮」
「野菜のコールスローサラダ」
「タラの粕漬け」

夜の常食
「野菜ジュース」
「玄米ごはん」
「豆腐(冷奴)」

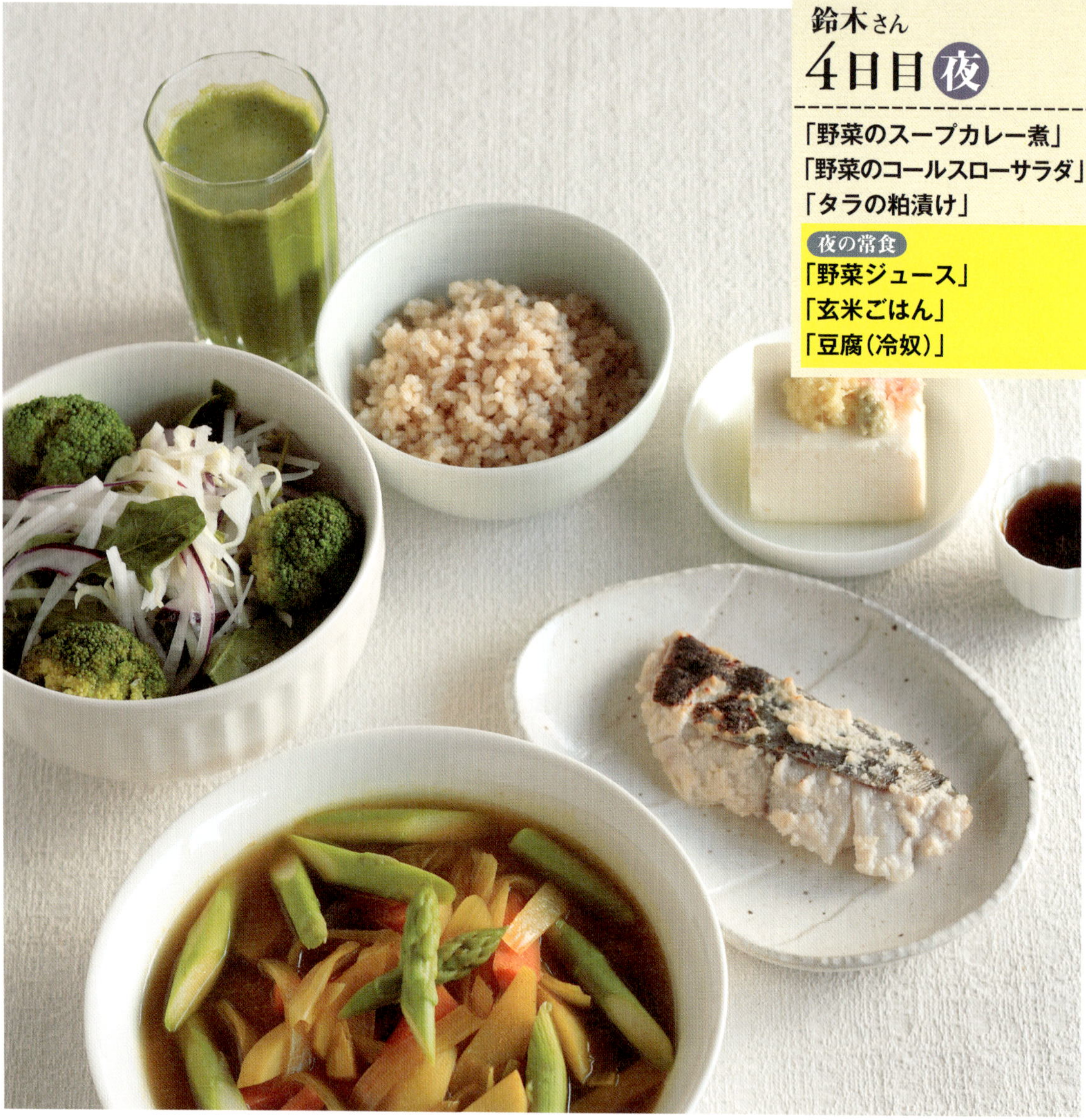

栄養価の高い旬の野菜を美味しくいただく

「野菜のスープカレー煮」

材料(1人分)

じゃがいも……1個
にんじん………1/3本
たまねぎ………1/2個
アスパラガス…2本
カレー粉………小さじ2
野菜ブイヨン…4g
水………………300ml

作り方

❶じゃがいも・にんじん・たまねぎは皮をむいて食べやすい大きさに切る。
❷アスパラガスは3cm長さの斜め切りにし、さっとゆでる。
❸鍋に水・①を入れて野菜が柔らかくなるまで煮る。
❹③にカレー粉・野菜ブイヨンを入れて調味する。
❺④を器に盛り、②を飾る。

158kcal 脂質:0.8g/塩分:2.0g

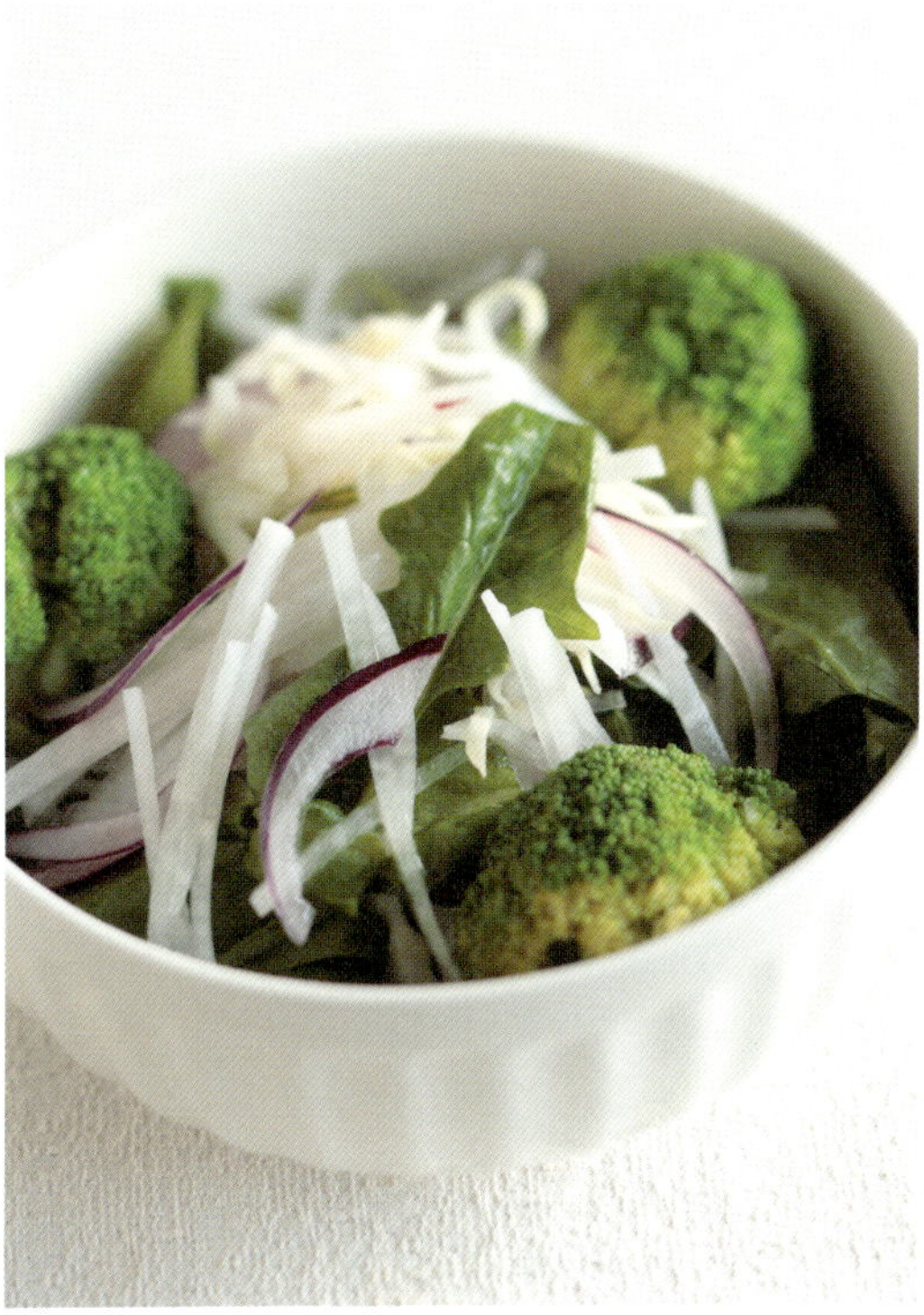

多彩なミネラル・ビタミンを摂取
ほうれん草で鉄分も補給

「野菜のコールスローサラダ」

材料(1人分)
サラダほうれん草………30g(1/3袋)
キャベツ…………………2枚
大根………………………3cm厚さ
紫たまねぎ………………1/4個
ブロッコリー……………60g
レモン……………………1個
フレンチドレッシング…小さじ1

作り方
❶サラダほうれん草は食べやすい大きさに切り、キャベツ・大根はせん切り、紫たまねぎは薄くスライス、ブロッコリーは小房に分ける。
❷レモンをしぼる。
❸ボウルに①・②・フレンチドレッシングを入れて和える。

85kcal 脂質:0.8g/塩分:0.2g

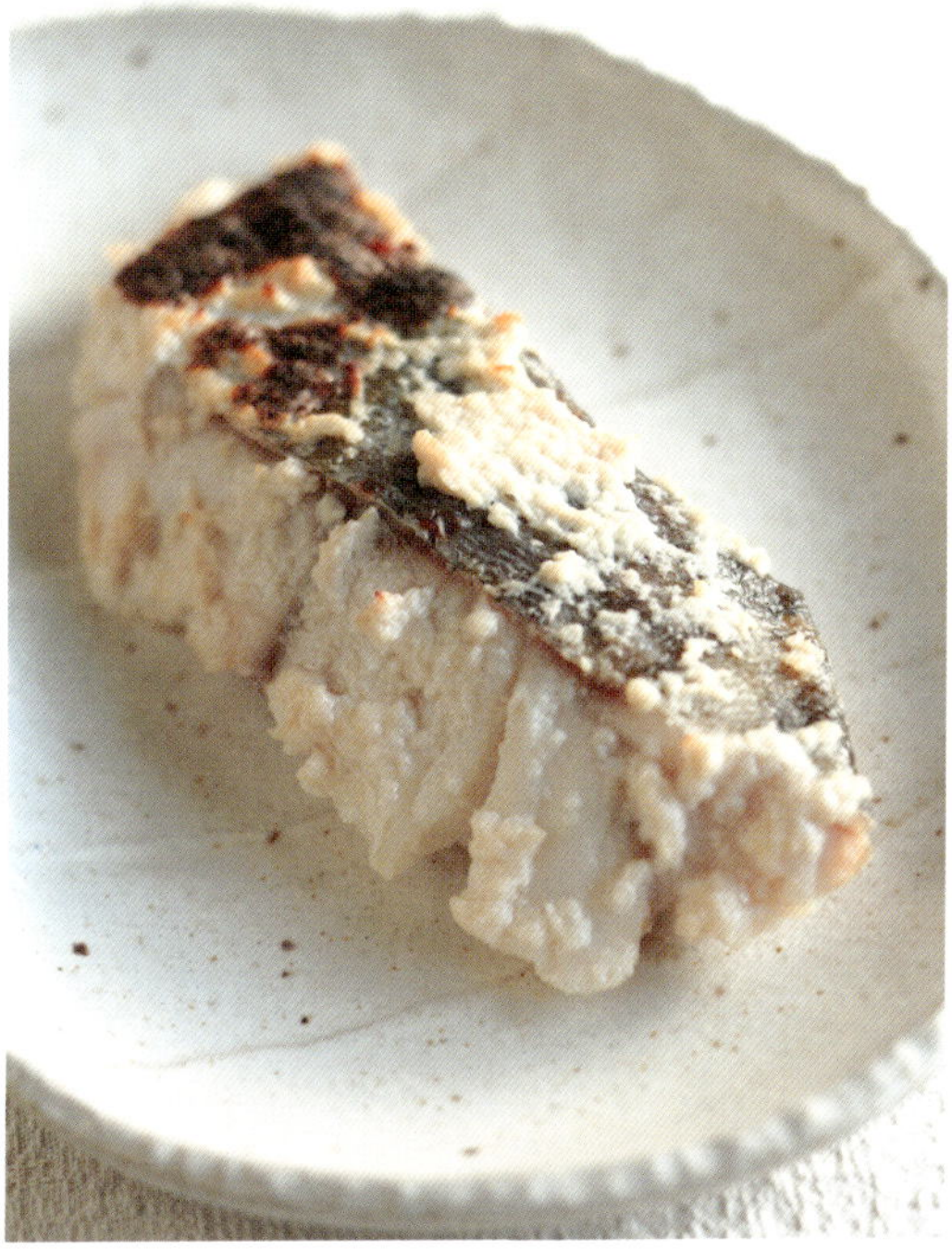

ビタミンA・D・E含有量は
白身魚の中でもトップクラス

「タラの粕漬け」

材料(1人分)
タラの粕漬け……1切れ

作り方
タラの粕漬けを魚焼きグリルで焼く。

119kcal 脂質:0.5g/塩分:0.2g

実例8

大腸がん

直腸がん術後再発 右肺転移切除
左肺転移切除後 両肺多発転移

大腸がんから転移し、
再発を繰り返していた両肺のがんが
食事療法で消滅！

S.Tさん　会社員・50歳

手術後も繰り返し再発するがんに

本来肉より魚が好きなのですが、２０００年から5年間単身赴任していた台湾では、炒め物や揚げ物などの肉料理を中心とした食生活になっていました。言葉の壁もあってストレスもたまっていたのか、お酒もたくさん飲んでいました。

帰国後の２００６年6月、便に血が混ざっていたのでこれは変だと病院で検査してもらったところ、大腸がんが見つかりました。自治医大で手術を受けた後、抗がん剤治療を勧められて半年間服用。その間、病院から食事に関する注意は一切なかったため、体力をつけようと肉も魚も積極的に食べていました。

その後約3年間は何事もなかったため、完治したものだと思っていたのですが、２００９年9月、がんが両肺へ転移していることが判明し、左肺3カ所と右肺上葉を2回に分けて切除する手術を受けました。

２０１０年5月に済陽先生の本に出会い、実際にお会いして話を伺ったうえで、再発を防ぐために食事療法をはじめました。ところが3ヶ月後の8月、抗がん剤治療を続けていたにもかかわらず、がんが肺に再々発していることがわかり、抗がん剤治療はいったん中止することになりました。

抗がん剤も効かない、食事療法も効果がないのかと諦めそうになりました。

それでも済陽先生の「大丈夫だから」という言葉に励まされ、食事療法を続けました。

抗がん剤が効かなかった再々発肺転移巣が食事療法で消滅

抗がん剤治療中に再々発した両肺の転移巣。右肺には4カ所、左肺にも数カ所微少転移巣が見られたが、食事療法を行ったところ半年ですべて消失。

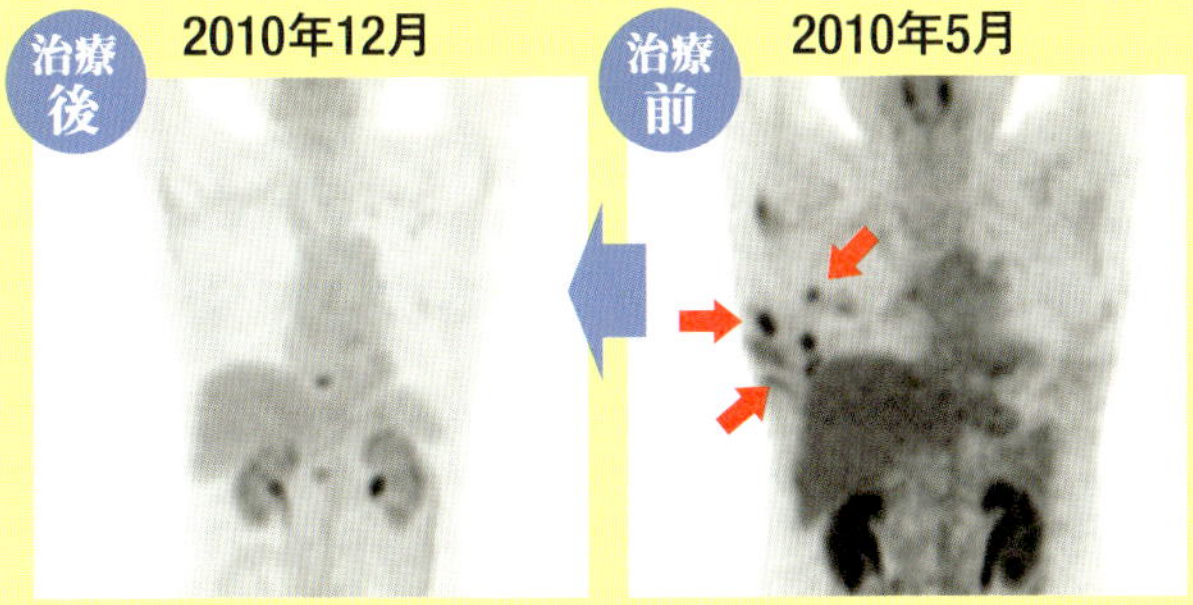

諦めずに食事療法を続けた結果

食事療法といっても、私は会社勤めですから済陽先生が勧める一日2ℓの野菜ジュースを飲むのは大変に思えました。そこで妻が用意してくれたローズヒップティーに大豆たんぱくパウダーとプルーンエキスを混ぜた特製MIXジュースを会社に持参して一日4回（150ml×4）飲んでいました。加えて、朝、昼、夜にも果物野菜ジュースを500mlずつ飲んでいたので、合計すると、一日2・1ℓのジュースを飲んでいました。

ご飯も7分づき玄米にして、野菜を中心とした食事にしました。特に、強い抗酸化作用のある大豆製品と、抗がん作用のある大根を摂るために、納豆と大根おろしは毎日食べました。

それから約2ヶ月後、別の抗がん剤を試そうと自治医大で検査を受けると、がんが縮小していたのです。その検査結果を見た主治医から「何か別の治療を行いましたか？」と驚かれたほどです。

その後、抗がん剤治療はしない旨を告げ、食事療法に専念したところ、2010年12月の検査では、がんは消えていました。

妻は昔から健康意識が高く、体にいいからとプルーンエキスなどを勧めてくれていましたが、正直、自分ががんになって、再発を繰り返すまでは食べ物と体のことについてあまり真剣に考えていませんでした。「体は食物でできている」というのは妻の口癖ですが、今では本当にその通りだと深く実感しています。

1日目

	献立名	カロリー(kal)	塩分(g)
06:00	MIXジュース	159	0.0
	アボカド	79	0.0
朝	果物野菜ジュース	263	0.0
	七分づき玄米ごはん	175	0.0
	味噌汁	114	1.2
	納豆	41	0.2
	しらす入り大根おろし	15	0.2
10:00	MIXジュース	159	0.0
昼	七分づき玄米ごはん	175	0.0
	焼き鮭	106	0.4
	にんじんたまご焼き	104	0.4
	ひじきの煮物	148	0.7
	いんげんのごま和え	20	0.0
	蒸し野菜	47	0.0
15:00	MIXジュース	159	0.0
18:00	MIXジュース	159	0.0
	アボカド	79	0.0
夜	果物野菜ジュース	263	0.0
	七分づき玄米ごはん	175	0.0
	鮭のホイル焼き	159	0.2
	五目豆腐炒め	328	0.6
	新じゃがと玉ねぎの味噌汁	136	1.2
	フルーツヨーグルト	58	0.1
合計		3121	5.2

2日目

	献立名	カロリー(kal)	塩分(g)
06:00	MIXジュース	159	0.0
	アボカド	79	0.0
朝	果物野菜ジュース	263	0.0
	七分づき玄米ごはん	175	0.0
	味噌汁	114	1.2
	納豆	41	0.2
	しらす入り大根おろし	15	0.2
10:00	MIXジュース	159	0.0
昼	七分づき玄米ごはん	175	0.0
	焼き鮭	106	0.4
	きんぴらごぼう	133	0.2
	切干大根	95	0.6
	ほうれん草のごま和え	23	0.0
	ゆでブロッコリー・ミニトマト	13	0.0
	パイナップル	8	0.0
15:00	MIXジュース	159	0.0
18:00	MIXジュース	159	0.0
	アボカド	79	0.0
夜	果物野菜ジュース	263	0.0
	七分づき玄米ごはん	175	0.0
	秋刀魚の塩焼き	240	0.7
	里芋汁	145	0.2
	インゲンとにんじんの白和え	111	0.7
	プルーン寒天	126	0.1
合計		3015	4.5

済陽先生からみた、S.Tさん改善ポイント

ステージⅣから抗がん剤無しで回復 ポイントは特製MIXジュース

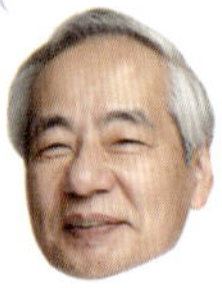

S・Tさんの場合は、大腸がんが手術後に再発し、そのがんが肺に転移して、それを手術で切除したのにまた両肺にがんが見つかったというかなり深刻なケースでした。抗がん剤も効いていないようで、それまでの病院では打つ手なしという状況。食事療法しか道は残されていませんでした。

毎朝の野菜ジュースの他に、特製MIXジュースを飲まれているのがS・Tさんの特徴です。

果物でもトップクラスの抗酸化作用を

S.Tさんの4日間のメニュー表

黄色地が敷いてある献立は定番メニューです

3日目

	献立名	カロリー (kal)	塩分 (g)
06:00	MIXジュース	159	0.0
	アボカド	79	0.0
朝	果物野菜ジュース	263	0.0
	七分づき玄米ごはん	175	0.0
	味噌汁	114	1.2
	納豆	41	0.2
	しらす入り大根おろし	15	0.2
10:00	MIXジュース	159	0.0
昼	七分づき玄米ごはん	175	0.0
	焼き鮭	106	0.4
	にんじんたまご焼き	104	0.4
	ひじきの煮物	148	0.7
	いんげんのごま和え	20	0.0
	蒸し野菜	47	0.0
15:00	MIXジュース	159	0.0
18:00	MIXジュース	159	0.0
	アボカド	79	0.0
夜	果物野菜ジュース	263	0.0
	(玄米)玄米ちらし寿司	341	0.7
	ニラ卵のおつゆ	59	0.3
	肉無し肉じゃが	320	1.0
	厚揚げのネギがけ	152	0.1
合計		3137	5.2

4日目

	献立名	カロリー (kal)	塩分 (g)
06:00	MIXジュース	159	0.0
	アボカド	79	0.0
朝	果物野菜ジュース	263	0.0
	七分づき玄米ごはん	175	0.0
	味噌汁	114	1.2
	納豆	41	0.2
	しらす入り大根おろし	15	0.2
10:00	MIXジュース	159	0.0
昼	七分づき玄米ごはん	175	0.0
	焼き鮭	106	0.4
	きんぴらごぼう	133	0.2
	切り干し大根	95	0.6
	ほうれんそうの胡麻和え	23	0.0
	ゆでブロッコリー・ミニトマト	13	0.0
	パイナップル	8	0.0
15:00	MIXジュース	159	0.0
18:00	MIXジュース	159	0.0
	アボカド	79	0.0
夜	果物野菜ジュース	263	0.0
	七分づき玄米ごはん	175	0.0
	蒸し鶏のネギソースサラダ	132	0.7
	かぼちゃと黒豆の甘煮	62	0.0
	厚揚げとかぶの味噌汁	147	1.2
合計		2734	4.7

もつプルーンエキスや、腸内環境を整えるオリゴ糖を含んだ大豆たんぱくパウダーを、ビタミンCが豊富なローズヒップティーに混ぜて飲むというのは素晴らしいアイデアだと思います。しかも、それを一日何度も飲んでいますね。

毎日食べているアボカドにビタミンEが、よく食べている鮭の赤さのもとになっているアスタキサンチンにも抗酸化作用とがんを抑制する働きがあるうえ、血液をサラサラにするEPAなどの物質も豊富に含まれています。全体的に非常にバランスのとれたメニューと言えます。

奥様の支えがあってこそだと思いますが、ご本人も働きながらよく頑張られたと思います。化学療法も大事ですが、時として免疫力を損なうこともあり、この方は食事療法だけで回復した症例です。

再発を防ぐためにも、これからもぜひ食事療法を続けていただきたいです。

S.Tさんが

毎日食べ続けた！常食リスト

朝 果物野菜ジュース	昼 七分づき玄米ごはん	夜 果物野菜ジュース
朝 七分づき玄米ごはん	昼 焼き鮭	夜 七分づき玄米ごはん
朝 味噌汁		
朝 納豆		
朝 しらす入り大根おろし		
06:00 MIXジュース	15:00 MIXジュース	18:00 MIXジュース
06:00 アボカド		18:00 アボカド
10:00 MIXジュース		

06:00 10:00 15:00 18:00

濃縮したプルーンエキスを配合

「MIXジュース」

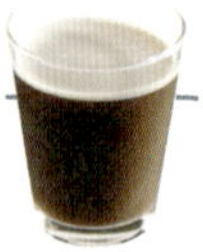

〈ローズヒップティー〉

材料と作り方

鍋にローズヒップ大さじ2・水200mlを入れて火にかけ、濃く煮出す。

〈MIXジュース〉

材料(1人分)

ローズヒップティー…150ml

プルーンエキス……………大さじ2

大豆たんぱくパウダー……大さじ2

作り方

ローズヒップティー・プルーンエキス・大豆たんぱくパウダーを混ぜて、器に注ぐ。

159kcal 脂質:4.3g／塩分:0.0g

06:00 18:00

森のバターと呼ばれる健康食材

「アボカド」

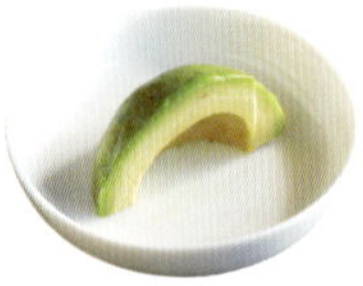

材料(1人分)

アボカド……1/4個

作り方

アボカドは種を取り、皮をむいてスライスする。

79kcal 脂質:7.9g／塩分:0.0g

朝 昼 夜

ビタミンCを毎日摂るために

「果物野菜ジュース」

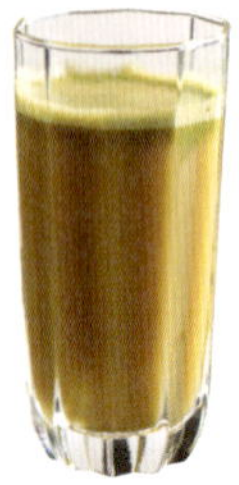

材料(1人分)

にんじん…2本

りんご……1個

レモン……1個

かぼちゃ…1/8個

大根………5cm厚さ

小松菜……3束

ゴーヤ……1本

はちみつ…小さじ1

作り方

❶にんじん・りんご・レモン・かぼちゃ・大根は皮をむき、ジューサーのサイズに合わせて切る。

❷小松菜は洗い、ゴーヤは綿と種を取ってジューサーのサイズに合わせて切る。

❸①・②をジューサーにかける。

❹器にはちみつを入れ、③を注ぐ。

263kcal 脂質:1.3g／塩分:0.0g

朝

過酸化脂質の生成を抑えるビタミンEを含有

「焼き鮭」

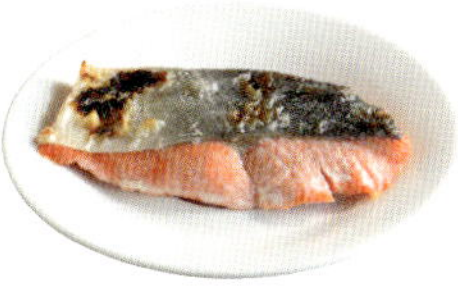

材料(1人分)

生鮭……80g(1切れ)

減塩塩…0.5g

作り方

❶生鮭に減塩塩をふる。

❷①を魚焼きグリルで焼く。

106kcal 脂質:3.3g／塩分:0.4g

朝 昼 夜

クエン酸回路を活発に

「七分づき玄米ごはん」

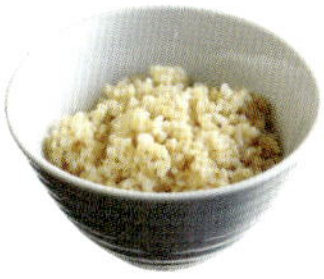

材料(1人分)

七分づき玄米…50g

水………………75ml

作り方

❶七分づき玄米を洗う。

❷①・水を炊飯器に入れて炊く。

175kcal 脂質:1.4g／塩分:0.0g

手づくり調味料

減塩と栄養価アップの効果

「プルーン醤油」

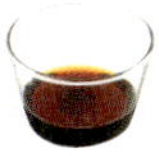

材料と作り方

減塩醤油1:プルーンエキス4の割合で薄める。

オリゴ糖をプラスして腸内を活性化

「大豆たんぱく低塩みそ」

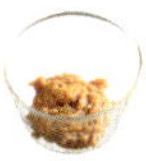

材料と作り方

750gの自家製みそに『大豆たんぱくパウダー』大さじ2とプルーンエキス大さじ1を混ぜ込んでおき、それを適宜使用していく。

ローズヒップのビタミンCを加えた

「ローズヒップ酢」

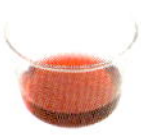

材料と作り方

酢を使用するときにはローズヒップティーもプラスする。

朝

納豆菌が整腸作用に効果を発揮

「納豆」

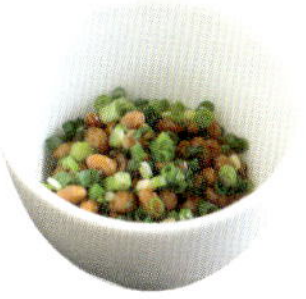

材料(1人分)

納豆…………1/3パック

からし………3g

万能ねぎ……1本

作り方

❶万能ねぎは小口切りにする。

❷納豆はからしを入れて、粘りが出るまでよく混ぜ、①を加えてさらに混ぜる。

41kcal 脂質:2.0g／塩分:0.2g

朝

低塩みそで塩分を抑える

「味噌汁」

食事療法では低塩みそを使うのが基本。 発酵物質である麹菌には毒性物質を分解して悪玉菌の抑制する働きがあります。 無添加で天然醸造のものを選びましょう。

朝

カルシウムをしっかり補充する

「しらす入り大根おろし」

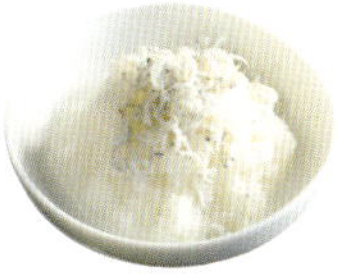

材料(1人分)

大根……2cm厚さ

しらす…5g

作り方

❶大根は皮をむいてすりおろす。

❷器に①を盛り、しらすをのせる。

15kcal 脂質:0.1g／塩分:0.2g

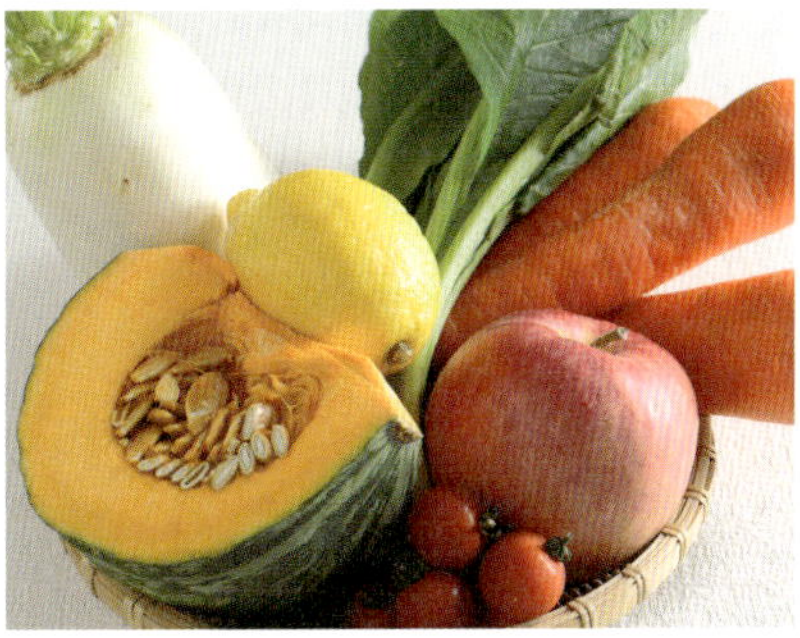

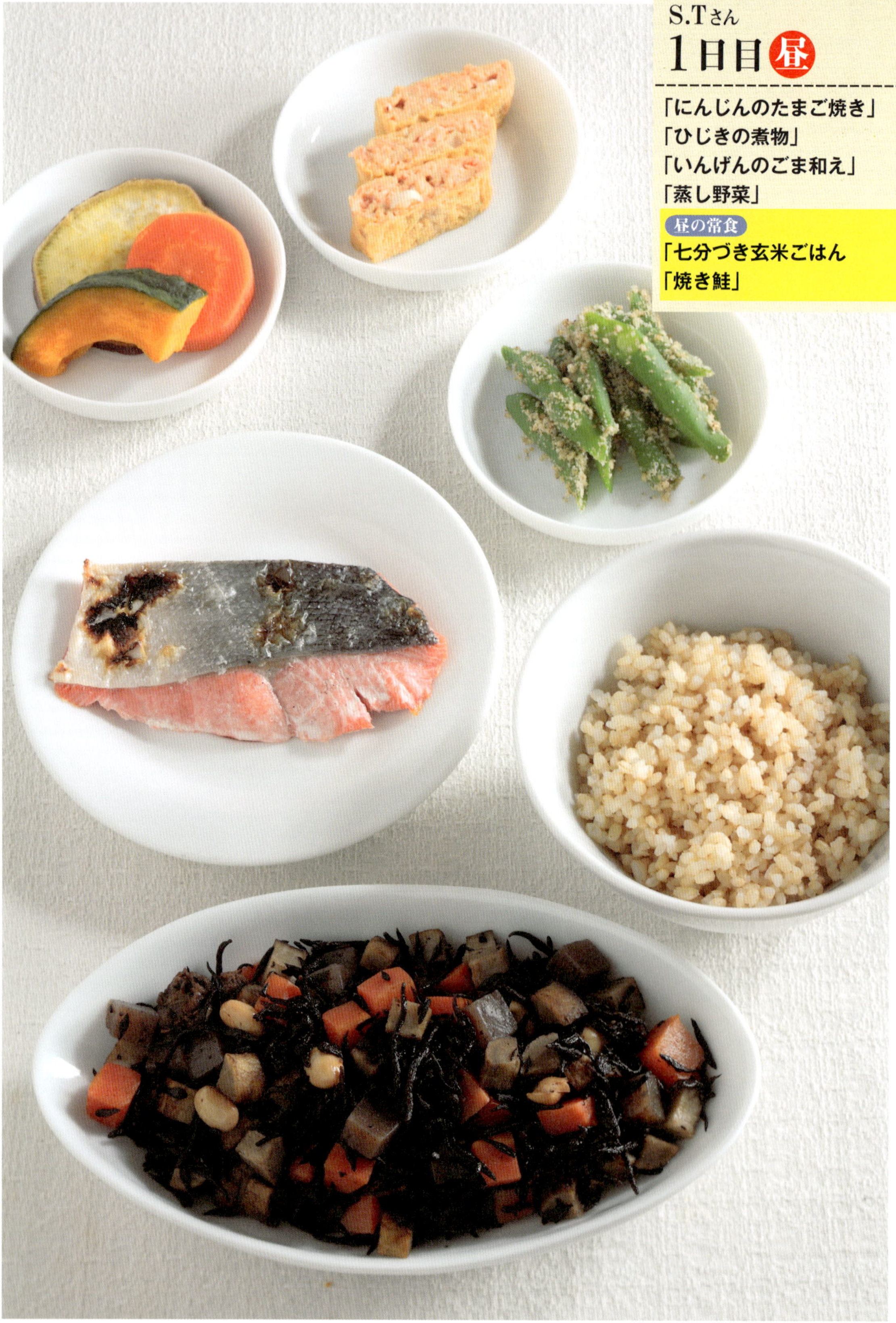

S.Tさん

1日目 昼

「にんじんのたまご焼き」
「ひじきの煮物」
「いんげんのごま和え」
「蒸し野菜」

昼の常食

「七分づき玄米ごはん
「焼き鮭」

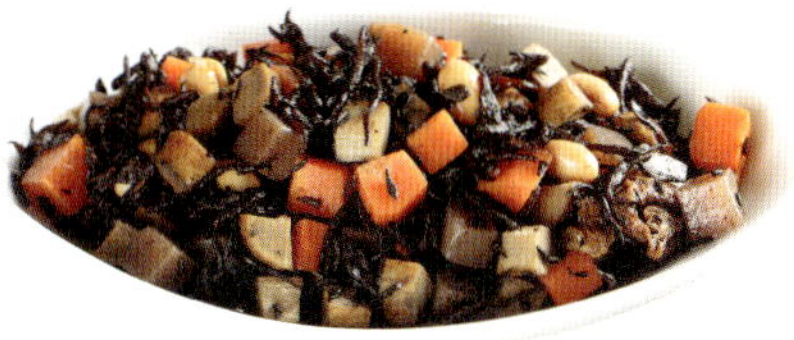

海藻類の中でもカルシウムの
含有量が非常に高い

「ひじきの煮物」

材料(1人分)

ひじき(水戻し)…1/2カップ
ごぼう……………1/3本
にんじん…………1/3本
こんにゃく………1/5丁
油揚げ……………1/4枚
大豆(水煮)………10g
プルーン醤油……小さじ2
はつみつ…………小さじ1
だし汁……………200ml

作り方

❶ごぼう・にんじんは皮をむいて角切り、こんにゃくも角切りにする。
❷油揚げは熱湯をかけて油抜きし、細切りにする。
❸鍋に①・②・ひじき・大豆・プルーン醤油・はちみつ・だし汁を入れて火にかけ、ごぼうが柔らかくなるまで煮る。

148kcal 脂質:2.6g／塩分:0.7g

ポリフェノールが豊富な
緑黄色野菜を手軽に摂る

「蒸し野菜」

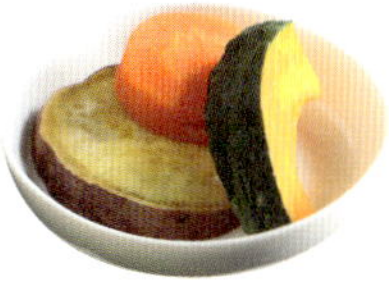

材料(1人分)

かぼちゃ……20g(1切れ)
さつまいも…20g(1切れ)
にんじん……20g(1切れ)

作り方

かぼちゃ・さつまいも・にんじんはラップに包んで電子レンジで加熱する。

47kcal 脂質:0.1g／塩分:0.0g

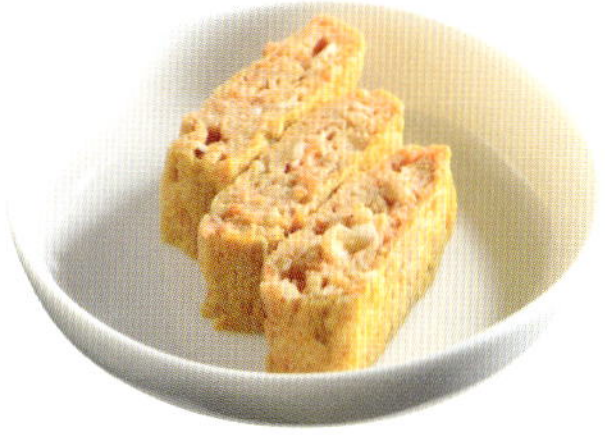

抗がん作用の高いにんじんを
たっぷり摂る

「にんじんのたまご焼き」

材料(1人分)

卵………1個
にんじん………20g
長ねぎ…………10g
はちみつ………小さじ1/2弱
プルーン醤油…小さじ1

作り方

❶にんじんは皮をむいてすりおろし、長ねぎはみじん切りにする。
❷ボウルに卵・①・はちみつ・プルーン醤油を入れてよく混ぜる。
❸フライパンを熱し、②を流し入れて巻く。

104kcal 脂質:5.2g／塩分:0.4g

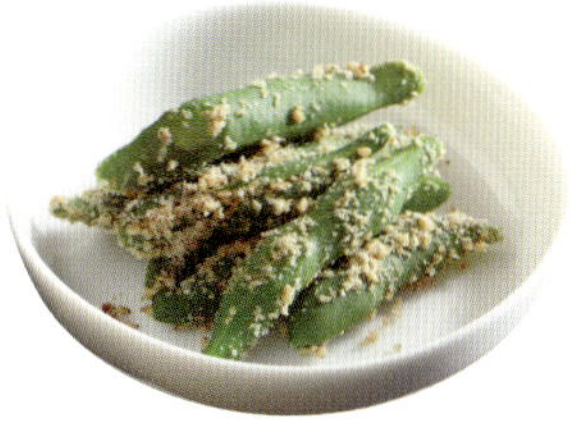

カリウムが体内の
ミネラルバランスを正常化

「いんげんのごま和え」

材料(1人分)

さやいんげん…3本
ごま……………小さじ1

作り方

❶さやいんげんは3cm長さの斜め切りにしてゆでる。
❷ごまは乾煎りしてする。
❸①・②を和える。

20kcal 脂質:1.3g／塩分:0.0g

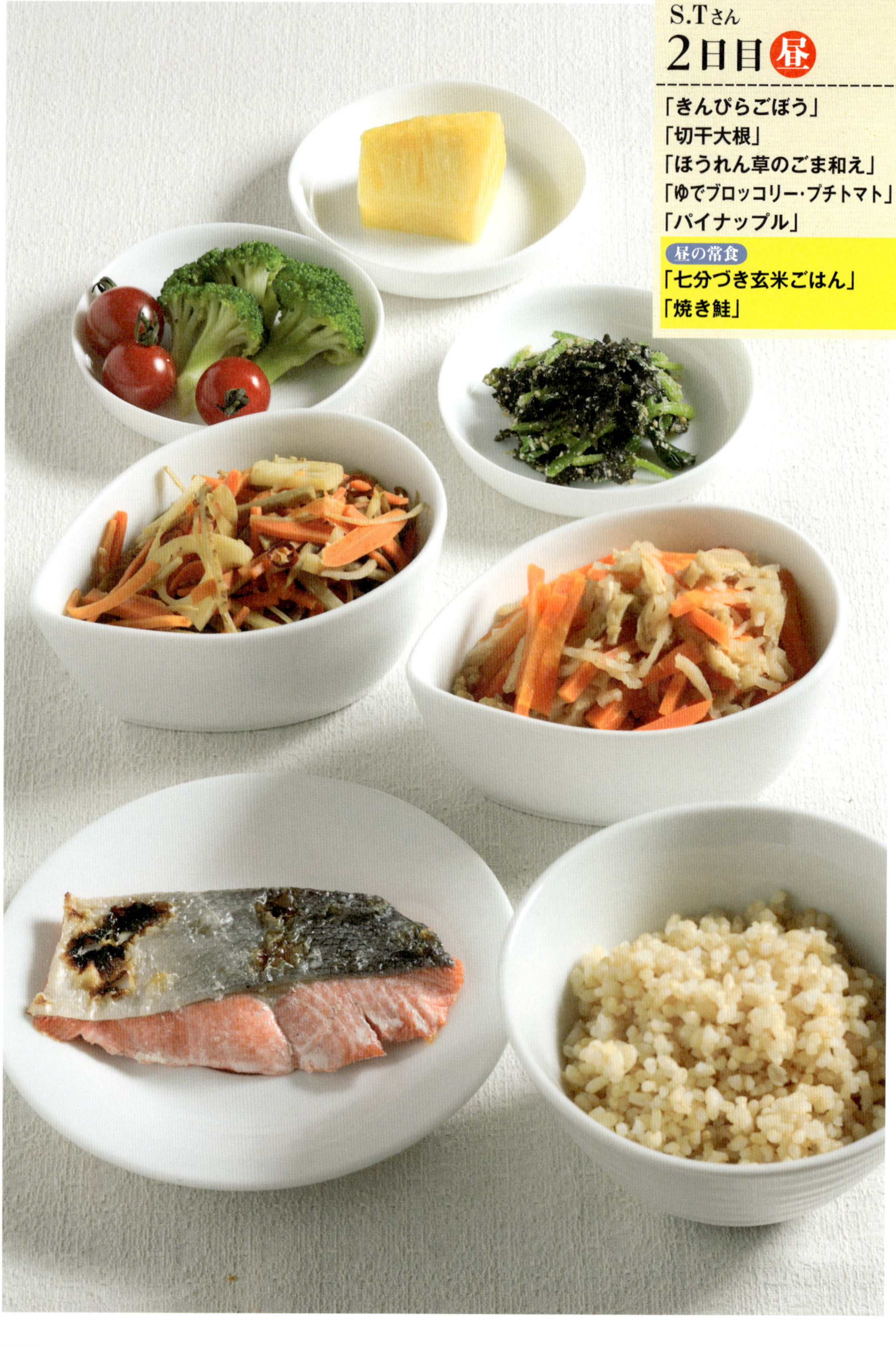

S.Tさん

2日目 昼

「きんぴらごぼう」
「切干大根」
「ほうれん草のごま和え」
「ゆでブロッコリー・プチトマト」
「パイナップル」

昼の常食

「七分づき玄米ごはん」
「焼き鮭」

天日干しすることで ビタミンB1・
ビタミンB2などの含有量が倍増

「切干大根」

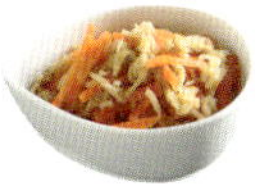

材料(1人分)

切干大根(乾燥)…15g(1/2カップ)
にんじん………………1/3本
油揚げ…………………1/5枚
プルーン醤油…………小さじ2
だし汁…………………150ml

作り方

❶切干大根は水戻しし、水気をしぼる。
❷にんじんは皮をむいて細切りにする。
❸油揚げは熱湯をかけて油抜きし、細切りにする。
❹鍋に①・②・③・プルーン醤油・だし汁を入れて煮る。

95kcal 脂質:1.5g／塩分:0.6g

ブロッコリーのビタミンC含有量は
レモンの1.2倍、じゃがいもの3.4倍

「ゆでブロッコリー・プチトマト」

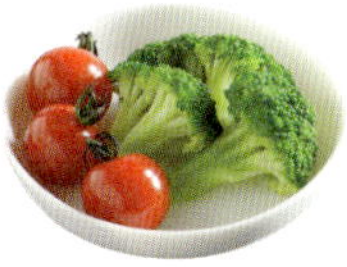

材料(1人分)

ブロッコリー…30g
プチトマト……3個

作り方

❶ブロッコリーは小房にわけてゆでる。
❷器に①・プチトマトを盛る。

13kcal 脂質:0.1g／塩分:0.0g

ビタミンB1とビタミンC
食物繊維とクエン酸がたっぷり

「パイナップル」

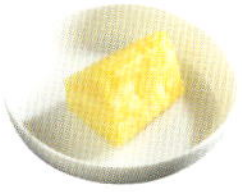

材料と作り方(1人分)

パイナップル1切れを器に盛る。

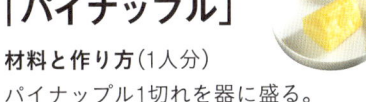

8kcal 脂質:0.0g／塩分:0.0g

食物繊維が発がん物質の
排出を促進

「きんぴらごぼう」

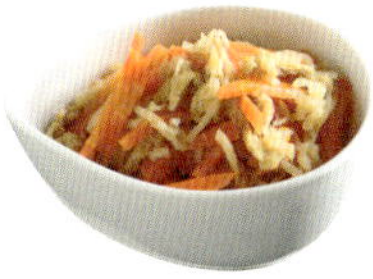

材料(1人分)

ごぼう…………1/3本
にんじん………1/3本
れんこん………20g
白ごま…………小さじ1
プルーン醤油…小さじ1
オリーブ油……小さじ1
唐辛子…………1本

作り方

❶ごぼう・にんじんは皮をむいて細切り、れんこんは皮をむいていちょう切りにする。
❷フライパンにオリーブ油を熱し、唐辛子を入れ香りを出す。
❸②に①を入れて炒め、プルーン醤油で調味する。
❹器に③を盛り、白ごまをふる。

133kcal 脂質:5.5g／塩分:0.2g

セサミンなど抗酸化成分が
ぎっしり詰まったごまを活用

「ほうれん草のごま和え」

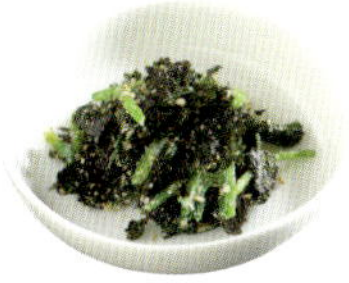

材料(1人分)

ほうれん草…1株
白ごま………小さじ1
焼きのり……小さじ1

作り方

❶ほうれん草はゆでて水気をしぼり、3cm長さに切る。
❷白ごまは乾煎りしてすり、焼きのりは小さくちぎる。
❸①・②を和える。

23kcal 脂質:1.4g／塩分:0.0g

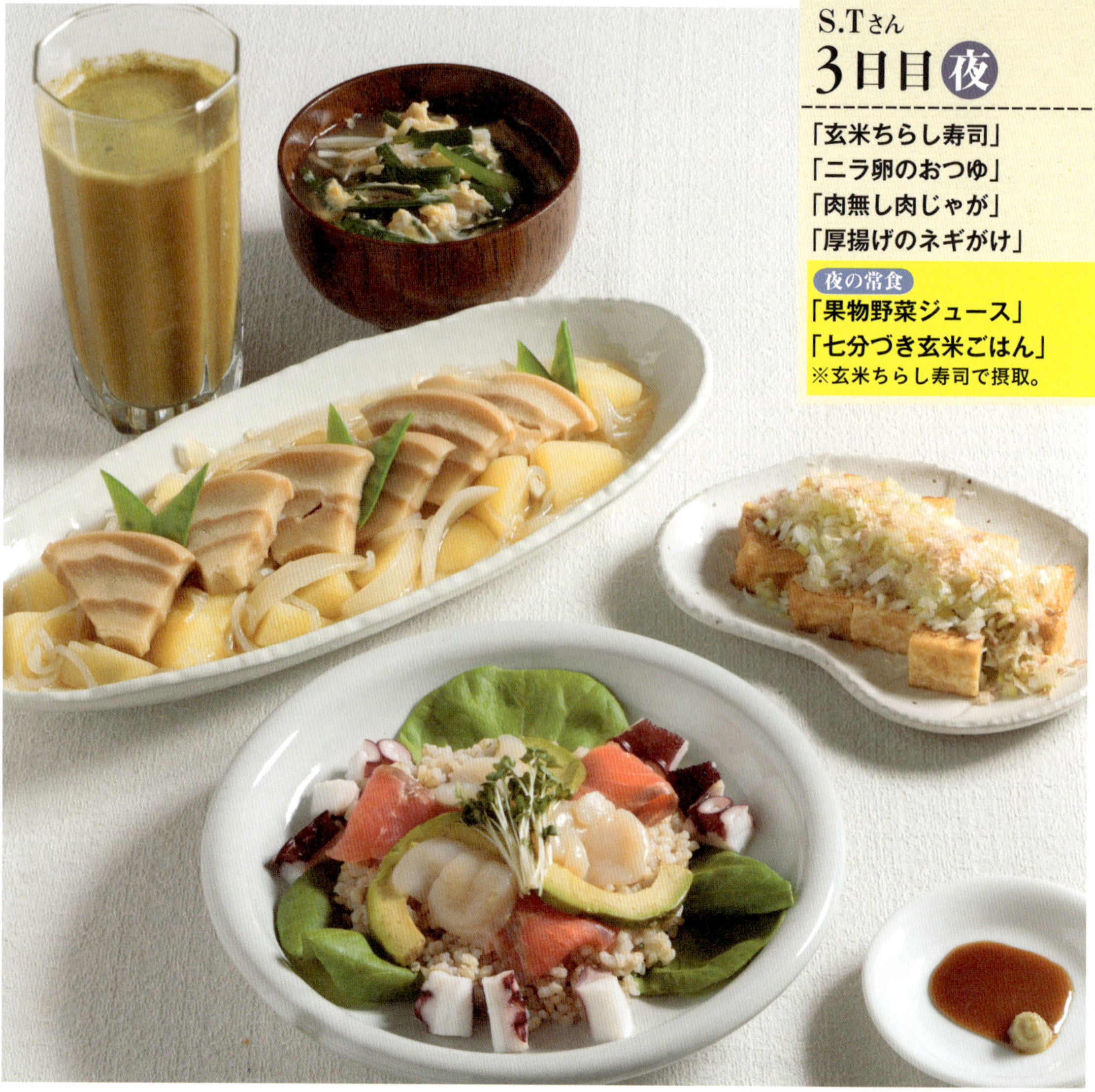

S.Tさん
3日目 夜

「玄米ちらし寿司」
「ニラ卵のおつゆ」
「肉無し肉じゃが」
「厚揚げのネギがけ」

夜の常食
「果物野菜ジュース」
「七分づき玄米ごはん」
※玄米ちらし寿司で摂取。

栄養価に富んだ魚介類と野菜をバランスよく

「玄米ちらし寿司」

材料(1人分)

七分づき玄米ごはん………100g
タコ……………………………40g
スモークサーモン…………30g
ホタテの刺身………………2個
アボカド……………………1/8個
サニーレタス………………3枚
ブロッコリースプラウト…1/5パック
ローズヒップ寿司酢………大さじ1
※酢とローズヒップティーを混ぜる
プルーン醤油………………小さじ1
わさび………………………少々

作り方

❶七分づきの玄米ごはんにローズヒップ寿司酢を混ぜて、酢飯を作る。
❷タコは1cm角に切り、サーモン・ホタテ・アボカドは薄く切る。
❸ブロッコリースプラウトは根元を切り落とす。
❹器にサニーレタスを敷き①を盛り、②・③をのせる。
❺プルーン醤油・わさびを混ぜて④にかける。

341kcal 脂質:6.8g/塩分:0.7g

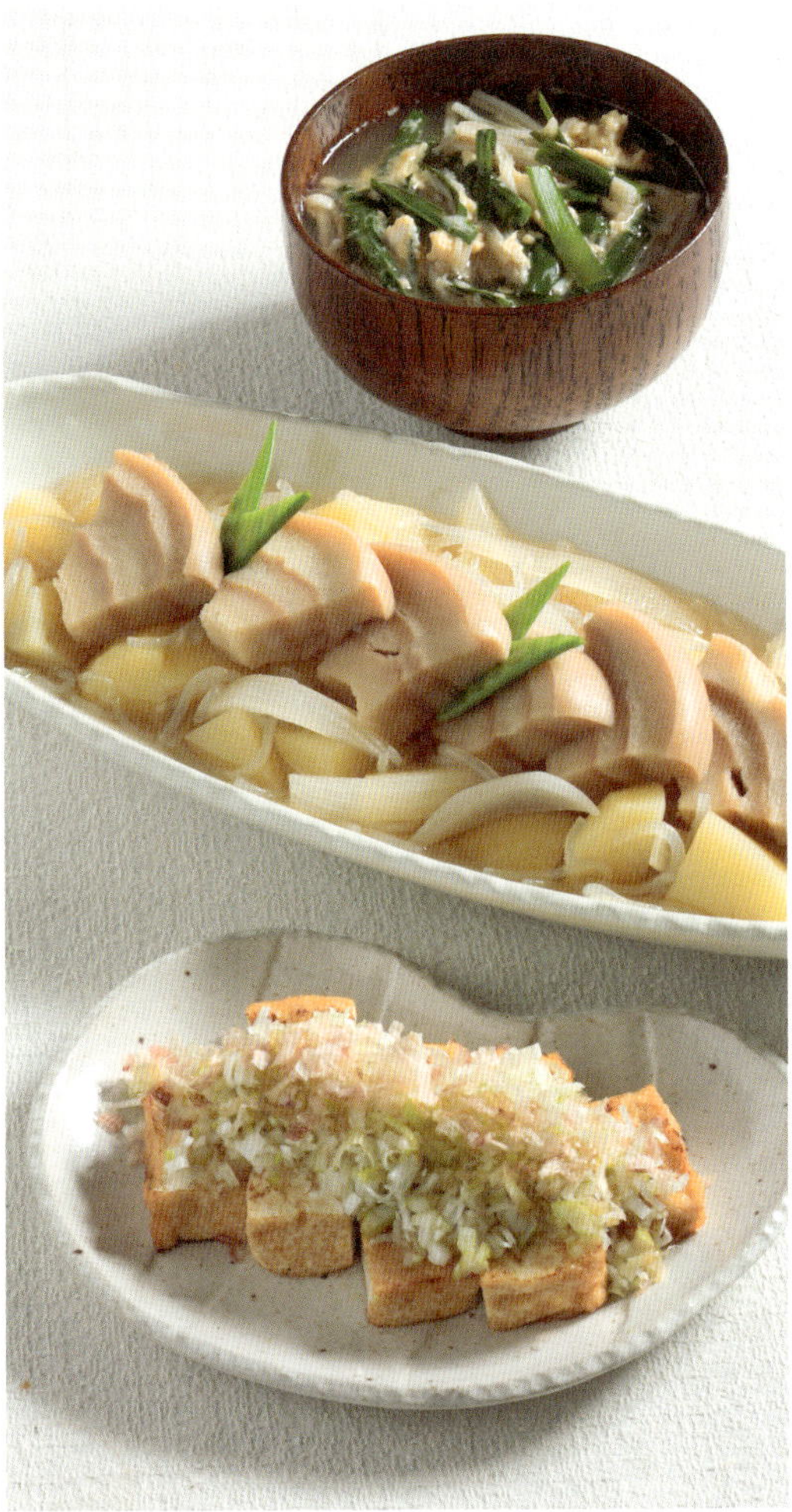

ニラに含まれるアリシンが
消化酵素の分泌を活発にして消化促進

「ニラ卵のおつゆ」

〈だし汁の材料と作り方〉
鍋に水1ℓ・昆布(5cm×10cm大1枚)を入れて火にかけ、沸騰直前に昆布を取り出す。沸騰したらかつお節(ひとつかみ)を入れて、火を止め、かつお節が沈んだらこす。

材料(1人分)
ニラ…………1/5束　減塩塩………… 少々
えのきだけ…1/4袋　プルーン醤油… 小さじ1
卵……………1/2個　だし汁…………200ml

作り方
❶ニラは3cm長さに切り、えのきだけは根元を切り落として半分に切る。
❷鍋に①・減塩塩・プルーン醤油・だし汁を入れて煮立て、溶き卵を回し入れる。

59kcal 脂質：2.8g／塩分：0.3g
※汁は飲まない

抗酸化作用のあるアリシンを含む
ねぎをたっぷり使って

「厚揚げのネギがけ」

材料(1人分)
厚揚げ……1/4枚
長ねぎ……1/2本
かつお節…ひとつまみ
ごま油…………大さじ1
プルーン醤油…小さじ1

作り方
❶厚揚げは食べやすい大きさに切る。
❷長ねぎはみじん切りにする。
❸フライパンで①の両面に焼き色が付くように焼く。
❹器に③を盛り、②をのせる。
❺かつお節をのせ、プルーン醤油・ごま油をかける。

152kcal 脂質：10.8g／塩分：0.1g

じゃがいものでんぷん質に守られた
ビタミンCは加熱しても壊れにくい

「肉無し肉じゃが」

材料(1人分)
車麩(乾燥)……20g　しらたき………1/4袋
たまねぎ………1/4個　みりん…………小さじ2
じゃがいも……2個　プルーン醤油…大さじ1
きぬさや………3枚　だし汁…………300ml

作り方
❶車麩は水で戻し、しぼって水切りする。
❷たまねぎは皮をむいてくし切りにする。
❸じゃがいもは皮をむいて大きめの乱切りにする。
❹きぬさやは筋を取ってゆで、斜め半分に切る。
❺鍋に①・②・③・しらたき・だし汁・みりんを入れ、柔らかくなるまで煮たら、プルーン醤油で調味する。
❻器に⑤を盛り、④を飾る。

320kcal 脂質：1.0g／塩分：1.0g

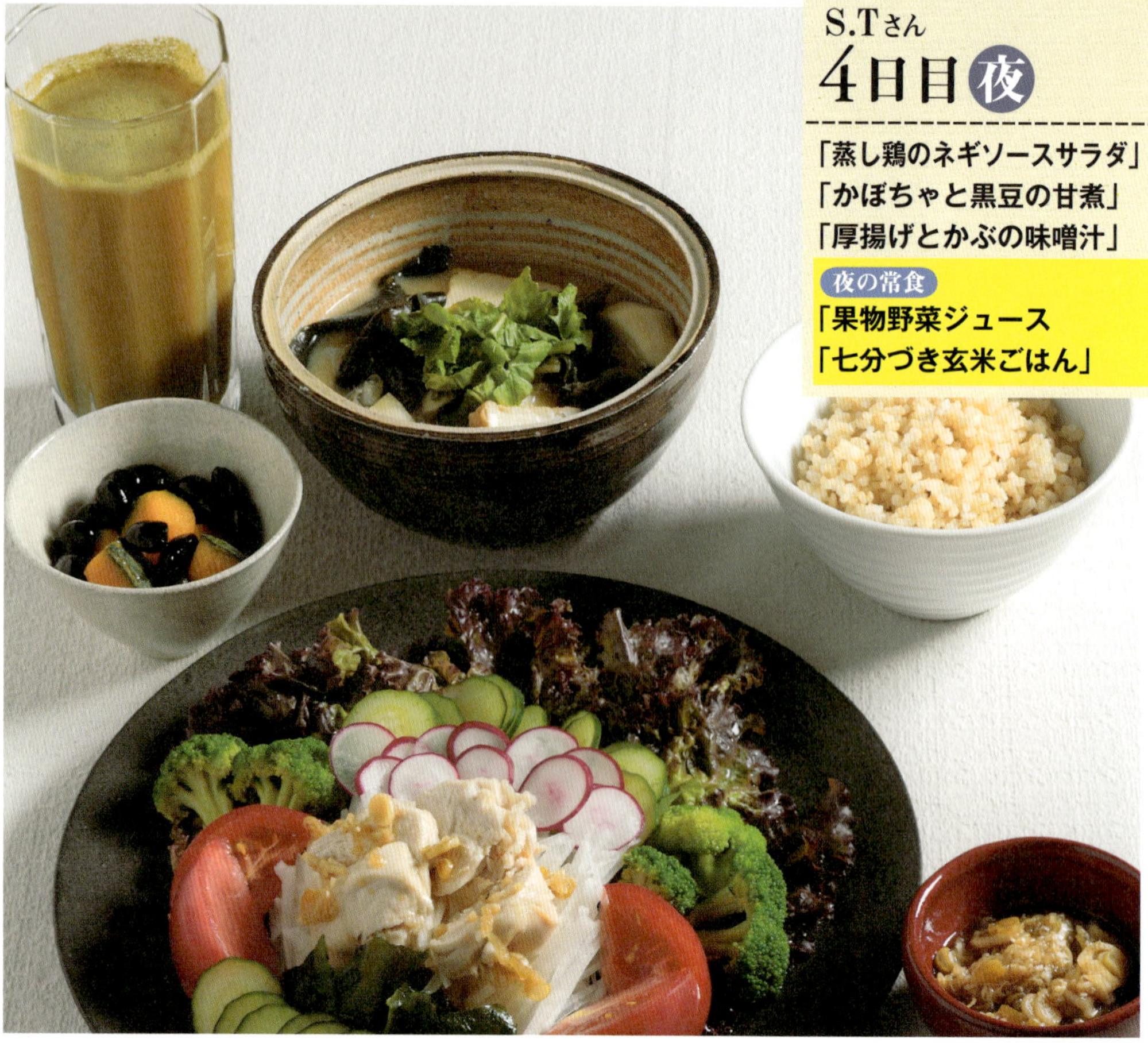

S.Tさん
4日目夜

「蒸し鶏のネギソースサラダ」
「かぼちゃと黒豆の甘煮」
「厚揚げとかぶの味噌汁」

夜の常食
「果物野菜ジュース」
「七分づき玄米ごはん」

ビタミンが豊富な野菜を抗がん作用のあるにんにくソースで

「蒸し鶏のネギソースサラダ」

材料(1人分)

鶏むね肉…………50g
大根………………2cm厚さ
ラディッシュ……1個
きゅうり…………1/3本
トマト……………1個
水菜………………1株
ブロッコリー……30g
わかめ(乾燥)……1g
サニーレタス……3枚
〈にんにくねぎソース〉
にんにく…………1片
長ねぎ……………1/2本
唐辛子……………少々
プルーン醤油……大さじ1
ローズヒップ酢…大さじ1/2
はちみつ…………小さじ1

❶鶏むね肉は蒸して食べやすい大きさに切る。
❷大根は皮をむきせん切り、ラディッシュ・きゅうりは輪切り、トマトはくし切り、水菜は4cm長さに切り、水にさらす。
❸ブロッコリーは小房にわけてゆでる。
❹わかめは水戻しする。
❺にんにくはすりおろし、長ねぎは小口切りにする。
❻テフロン加工のフライパンに⑤・唐辛子を入れて炒め、プルーン醤油・ローズヒップ酢・はちみつを入れ調味してソースを作る。
❼器にサニーレタスを敷き、水切りした②・③・④を盛り、①をのせ⑥をかける。

132kcal 脂質:1.4g/塩分:0.4g

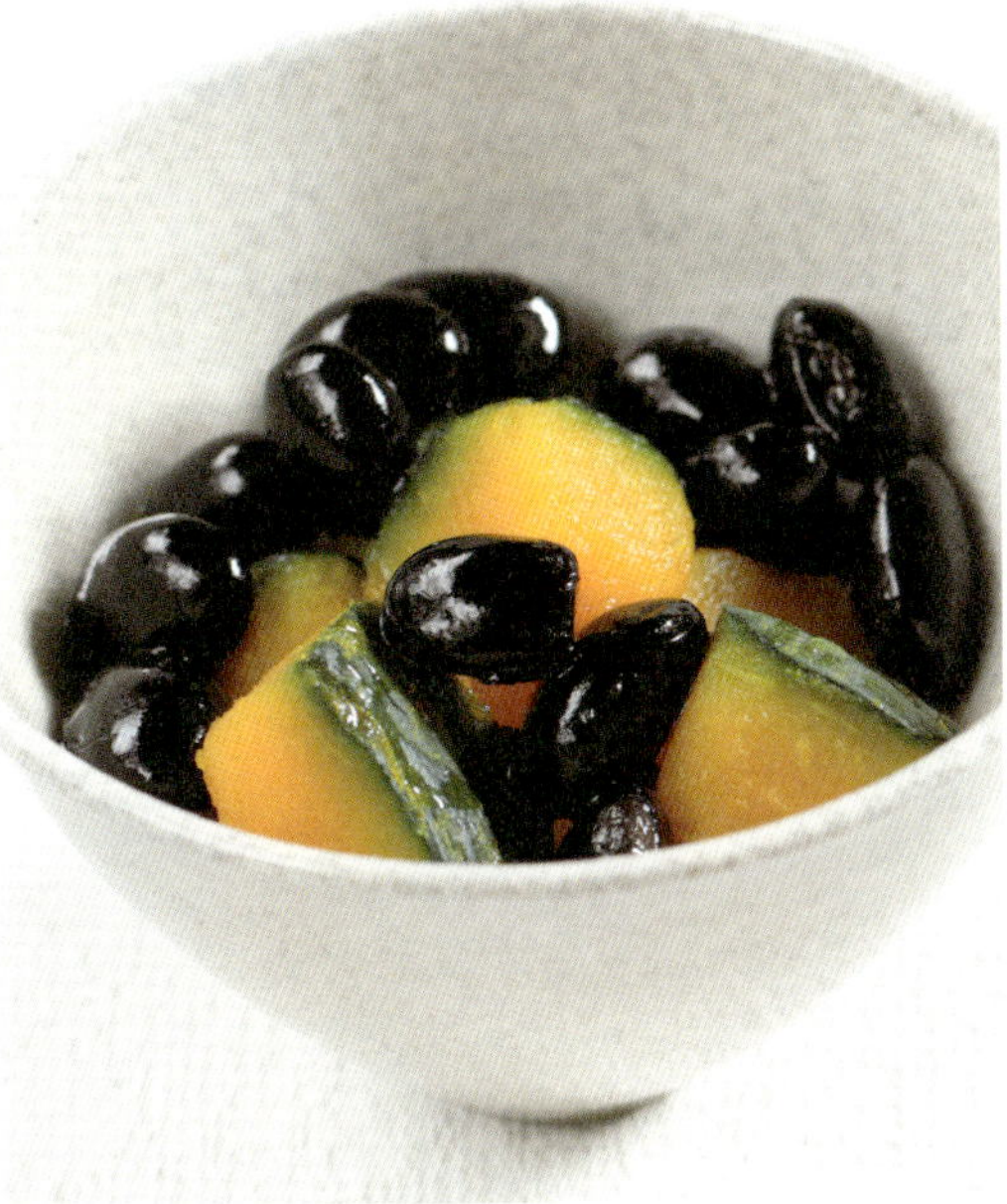

がぼちゃの豊富なβ-カロテンが
がん抑制に効果的

「かぼちゃと黒豆の甘煮」

材料（1人分）

かぼちゃ……………50g
蒸し黒豆（市販品）…大さじ1
はちみつ……………小さじ1/2

作り方

❶かぼちゃはひと口大に切る。
❷鍋に①・かぶるくらいの水を入れて柔らかくなるまで煮る。
❸湯を捨てて火にかけ、粉ふき芋にする。
❹③にはちみつをかけ、蒸し黒豆を散らす。

62kcal 脂質：0.7g／塩分：0.0g

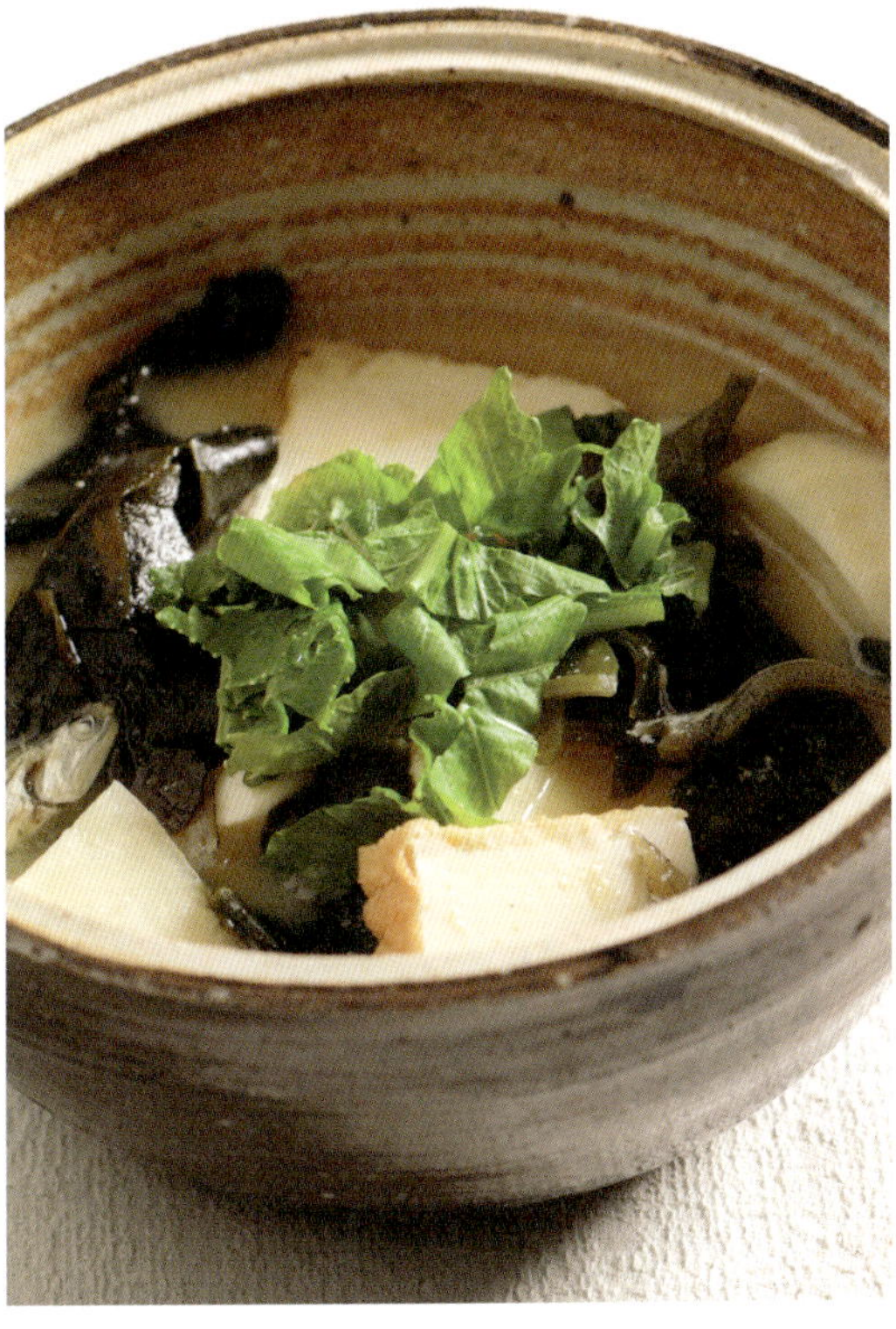

コレステロール排出作用のある
かぶの葉もしっかり活用

「厚揚げとかぶの味噌汁」

材料（1人分）

厚揚げ……………………1/5枚
かぶ………………………1個
かぶの葉…………………4本
わかめ（乾燥）……………1g
食べるにぼし……………10本
大豆たんぱく減塩みそ…12g
水…………………………200ml

作り方

❶鍋に水・食べるにぼしを割り入れる。
❷厚揚げは熱湯で油抜きして食べたい大きさに切り、かぶは皮をむいて半月切りにする。
❸わかめは水戻しする。
❹きぬさやは筋を取ってゆで、斜め半分に切り、かぶの葉は細かく刻んでゆでる。
❺①に②・③を入れて火にかけ、厚揚げが温まったら大豆たんぱく減塩みそを溶き入れる。
❻器に⑤を盛り、④を散らす。

147kcal 脂質：6.7g／塩分：1.2g

※汁は飲まない

私《わたし》の末期《まっき》がんを治《なお》した毎日《まいにち》の献立《こんだて》

2011年11月25日　第1刷発行
2024年12月 4 日　第11刷発行

監修　済陽高穂《わたようたかほ》
発行者　清田則子
発行所　株式会社講談社
〒112-8001　東京都文京区音羽2-12-21
販売　TEL 03-5395-3606
業務　TEL 03-5395-3615

KODANSHA

編　集　株式会社　講談社エディトリアル
代　表　堺　公江
〒112-0013　東京都文京区音羽1-17-18　護国寺SIAビル6F
編集部　TEL 03-5319-2171
印刷所　NISSHA株式会社
製本所　大口製本印刷株式会社

N.D.C.645 143p 26cm ISBN978-4-06-217352-0

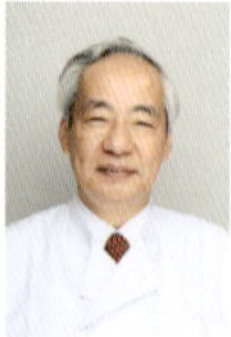

済陽高穂
Takaho Watayo

1970年千葉大学医学部卒業後、東京女子医科大学消化器病センター入局。73年国際外科教室（J.C.トンプソン教授）に留学、消化管ホルモンについて研究。帰国後、東京女子医科大学助教授、94年に都立荏原病院外科部長、2003年より都立大塚病院副院長を経て、08年11月より西台クリニック院長、三愛病院研究所所長。千葉大学医学部臨床教授も兼任しながら現在に至る。主な著書に『私のがんを治した毎日の献立』『私の晩期がんを治した毎日の献立』（講談社）、『今あるガンが消えていく食事』（マキノ出版）などがある。

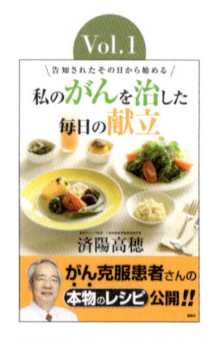